第 2 版

临床研究基本概念

随机对照试验和流行病学观察性研究

Essential Concepts in Clinical Research

RANDOMISED CONTROLLED TRIALS AND OBSERVATIONAL EPIDEMIOLOGY

U0224448

人民卫生出版社

图书在版编目（CIP）数据

临床研究基本概念 /（美）肯尼思·F. 舒尔茨
（Kenneth F. Schulz）原著；王吉耀主译 . —北京：
人民卫生出版社，2020
　ISBN 978-7-117-30086-5

　Ⅰ. ①临⋯　Ⅱ. ①肯⋯②王⋯　Ⅲ. ①临床医学 —研
究　Ⅳ. ①R4

　中国版本图书馆 CIP 数据核字（2020）第 102266 号

人卫智网	**www.ipmph.com**	医学教育、学术、考试、健康， 购书智慧智能综合服务平台
人卫官网	**www.pmph.com**	人卫官方资讯发布平台

图字号：01-2020-2760

临床研究基本概念

主　　译：王吉耀
出版发行：人民卫生出版社（中继线 010-59780011）
地　　址：北京市朝阳区潘家园南里 19 号
邮　　编：100021
E - mail：pmph @ pmph.com
购书热线：010-59787592　010-59787584　010-65264830
印　　刷：廊坊一二〇六印刷厂
经　　销：新华书店
开　　本：787×1092　1/32　印张：11.5
字　　数：342 千字
版　　次：2020 年 7 月第 1 版　2024 年 2 月第 1 版第 8 次印刷
标准书号：ISBN 978-7-117-30086-5
定　　价：90.00 元

打击盗版举报电话：010-59787491　E-mail：WQ @ pmph.com
质量问题联系电话：010-59787234　E-mail：zhiliang @ pmph.com

第 2 版

临床研究基本概念
随机对照试验和流行病学观察性研究

Essential Concepts in Clinical Research
RANDOMISED CONTROLLED TRIALS AND OBSERVATIONAL EPIDEMIOLOGY

原　著　Kenneth F. Schulz　David A. Grimes

作　序　Richard Horton

主　译　王吉耀

译　者　复旦大学循证医学中心
　　　　（以姓氏拼音为序）
　　　　陈世耀　高　虹　顾　迁　金雪娟　吕敏之
　　　　马莉莉　王吉耀　王小钦　袁源智　张宁萍

学术秘书　金雪娟　吕敏之

人民卫生出版社

ELSEVIER

Elsevier (Singapore) Pte Ltd.

3 Killiney Road
#08-01 Winsland House I
Singapore 239519
Tel: (65) 6349-0200
Fax: (65) 6733-1817

流行病学:疫情之下的医学智慧

2019 年底开始的这场新型冠状病毒疫情竟然在 2020 年初演变成了百年不遇的世界大流行,《临床研究基本概念》一书的翻译和出版工作正是在这场浩浩荡荡的疫情之下悄然完成的。

这两个事件在时间上的重合也许完全是偶然,但临床研究方法与流行病的关系却源远流长。简而言之,临床流行病学就是临床研究方法,当今用来研究临床实践问题的理论和方法就是当年研究传染病流行的理论和方法的发展和延续。

现代医学以前,导致人类死亡的主要疾病是传染病——就像今天的新型冠状病毒疾病——可以在人群中传播流行,因此,我们又常把它们叫作流行病。但是,人类一直没有找到有效治疗传染病的方法,最终把对付死敌的希望转向了预防。预防首先需要找到病因。在那个没有显微镜和仪器的年代,医学先驱们只能通过简单朴素的人群观察、数字演示和逻辑思辨,寻找引起流行病发生发展的原因,并通过避开或消除病因来预防疾病。因为是用来研究流行病,人们就把这套在人群层面研究疾病的方法叫作流行病学。流行病学是人类最终成功战胜传染病的宝贵的医学智慧。

21 世纪,医学早已发生了天翻地覆的变化。新冠疫情伊始,连世界卫生组织助理总干事 Bruce Aylward 都说:"在应对这场瘟疫的准备和计划中,我也犯了很多人犯的错误,带着同很多人一样的偏见认为,没有疫苗,没有特效药物,我们怎么能控制住这场世纪瘟疫?"可见我们整个社会的信念和思路是一致地清晰:这是什么微生物引起的? 我们应尽快分离出病原体并制造出诊断试剂,我们应尽快地研发疫苗和药物,并以此最终控制住这场瘟疫。

然而,真正帮助我们控制住这场疫情的不是诊断试剂、疫苗和特效药这些最新科技。我们赖以控制疫情的是古老的方略——通过流行病学研究，弄清楚该病的人群特征，通过隔离、戴口罩和洗手等措施，切断传播途径，保护易感人群。我们成功控制住了这场疫情，而疫苗和特效药现在还在路上。

大事件必然是大课堂。应对这场世纪疫情的经历再一次告诉我们，在没有充分实证之前，最新的未必是最可靠的，而人类久经考验的智慧常隐藏在我们朴素的常识里，隐藏在那些可能被冷落的古老的学问里，流行病学正是这样一门古老的朴素的学问。

临床流行病学本质上就是在人群中定量地研究有关疾病、诊断、治疗、预后等一般规律的方法论。与后来兴起的实验室基础研究相互补充、相互依存，构成了医学研究的两大阵营。不同于实验室基础研究，流行病学研究的研究对象是人或人群，而不是细胞和分子；它研究的是医学实践问题，而不是关于机制和机理的问题；研究的结果可直接用于医学实践活动，而基础研究则不然。在从基础探索到转化研究，再到流行病学应用型研究，最后到达医学实践的这条漫长的路上，流行病学研究是医学探索的必经之路，是最靠近医学实践的科学研究，是前人各种研究发现的医学实践价值的最终判官。

要学好和做好临床研究，一定要读几本国外的专著，这些著作多冠以流行病学或临床流行病学的名字。国外流行病学著作有几个共同的特点：第一，欧美国家临床流行病学家首先是临床医生，然后学习公共卫生和流行病学，他们既有临床经验又有科研体悟，多数又是大学教授，有理论素养也有实战经验；第二，一本书多由一个或少数几个作者合作完成，全书一以贯之，逻辑严谨，系统性强；第三，作者多是该领域的国际大家，一本书往往凝结了他们一生的心血，会多次再版、流行几十年，因此每一本都有其权威性；第四，每一本书在同类著作里都有独特的定位，它们或抽象严谨、高屋建瓴，或下里巴人、简单易懂，或侧重于理论，或侧重于实践，或高大全、应有尽有，或偏于一隅、独辟蹊径。

《临床研究基本概念》也不例外，而且偏重基础，擅长理论，独辟蹊径，深耕临床试验。本书不时会用国际知名研究案例进行举证，诙谐轻松的语言之间，透露着老辣独到的智慧和见解，理论与实战的讲述精彩纷呈。作者是美国北卡罗来纳大学的知名学者，长期在临床流行病学领域浸淫，又是国际临床试验报告统一标准（CONSORT）的重要作者。

《柳叶刀》杂志现任主编也曾对作者的学术造诣赞美有加。可见他们对临床研究的见解值得一读。

二十多年前,我第一次遇见作者 Kenneth Schulz,是在文献里。他1995 年在 JAMA 发表的关于分配隐藏(allocation concealment)的文章给我留下了深刻的印象:如果没有分配隐藏,随机分组就等于随意分组,就等于没有随机分组。如果没有分配隐藏,偏倚可高估治疗效果高达 40%。这个数字我不知在课堂里讲过多少次,至今还清晰地记得。一个人素昧平生,但他的名字留在了你的记忆里,还送给你一句终身受益的话,应算是"心心相印"的朋友了。我多数最敬仰的良师益友都是在书中遇见的,今天能把他们介绍给国内的广大读者,实属幸事。

中国的临床研究正在蓬勃兴起,古老的流行病学正在复苏,《临床研究基本概念》中译版的出版正逢其时。国外流行病学专著很多,但翻译成中文的并不多,而这一译本更是出自中国循证医学发源地之一的复旦大学循证医学中心,出自一批自始至终信守这些古老智慧的科学家和医学实践者之手;又由我国著名临床医学专家、循证医学的领头人王吉耀教授领衔,她们的底蕴能够深刻领会本书精髓,极其负责的翻译使原著能以本来面貌呈现给读者,实在是难能可贵。我深感这本书所传载的智慧和力量。

好书传授理论和方法,更好的书启迪思想。《临床研究基本概念》最大的特点之一是作者对临床研究方法背后理论的深刻理解和感悟,他们不但告诉读者做什么、怎么做,更告诉读者为什么这么做。"为什么"是启迪人类智慧最重要的三个字。只有理解了背后的为什么,临床科研才能做得自信,做得灵活,才能因地制宜,才能大胆改革和创造。

尤其是对临床试验感兴趣的读者,这是一本难得的好书。

是为序。

唐金陵

香港中文大学医学院流行病学荣休教授

广州市妇女儿童医疗中心临床研究总监

2020 年 4 月 27 日于广州

前言

我们在 2010 年翻译和出版了《〈柳叶刀〉临床研究基本概念》。由于其权威性、先进性、实用性和可读性,这本小册子深受我国临床医生和临床研究者的喜爱,好评如潮。从该小册子上万册的销量可见其受欢迎程度。前不久还有临床专家问我哪里可以买到这本小册子,因为有人向准备开展临床研究的她推荐说这本书特别有用。

我在临床一线和研究领域工作了 50 多年,很少遇到像这本小册子这样的适合临床医生和临床研究者的经典著作,它一直放置在我的书桌上,是我随时翻阅的参考书。一晃 10 年过去了,原作者在 2019 年出版了第 2 版。第 2 版保留了第 1 版简洁实用的风格——每一章起始部分陈述该章要点,内容陈述条理清晰,并举实例说明,每一章都有结论。另外,第 2 版还在要点前加上了子目录,实用性更强。

作者在第 2 版中修订了原有章节,每章加入了新主题和近期的参考文献。同时,他们用第 1 版作为教材,在世界各地举办的学习班上组织讨论,用这些讨论素材作为话题,增加了 6 个新章节。这些新章节都是临床研究中非常重要的主题,例如第 21 章"正在进行的随机临床试验作为前瞻性 meta 分析的一部分",完全是全新又非常实用的概念和方法。本书的另外一个特点是在阐明临床研究的精要与规则的同时,对当前存在的问题提出了犀利的批评,并给予了有用的建议。例如,在新增加的第 7 章"流行病学观察性研究的局限性"中,作者指出,"急切的研究人员通常在没有确定研究假设和书面分析计划的情况下,开始进行数据挖掘。数据挖掘过程可能会演变为寻宝游戏,速度快、数据已经录入、大数据高精度估计的优点,被两个无法克服的问题所抵消:缺乏诊断的有效性以及缺乏有关潜在混杂因素的信息。"继而提出,"不应鼓励大型管理数据库的数据挖掘,现在需要的是'少做研究,做更好

9

的研究，以及出于正确的理由而开展的研究'。"在新增加的第18章"替代终点和复合终点"中，作者告诉我们，"真实性比精确性更重要。如果临床试验完成得好，且没有偏倚，那么应用临床上重要的结局，将对医学进步有重要贡献。反之，那些在统计学上有显著意义，但都是无效的替代终点或令人困惑的复合终点的临床试验不仅没有帮助，而且可能致命。"本书作者在每个章节都加入了80年来与他们的研究经验密切相关的深刻见解，将对国人的临床研究实践有重要的指导意义，希望读者能从中受益。

本书的翻译恰逢2020年初新型冠状病毒肆虐武汉、横行神州之际。为了抗击疫情而开展的临床研究，让患有严重危及生命且尚无有效治疗手段的新冠疾病的患者可及时使用新技术，但急需方法学上的正确指导。本书是一本简洁、实用的参考书，提出了建设性的方法学建议，以及应当遵循的基本原则，正符合临床医生和临床研究者批判性地阅读文献和科学设计临床研究的需求。

本书中译本出版的迫切性激励我们——复旦大学循证医学中心的专家们，在短期内保质保量地完成翻译，并反复推敲，多次修改，以使读者读到原汁原味的作品，以作为未能在抗疫一线战斗的战友对抗击疫情的一份贡献。

正如作者所言，本书是为忙碌的临床医生和活跃的研究者而构思撰写的，因此，适用于医学生、临床研究生、各级临床医生和临床研究者，以及一切对临床研究感兴趣的读者。

感谢香港中文大学流行病学唐金陵教授在百忙中为本书作序，感谢学术秘书金雪娟副研究员和吕敏之助理研究员为本书的早日出版付出的辛勤劳动。本书翻译如有疏漏不妥之处，均由我负责，尚祈读者指正为盼。

主译　王吉耀
2020年3月于上海

原著序

　　一项流行病学的课程开始于佛罗里达州的海滩，这好像令人难以置信，但是正是如此。Ken Schulz 和 David Grimes 在开普提瓦岛精心打磨课程，他们使临床医学的基础科学和公共健康课程变得激动人心、令人喜欢。课程在黎明时分开始，下午，Ken 和 David 将我们转移到海滩进行排球比赛，为了使每个人的大脑变得更好用。我们的头脑每天刷新，加快了理解的速度。课程的时间被精心安排，这真是超级碗*的一周。流行病学从来没有像这样富于娱乐性，并让人刻骨铭心。这本书记录了生机勃勃的时刻，如果仔细阅读仿佛还能闻到佛罗里达海湾带盐的空气。

　　医学是艺术和科学，这是属于两个截然不同领域的结合。没有数字素养的艺术是骗人的，而没有概念基础的科学在哲学上也是经不起推敲的。Ken 和 David 将临床和定量完美地结合起来，取得了令人印象深刻的成功。将一本书称为"基本的"太常见了，如果某人要为临床医生收集藏书，那么，许多书都值得考虑入手：具有深刻的人类洞察力的小说，探索科学发明偶发事件的历史，以及展示努力和勇气、谦卑和机会天赋的传记。我将《临床研究基本概念》这本书包含在我个人的藏书中，不仅因为 Ken 和 David 是我的老师，还因为我看到了他们直接启发了年轻一代的临床科学家。现在，让你自己也受到启发吧！

Richard Horton

richard.horton@lancet.com

---

* 译者注：Super Bowl，美国职业橄榄球大联盟年度冠军赛。

本书是为忙碌的临床医生和活跃的研究者而构思撰写的。

本书的主要目标是为临床医生提供明白易晓的章节,使他们在阅读医学文献时更具有批判性阅读的思维习惯。临床实践应该被同情性所激励,并由科学性来引导。令人遗憾的是,许多医生尽管经过了多年的训练,仍然在批评性地阅读医学文献时举步维艰。我们希望本书能够为临床医生提供评估文章的有用工具,使其从临床科学中得到满足,并深感趣味盎然。重要的是,更具有批判性和深思熟虑的研究会使临床医生精益求精。

本书另一部分的主要读者对象是临床研究者,我们希望通过本书能够消除医学研究中的偏倚。方法学上的研究通常会揭示医学文献在实施研究和报告方面的缺陷屡见不鲜,不足为奇的是许多临床研究者很少接受过研究方法学方面的正规培训。事实上,少量且劣质的研究培训代表了医学、护理和临床教学上的极大失败。然而,临床研究的基本知识可以使临床研究者具备方法学背景的支撑,以提高他们的研究质量,在这方面,研究者和临床医生的需求是一致的。

当然,这些简短的章节并不能覆盖临床研究的广度,即包罗许多研究设计和各门学科。我们从临床研究的角度将观察性和实验性研究的设计结合起来,正像 Austin Bradford Hill 在 20 世纪 40 年代末和 50 年代初应用回顾性的病例 - 对照、长期的前瞻性队列和随机对照的设计一样,研究者将获益于在研究中可以应用范围较广的工具。我们进一步亦会鼓励与其他能使研究更为丰富的学科进行交叉取经。临床研究者得益于合作,例如,研究团队包括了流行病学家、生物统计学家、医师助理、护士、微生物学家和行为科学家。

本书并非另外一本生物统计、医学统计或者流行病学方面的介绍性读物。关于这些内容已经有很多非常好的书了，我们无意重复这些方法。我们的重点并不是统计学，而是提供具有可读性、能够在研究设计中指导的消除偏倚的方法。在临床研究中，真实性和精确性均十分重要，前者应该被优先考虑。真实但略不精确的研究优于虽然精确但充满偏倚的大数据研究。

本书是第 2 版，第 1 版出版于 2006 年，共有 16 章。每一章都用一篇 2002—2005 年在《柳叶刀》上由同行评议而发表的文章进行表述。第 1 版作为教材，在美国的临床研究者和医生，以及非洲、亚洲、南美洲的研究者中应用，在可读性和指导性方面受到好评。但是，书是有期限的，我们认为本书应该更新。在第 2 版中，所有原有的章节都已更新，并有了新加入的主题以及近期的参考文献。

第 2 版有 6 个新章节，包括："流行病学观察性研究的局限性"（第7 章），"提升随机试验中的受试者招募"（第 10 章），"盲法在随机试验中的应用"（第 17 章），"替代终点和复合终点：到达未知目的地的捷径"（第 18 章），"正在进行的随机临床试验作为前瞻性 meta 分析的一部分"（第 21 章），"在医学期刊上发表研究成果：CONSORT 声明和其他报告指南"（第 22 章）。

如上所述，本书的重点是消除研究设计偏倚的基本观念。某些主题，如队列研究一章（第 4 章），简单易懂。我们提取了基本观念，将它们融入有趣的容易理解的材料中。但并非所有章节都在导言的程度，其他的主题，例如非盲法随机对照试验中，如何产生分配的序列（第 13 章）和分配隐藏（第 14 章），内容相对复杂。我们阐述了一些在其他书中不一定能够找到的概念，对其他一些主题陈述了一些基本观点，也提到了目前尚存在的争论。例如，低把握度的研究是否符合伦理（第 11 章），以及观察性流行病学的局限性（第 7 章）。每一个章节我们都加入了 80 年来与我们研究经验密切相关的深刻见解。

本书内容包括描述性研究、队列研究、病例 - 对照研究、在病例 - 对照研究中的对照如何设定、偏倚如何避免、筛查试验和在筛查过程中的似然比，其中有 12 章是关于随机对照试验的。不成比例的安排是因为在临床研究中随机试验是"金标准"。我们进一步强调了某些方法，因为研究已经确立了随机试验有利于消除偏倚的重要的方法学成分。最后，由于临床试验结果对临床医生起到的作用远远大于那些观察性研究所起的作用。因此,研究者需要保证这些试验被很好地实施和报告,希望读者能够从随机试验这部分陈述的细节中获益。

感谢《柳叶刀》主编 Richard Horton 邀请我们发表系列论文,鼓励我们拿起笔书写成章(现在是用手指敲打键盘了)。感谢卓越女性健康基金会(The Foundation for Exxcellence* in Women's Health)近年来对我们的临床研究课程的支持,本书的新章节源于在这些课程中开展的讨论。

第 1 版书中的所有章节都经过已故的 Ward Cates 和 David Sackett 的审阅,我们受惠于这两位富有智慧和洞察力的远见者。我们将第 2 版书奉献给他们,以示纪念。

我们的两位夫人 Susan Schulz 和 Corey Grimes,不仅对我们的工作支持并富有耐心,而且是优秀的作者和编辑。她们对第 2 版全书的书写进行了纠错,并使其更加清晰易懂,在此深深感谢她们的帮助。当然,任何错误和疏漏均由我们负责。

最后,感谢爱思唯尔的 Laurence Hunter,Carole McMurray 和 Nayagi Athmanathan 在出版经验上进行的指导。

Kenneth F. Schulz

David A. Grimes

---

* 译者注:"Exxcellence" 中错拼的 "xx" 指女性的染色体。

目录

第1章
临床研究概述：着陆点

许多临床医生称他们不能准确地阅读医学文献。为了解决这个难题，我们为临床医生和研究者提供了一本临床研究（clinical research）入门书。根据研究者是否分配暴露因素分为两大类：实验性研究和观察性研究。实验性研究还可再分为两类：随机化研究和非随机化研究。观察性研究可以是分析性或者描述性的。在本书中我们用这样的分类准则将观察性研究进行分类：分析性研究的特点是有一个比较（对照）组，而描述性研究则没有。在分析性研究中，队列研究追踪人群的时间方向是从暴露到结局。病例 - 对照研究与之相反是从结局回溯到暴露。横断面研究像一次快照，检测同一时间点的暴露和结局。描述性研究不能检测相关性，这是一个常常被遗忘或忽略的事实。关联强度的测量,如相对危险度或比值比是常用的二分结局指标(如患病或者健康)。这些参数的置信区间提示了结果的精确性。有置信区间的关联强度测量结果显示了作用的强度、方向和可能范围以及机遇发生的概率。相比之下,P 值仅表示机遇的大小。以 P 值为 0.05 检验无效假设是没有医学基础的,不应该鼓励。

现在的临床医生处境尴尬。时间的紧张使他们很难与时俱进地学习最前沿的文献,更难以进行评判性地阅读。PubMed 现在收录 30 000 本杂志的文章,引用超过 27 000 000 次。几项研究表明,医疗服务质量与从医学院毕业后的时间成反比[1],年纪较大的临床医生更难持续地有时间保持知识更新[2]。在很多司法要求中,参加特定数量学时的医学继续医学教育(continuing medical education,CME)课程是保持执业执照的强制性要求,但这些课程最多起到一定程度对医疗服务改善的作用,而仅仅这些课程很难影响一些复杂的临床行为[3]。传统 CME 的缺陷也凸显出通过阅读自我学习的重要性。但是,许多临床医师缺乏批判性地阅读文献的能力[4,5]。对科学的无知[6]和对数字的不敏感[5]仍是当前医学教育的主要问题。

这本研究方法学的图书是为忙碌的医师和活跃的研究人员量身定制的,这种需要在临床医师中是突出的,希望这本入门书能产生更有批判性和思考全面的研究者和更好的临床医师。在整本书中,临床医生和研究者的需求是重叠的,尤其在随机对照研究的讨论中最为明显。对于为了准确地评价随机研究的读者来说,他们应该知道实施研究的相关指南,这些指南都来自经验性的方法学研究。

本书不成比例的大篇幅讲述随机对照试验是刻意安排的。随机对照试验(randomised controlled trial,RCT)在临床研究中是"金标准"。随机对照试验能帮助消除偏倚,具有已经被研究识别的能使偏倚最小化的重要的方法学要素[7,8]。最后,由于这些试验比观察性研究的结果更可靠[9,10],临床医师更有可能根据这些结果而不是观察性研究来采取行动。因此,研究者需要确保研究正确完成并准确报道。我们在这里对研究设计进行简要叙述，并讨论一些常用方法。

临床研究的分类（a taxonomy of clinical research）

和生物学分类类似，可以用一种简单的分级来归类大多数的研究（框 1.1）[11]。即使这样做，也一定要知道研究的设计。同生物学一样，解剖决定生理。研究的解剖结构决定了什么能做，什么不能做。读者面临的一个困难是作者有时并不报道研究类型或者提供足够的细节来明确。与之相关的一个问题是作者有时把研究的类型归错了。例如称非随机对照试验的研究为"随机"[12]，或者把非同期队列研究称为病例 - 对照研究[13-15]。"病例 - 对照"的这个形容词也有时用来（不正确地）描述有对照组的任何研究。媒体暗示因果关系的做法使情况更加混乱[16]（当研究者小心地报道仅存在相关性的时候）[17]。

框 1.1　临床证据（evidence）分级：美国预防医学工作组（US Preventive Task Force）评估系统[11]	
证据质量	
Ⅰ级证据	来自至少 1 个设计良好的随机对照临床试验中获得的证据。
Ⅱ-1 级证据	来自设计良好的非随机对照试验中获得的证据。
Ⅱ-2 级证据	来自设计良好的队列研究或病例 - 对照研究（最好是 1 个以上的中心或者研究团队）的证据。
Ⅱ-3 级证据	来自多个时间序列的干预或者非干预的研究获得的证据。非对照试验的重要结果（例如 20 世纪 40 年代青霉素的引入）也可作为这一等级的证据。
Ⅲ级证据	依据临床经验、描述性研究或专家委员会报告的权威意见。
推荐强度	
A 级推荐	强推荐
B 级推荐	推荐
C 级推荐	对于推荐和反对没有建议
D 级推荐	反对
E 级推荐	推荐或反对的证据不足以得出结论

生物界有动物王国和植物王国。同样,临床研究也有两大领域:实验性研究(experimental research)和观察性研究(observational research)。图 1.1 显示只要根据研究者是分配暴露因素(如治疗)还是对常规临床实践进行观察就能够迅速定位研究所处的类别[18-20]。对于顶层的实验性研究来说,需要分辨的是暴露因素的分配是否真正采用随机化方法(对于相关人员来讲,下一例入组的分配是隐藏的)或者其他分配计划,如交替分配(alternate assignment)[21]。很多报道没有纳入这些重要信息[22]。

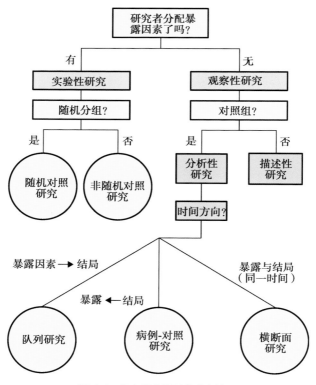

图 1.1 临床研究类型的分类法则

对于文献中大量的观察性研究,尤其是在低影响因子杂志中的[23],下一步是确定研究有没有比较组或者对照组。如果有,研究就称为分析性研究(analytical study)[24]。如果没有,就是描述性研究(descriptive study)(见图 1.1)。如果研究是分析性的,需要明确研究的时间方向(temporal direction)。如果研究在同一个时间点确定暴露(exposure)和结局(outcome),称之为横断面研究(cross-sectional study)。例如,检测心肌梗死住院患者的血清胆固醇,与他们的隔壁邻居的血清胆固醇相比较。这种类型的研究同时提供了人群的瞬时疾病和健康情况[25]。横断面研究的一个弱点在于时间顺序不够明确:暴露是在结局之前吗?另外,横断面研究不适用于罕见病以及能很快恢复的疾病,那些能够导致早期死亡的严重疾病可能意味着研究的患者不能够代表所有的患者[19]。

如果研究从一项暴露开始(如口服避孕药),然后随访女性数年来评价其结局(如卵巢癌),它肯定是队列研究。队列研究可以是同期(concurrent)的,也可以是非同期的(nonconcurrent)。相比之下,如果分析研究从结局(如卵巢癌)开始,回过去寻找暴露因素,如应用口服避孕药,那研究就是病例-对照研究。

没有对照组的研究称为描述性研究[24]。在研究等级最底层的是病例报告(case report)。事实上,此类文献中常常报告各种不寻常的病例[26]。报道的患者超过 1 个时,就成为病例系列报告(case-series report)。有些第一次出现的新疾病在文献中用这种方式报道[27]。

临床研究可以做什么,不能做什么

描述性研究

描述性研究位于研究等级的最底端,常常是进入一个医学新领域时首先进行的研究,即首次"试水"。调查者进行描述性研究来阐述这种情况发生的频率、自然史和可能的决定因素[18,19]。这些研究的结果显示在一定时间内有多少人患病,描述疾病和患病者的特征,并产生关于病因的假设。这些假设可以通过更严格的研究,如分析性研究或随机对照试验来评价。较早时关于军团病[28]和中毒性休克综合征[29]的报道就是描述性研究的例子。一个重要的告诫(经常被遗忘或故意忽略)是描述性研究没有对照组,不能用来评估相关性[30]。只有比较研究(分析性和实验性研究)才能够评估可能的因果关系。

横断面研究:特定时间的快照

横断面研究(cross-sectional study)有时又称为频率调查(frequency survey)或患病研究(prevalence study)[24],用来检测特定时间疾病存在与否和一项暴露因素存在与否。这样,焦点是患病,而不是发病。因为结局和暴露在同一时间被确定(图 1.2),这两个的时间关系可能不清楚。如假设横断面研究发现有关节炎的女性比没有关节炎的女性肥胖更常见,是增加的体重负担导致关节炎还是有关节炎的女性不得不减少活动然后出现肥胖呢? 这种"鸡生蛋,蛋生鸡"的问题在横断面研究中是无法回答的。

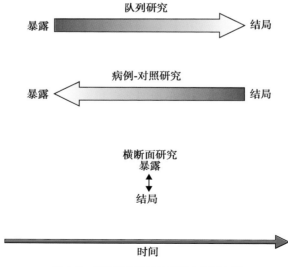

图 1.2　三种研究设计的时间方向示意图

队列研究 : 时间上向前看

队列研究(cohort study)按照从暴露到结局这一逻辑过程进行(见图 1.2)。因此,这种类型的研究比病例 - 对照研究更容易理解。调查者确定一组暴露于感兴趣的因素的人群和一组或多组不暴露的人群,然后在时间上向前随访暴露组和非暴露组来确定结局。如果暴露人群比不暴露人群有较高的结局发生率,那么暴露因素与该结局增高的危险性相关,反之亦然。

队列研究可以是前瞻性的、回顾性的或者二者均有。在前瞻性队列研究(prospective cohort study)中,暴露和非暴露确认后,时间上向前随访至结局。在回顾性队列研究(retrospective cohort study)中,观察者通过病史记录回溯过去确定暴露组,然后根据已有的病史资料跟踪结局。在有些专业学科中,回顾性队列研究比前瞻性队列研究更常见。在第 4 章中将会介绍双向的队列研究,时间上既回头看也向前看。

队列研究有重要的优点和缺点,因为暴露因素在一开始就确定,通常可以确定暴露因素比结局早发生,与病例 - 对照研究相比无须担心回忆偏倚。队列研究可以计算真正的发病率(incidence)、相对危险度(relative risk)和归因危险度(attributable risk)。然而,对于罕见事件或需要很多年才发生的疾病,这种类型的研究需要很长时间才有结果,因此费用非常昂贵。但是,几个著名的大型队列研究[31,32]能持续地产生重要信息。

病例 - 对照研究 : 回头看的思考

病例 - 对照研究(case-control study)是追溯性研究。由于这不是临床医生直觉的思考方式,病例 - 对照研究常常被误解。如在康复医学文献中发现,97%"病例 - 对照研究"的文章都被贴错了"标签"[33]。

这种类型的研究从结局例如疾病开始着手,从时间上向后看,寻找可能与该结局有关的暴露因素。如图 1.2 所示,研究者定义有一种结局(如卵巢癌)的和没有该结局(对照)的两个组,然后通过调查表、面谈、电子病历系统或者其他方式确定两组中某一危险因素(如口服避孕药、促排卵药物)的暴露率或者数量。如果病例中暴露因素的发生高于对照者,暴露因素与该结局的危险上升有关。

病例-对照研究对罕见的或需要长时间发生的结局特别有用,例如心血管疾病和癌症。这些研究花费的时间、精力和财力常常比队列研究少。而病例-对照研究唯一的弱点是在于需要选择一个合适的对照组,将会在第 6 章中进一步讨论。除了研究的结局外,对照应该是在其他所有重要的方面都与病例类似。不合适的对照破坏了很多病例-对照研究,也导致伤害。而且,回忆偏倚(recall bias)(焦虑的病例比对照对暴露因素的回忆更好)对依靠记忆的研究是不可避免的。由于病例-对照研究是通过病例和对照,而不是根据结局来入选的,因此调查者不能计算发病率、相对危险度以及归因危险度。取而代之的是用比值比(odds ratio,OR)作为相关性的指标。当结局是不常见的时候(如绝大多数癌症),比值比可以很好地代表真正的相对危险度[34]。

食物造成的疾病的暴发研究经常应用病例-对照研究。在游船上,处于危险的整体是知道的,呕吐腹泻的患者(病例)和没有生病的人(对照)都会被问及食物因素。如果生病的人中吃某一种食物的比例高于未生病的人,这种食物就可疑了。1970—2003 年在游船上暴发的 50 例案件中最可能的罪魁祸首就是海鲜(占暴发次数的 28%)[35]。

这些主题的变化形式

巢式病例-对照研究(nested case-control study)

在这类研究中,研究人群会一直被追踪随访,直至结局发生。与通常队列研究中对每一个体都进行随访不同的是,那些观察到结局的是病例组,从未发生疾病的人群中抽取样本组成对照组[36],然后再进行经典的病例-对照研究分析。在仔细审视后可以发现,这样一个相对小的病例-对照研究是在一个较大的队列中"筑巢"[24]。

为什么这样来分析一个队列研究? 当暴露因素的测定需要昂贵、痛苦的侵入性检测或者冗长的面谈时,这个方法是有用的。因为确定所有参与者的暴露因素不实际或者太贵了。所有病例的暴露因素都要测定,而只有一小部分健康人群(对照)的样本需要这样做。炎性标志物的检测和产后抑郁的研究就是很好的例子。一个前瞻性的妇女队列研究随访了整个孕期,血标本定期被收集并且储存。对 63 名抑郁症的孕妇的血样本进行了 92 项炎症因子的复杂的检测,同时检测了 228 名没有发生产后抑郁对照组的血样本[37]。显然对队列中所有的妇女进行此项昂贵的检测花费巨大。

病例 - 队列研究(case-cohort study)

　　这是病例 - 对照研究的改良形式,是指"对照和病例来自同一个队列,而且不考虑疾病状态。确认了感兴趣的疾病的病例后,整个队列的一组样本人群构成对照(不考虑结局)。因此一组对照人群可以作为多组病例人群的对照,增加了研究的有效性。可以从危险人群中随机抽取对照,这些对照被称为'参考亚队列(reference subcohort)'"[38]。在传统的病例 - 对照研究中,研究者需要针对每一组研究的病例招募不同的对照组,而这里可以重复使用一组对照组。

　　一项病例 - 队列研究分析了狗咬伤后住院治疗的危险因素[39],这个队列包含急诊部门收治的 1 384 个狗咬伤的患者病例,住院的 111 人形成病例组,简单随机化抽取的 221 名患者组成对照亚队列(图 1.3)。正如前面提到过的,对照组选择的时候与疾病状态独立。碰巧,被随机选择为对照的 21 患者是这些病例自己(住院的),感染性咬伤和多部位咬伤与住院治疗有很强的联系。

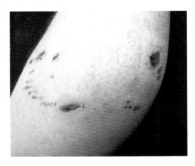

图 1.3　狗咬伤

病例 - 交叉研究(case-crossover study)

　　这一类型的研究方法适用于药物不良反应或由暴露因素快速导致结局的研究。例如问询一个不良反应事件病例 1 小时前的暴露情况,认为这是危险窗口[25],而对照组的间期可以是同一位患者发生事件 1 天前的相同时间窗。这个方法有利于控制适应证混淆因素,因为研究的参加者既是对照又是病例[40]。镇静剂和车祸之间的关系研究就是一个很好的例子[41]。

脊柱疗法可能参与颈动脉斑块引起脑卒中的研究推动了加拿大的病例 - 交叉研究[42]。长达 9 年的所有突发脑卒中患者作为病例,每一个患者都是自身的对照。在脑卒中发生前的 1、3、7、14 天分别为暴露窗口期,就诊脊柱治疗医师和全科医师之间的危险性没有显著差异,提示脊柱疗法没有促发脑卒中的发生。

病例 - 时间 - 对照研究(case-time-control study)

这个研究方法是病例 - 交叉研究的一个特殊类型,传统的对照组提供有暴露史的背景。这个研究被定义为“一项将病例和对照在某一时间段的暴露情况以配对分析的方法与自己类似长度的另一段时间进行比较的研究”[24]。这个方法被应用于药理学上对简单暴露的急性作用的研究,比如非甾体抗炎药和医院外心跳骤停之间的关系[43]。这个方法可以有效地控制暴露的时间趋势所带来的混杂[40]。

非随机试验(nonrandomised trial):排位倒数第二的设计?

有些实验性研究不是随机将参加者分到暴露组中的(如治疗或预防措施)。和真正的随机技术不同的是,研究者常常用不标准的方法,如交替分配(alternate assignment)[44]。美国预防服务工作组[11]指定这种研究设计为 II -1 类,指出这种设计不如随机试验有科学强度,但比其他分析性研究好(见框 1.1)。

在研究者将参加者分配到各治疗组中后,非随机试验就象队列研究一样实施和分析。暴露和未暴露的人向前随访一段时间以确定结局发生的频率。非随机试验的优点包括应用同期的对照组和两组确认结局的一致性。但是,可能存在选择偏倚,因为分配隐藏无法保持。

随机对照试验:“金标准”

随机对照试验(randomised controlled trial, RCT)是临床研究中避免选择偏倚和混杂因素的唯一已知的方法。这种设计与基础科研中的对照实验相近,除了将参加者随机分配到暴露组中这一重要区别以外(见图 1.2),在有些方面类似于队列研究。

随机对照试验的标志是将参加者分配到暴露组（例如治疗）纯粹是因为机遇。只要正确完成，随机分配可以杜绝选择偏倚。随机对照试验降低了判断结局时出现偏倚的可能性。试验对结局测量有统一的诊断标准，而且对治疗的分配常使用盲法，这样可以减少潜在的信息偏倚（information bias）。这种研究设计独一无二的优势是消除混杂偏倚，包括已知的和未知的（在第 3 章中讨论）。而且，这种试验统计学上效率高。如果正确地设计和实施，一项随机对照试验很有可能避免偏倚，这样对轻微的和中等的作用检验特别有用。在观察性研究中，偏倚能够轻易地产生弱的联系（如小的差异）[45]。

随机对照试验也有缺点。外部真实性（external validity）就是其中之一。如果正确地实施，随机对照试验有内部真实性（它按计划进行了检验），但可能没有外部真实性。这一术语表示结果可以推广到更大区域的程度[20]。和观察性研究不同的是，随机对照试验只纳入通过筛查程序的志愿者。志愿参加试验的人与患相同疾病的人群有差异，只有少部分患病的人进入试验[46]。另一个限制是随机对照试验在有些情况下是不适用的，因为故意暴露于危险状态（如毒素、细菌或其他有害物质）是不道德的。和队列研究一样，随机对照试验费用相当昂贵，事实上，大型的试验的花费确实可能达到上亿美元[47]。

结局的测量（measurement of outcome）

令人困惑的术语

确定结局并进行量化是研究的一项内容。然而，模棱两可的术语学对研究者和读者来说常常把事情搞复杂了。例如，"率（rate）"这个术语（如产妇死亡率）几十年来在教科书和杂志文章中常常被误用。而且，率也常常与比例（proportion）和比值（ratio）混用[24]。图 1.4 显示了一种简单的常见术语的分类方法。

比值（ratio）是一个数目除以另一个数目得到的值[24]。这两个数目可以相关也可以不相关。这一特点（分子和分母的相关性）将比值分为两种：分母包含分子以及分母不包含分子。

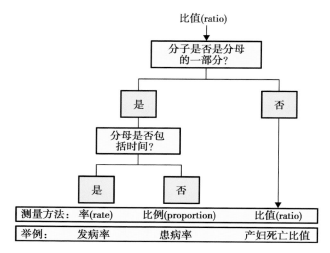

图 1.4   鉴别率、比例和比值的方法

率(rate)考量的是人群中一段时间内的事件发生的频率。如图 1.4 所示的那样,率的分子(发生结局的人数)必须包含在分母(有发生结局这一危险的人数)中。尽管所有的比也有分子和分母,但率有两个以资区别的特征:时间和乘数。率表示在一段时间内发生的结局数量,常常乘以一个 10 为底的乘数来表示这个数目。例如,在明尼苏达州经过年龄校正的非诱发性癫痫样发作的发病率(incidence)为 61/100 000 人年,而癫痫的患病率(prevalence)是 6.8/1 000[48]。后者指的是某一时间点一种疾病的总人数除以同一时间点(或者一个时间段的中间)的人群总数[24]。

比例(proportion)常用作率的同义词,但前者不含有时间成分。比例和率一样是一个比值,分母包含分子[24]。因为分子和分母的单位相同,他们相除后得到没有维度的数值,即没有单位的数值。患病率(prevalence)(如每 100 个处于危险的人中有 27 个患花粉症)就是比例的一个例子,这一数值表示处于危险的人群中有多少人在特定的时间中患病(这里是 27%)。因为不考虑这段时间的新发病例,所以把患病率看作比例而不是率更合适。

　　所有的率和比例都是比值,但是反过来则不对。有些比值的分子没有包含在分母中。最著名的例子可能是产妇死亡比。它的定义是死于妊娠相关病因的妇女为分子,分娩的母亲(常常用 100 000)为分母。然而,不是所有的分子都包含在分母中(比如,妊娠 7 周时死于异位妊娠的妇女不可能被包含在分娩的母亲中)。这样,这一常用的词语实际上是一个"比",不是"率",这一事实到现在还没有被广泛地理解[49]。

关联强度的测量(measure of association):风险性问题

　　相对危险度(relative risk)[也称为危险比(risk ratio)]是另一个有用的比值:暴露组中发生结局的频率除以非暴露组中结局的频率。如果结局在两组中的频率是相同的,比值为 1.0,表示暴露与结局没有关联。与之相对的是,如果结局在暴露组中更频繁,比值就大于 1.0,提示暴露与危险性增加相关。相反,如果疾病频率在暴露组中低,相对危险度就会小于 1.0,提示一种保护性作用。

　　比值比(odds ratio,*OR*)又称为交叉乘积比(cross-products ratio)或者相对比值(relative odds)[24],在不同的情况下有不同的意义。在病例 - 对照研究中常用它来衡量关联强度。它是指在病例组中的暴露比值除以对照组中的暴露比值。如果病例组和对照组的暴露比值相等,则比值比为 1.0,提示没有关联。如果病例组的暴露比值高于对照组,比值比就高于 1.0,提示暴露与风险增高有关。与之相反的是,比值比低于1.0 提示保护性作用。

　　横断面研究、队列研究和随机对照研究中也可以计算比值比。这里,疾病比值比是暴露组中发生疾病的可能性除以非暴露组中发生疾病的可能性。在这种情况下,在 meta 分析中汇集研究的时候,比值比就有一些吸引人的统计学特点。但是,当结局发生的比例大于 5%~10% 的时候,比值比不能代表相对危险度[34]。换句话说,比值比通常有益于评价关联性,但是比值比不能代表相对危险度,除非结局不常见(罕见疾病假设)。

　　置信区间(confidence interval)反映研究结果的精确性,提供了一个参数如比例、相对危险度或者比值比的可靠数值范围,置信区间表示了研究样本来源的整体人群真实值特定的概率。尽管 95% 置信区间是最常用的,其他的如 90% 置信区间也可以见到(也有人主张采用 90% 置信区间)[50]。置信区间越大,结果的精确性越差,反之亦然。对相对危险度和比值比来说,当 95% 置信区间不包括 1.0 时,在常用的 0.05 水平来说差别有显著性。但是,将置信区间的这一特性作为假设检验的等价备选方法是不合适的[51]。

结论

了解应用了哪种研究设计是全面阅读研究的前提。临床研究可以分为实验性研究和观察性研究,观察性研究再进一步分成有比较组和无比较组。只有含有比较组的研究才能评价可能的因果关系,这是一个常被忘记或忽略的事实。研究的二分结果应该用带有置信区间的关联测量来报道,仅仅使用 0.05 的 P 值(P value)来检验无效假设是没有医学基础的。

(高虹 译,王吉耀 校)

参考文献

1. Goulet, F., Hudon, E., Gagnon, R., Gauvin, E., Lemire, F., Arsenault, I., 2013. Effects of continuing professional development on clinical performance: results of a study involving family practitioners in Quebec. Can. Fam. Physician 59, 518–525.
2. Decker, S.L., Jamoom, E.W., Sisk, J.E., 2012. Physicians in nonprimary care and small practices and those age 55 and older lag in adopting electronic health record systems. Health Aff. (Millwood) 31, 1108–1114.
3. Forsetlund, L., Bjorndal, A., Rashidian, A., et al., 2009. Continuing education meetings and workshops: effects on professional practice and health care outcomes. Cochrane Database Syst. Rev. CD003030.
4. Windish, D.M., Huot, S.J., Green, M.L., 2007. Medicine residents' understanding of the biostatistics and results in the medical literature. JAMA 298, 1010–1022.
5. Rao, G., Kanter, S.L., 2010. Physician numeracy as the basis for an evidence-based medicine curriculum. Acad. Med. 85, 1794–1799.
6. Hadley, J.A., Wall, D., Khan, K.S., 2007. Learning needs analysis to guide teaching evidence-based medicine: knowledge and beliefs amongst trainees from various specialities. BMC Med. Educ. 7, 11.
7. Schulz, K.F., Altman, D.G., Moher, D., 2010. CONSORT 2010 statement: updated guidelines for reporting parallel group randomised trials. BMJ 340, c332.
8. Moher, D., Hopewell, S., Schulz, K.F., et al., 2010. CONSORT 2010 explanation and elaboration: updated guidelines for reporting parallel group randomised trials. J. Clin. Epidemiol. 63, e1–37.
9. Martinez, M.E., Marshall, J.R., Giovannucci, E., 2008. Diet and cancer prevention: the roles of observation and experimentation. Nat. Rev. Cancer 8, 694–703.
10. Albert, R.K., 2013. "Lies, damned lies …" and observational studies in comparative effectiveness research. Am. J. Respir. Crit. Care Med. 187, 1173–1177.
11. Harris, R.P., Helfand, M., Woolf, S.H., et al., 2001. Current methods of the US Preventive Services Task Force: a review of the process. Am. J. Prev. Med. 20, 21–35.
12. Wu, T., Li, Y., Bian, Z., Liu, G., Moher, D., 2009. Randomized trials published in some Chinese journals: how many are randomized? Trials 10, 46.
13. Grimes, D.A., 2009. "Case-control" confusion: mislabeled reports in obstetrics and gynecology journals.

Obstet. Gynecol. 114, 1284–1286.

14. Hellems, M.A., Kramer, M.S., Hayden, G.F., 2006. Case-control confusion. Ambul. Pediatr. 6, 96–99.
15. Caro, J.J., Huybrechts, K.F., 2009. Case-control studies in pharmacoeconomic research: an overview. Pharmacoeconomics 27 (8), 627–634.
16. Rossman S. Diet soda can increase risk of dementia and stroke, study finds. https://www.usatoday.com/story/news/nation-now/2017/04/21/diet-soda-can-increase-risk-dementia-and-stroke-study-finds/100736786/, accessed 23 April 2017.
17. Pase, M.P., Himali, J.J., Beiser, A.S., et al., 2017. Sugar- and artificially sweetened beverages and the risks of incident stroke and dementia: a prospective cohort study. Stroke 48, 1139–1146.
18. Meyer, A.M., Wheeler, S.B., Weinberger, M., Chen, R.C., Carpenter, W.R., 2014. An overview of methods for comparative effectiveness research. Semin. Radiat. Oncol. 24, 5–13.
19. DiPietro, N.A., 2010. Methods in epidemiology: observational study designs. Pharmacotherapy 30, 973–984.
20. Stang, A., 2008. Appropriate epidemiologic methods as a prerequisite for valid study results. Eur. J. Epidemiol. 23, 761–765.
21. Hill, C.L., LaValley, M.P., Felson, D.T., 2002. Discrepancy between published report and actual conduct of randomized clinical trials. J. Clin. Epidemiol. 55, 783–786.
22. Strech, D., Soltmann, B., Weikert, B., Bauer, M., Pfennig, A., 2011. Quality of reporting of randomized controlled trials of pharmacologic treatment of bipolar disorders: a systematic review. J. Clin. Psychiatry 72, 1214–1221.
23. Kuroki, L.M., Allsworth, J.E., Peipert, J.F., 2009. Methodology and analytic techniques used in clinical research: associations with journal impact factor. Obstet. Gynecol. 114, 877–884.
24. Porta, M., 2014. A Dictionary of Epidemiology. Oxford University Press, New York.
25. Hartung, D.M., Touchette, D., 2009. Overview of clinical research design. Am. J. Health Syst. Pharm. 66, 398–408.
26. Goldberg, H.R., Allen, L., Kives, S., 2017. Fetiform teratoma in the ovary of a 7-year-old girl: a case report. J. Pediatr. Adolesc. Gynecol. 30, 256–258.
27. Pneumocystis pneumonia—Los Angeles, 1981. MMWR Morb. Mortal. Wkly Rep. 30, 250–252.
28. Keys, T.F., 1977. A sporadic case of pneumonia due to legionnaires disease. Mayo Clin. Proc. 52, 657–660.
29. McKenna, U.G., Meadows 3rd, J.A., Brewer, N.S., Wilson, W.R., Perrault, J., 1980. Toxic shock syndrome, a newly recognized disease entity. Report of 11 cases. Mayo Clin. Proc. 55, 663–672.
30. Caillouette, J.C., Koehler, A.L., 1987. Phasic contraceptive pills and functional ovarian cysts. Am. J. Obstet. Gynecol. 156, 1538–1542.
31. Wei, E.K., Colditz, G.A., Giovannucci, E.L., et al., 2017. A comprehensive model of colorectal cancer by risk factor status and subsite using data from the nurses' health study. Am. J. Epidemiol. 185, 224–237.
32. Iversen, L., Sivasubramaniam, S., Lee, A.J., Fielding, S., Hannaford, P.C., 2017. Lifetime cancer risk and combined oral contraceptives: the Royal College of General Practitioners' Oral Contraception Study. Am. J. Obstet. Gynecol. 216, 580.e1–580.e9.
33. Mayo, N.E., Goldberg, M.S., 2009. When is a case-control study not a case-control study? J. Rehabil. Med. 41, 209–216.
34. Grimes, D.A., Schulz, K.F., 2008. Making sense of odds and odds ratios. Obstet. Gynecol. 111, 423–426.
35. Rooney, R.M., Cramer, E.H., Mantha, S., et al., 2004. A review of outbreaks of foodborne disease associated with passenger ships: evidence for risk management. Public Health Rep. 119, 427–434.
36. Etminan, M., 2004. Pharmacoepidemiology II: the nested case-control study—a novel approach in pharmacoepidemiologic research. Pharmacotherapy 24, 1105–1109.
37. Brann, E., Papadopoulos, F., Fransson, E., et al., 2017. Inflammatory markers in late pregnancy in association with postpartum depression—A nested case-control study. Psychoneuroendocrinology 79, 146–159.
38. Checkoway, H., Pearce, N., Kriebel, D., 2007. Selecting appropriate study designs to address specific research questions in occupational epidemiology. Occup. Environ. Med. 64, 633–638.
39. Rhea, S., Weber, D.J., Poole, C., Cairns, C., 2014. Risk factors for hospitalization after dog bite injury: a case-cohort study of emergency department visits. Acad. Emerg. Med. 21, 196–203.

40. Schneeweiss, S., Sturmer, T., Maclure, M., 1997. Case-crossover and case-time-control designs as alternatives in pharmacoepidemiologic research. Pharmacoepidemiol. Drug Saf. 6 (Suppl 3), S51–S59.

41. Lu, C.Y., 2009. Observational studies: a review of study designs, challenges and strategies to reduce confounding. Int. J. Clin. Pract. 63, 691–697.

42. Cassidy, J.D., Boyle, E., Cote, P., Hogg-Johnson, S., Bondy, S.J., Haldeman, S., 2017. Risk of carotid stroke after chiropractic care: a population-based case-crossover study. J. Stroke Cerebrovasc. Dis. 26, 842–850.

43. Sondergaard, K.B., Weeke, P., Wissenberg, M., et al., 2017. Non-steroidal anti-inflammatory drug use is associated with increased risk of out-of-hospital cardiac arrest: a nationwide case-time-control study. Eur. Heart J. Cardiovasc. Pharmacother. 3, 100–107.

44. Sharma, P.K., Yadav, T.P., Gautam, R.K., Taneja, N., Satyanarayana, L., 2000. Erythromycin in pityriasis rosea: A double-blind, placebo-controlled clinical trial. J. Am. Acad. Dermatol. 42, 241–244.

45. Grimes, D.A., Schulz, K.F., 2012. False alarms and pseudo-epidemics: the limitations of observational epidemiology. Obstet. Gynecol. 120, 920–927.

46. Rothwell, P.M., 2005. External validity of randomised controlled trials: "to whom do the results of this trial apply?". Lancet 365, 82–93.

47. Roth, J.A., Etzioni, R., Waters, T.M., et al., 2014. Economic return from the Women's Health Initiative estrogen plus progestin clinical trial: a modeling study. Ann. Intern. Med. 160, 594–602.

48. Logroscino, G., Hesdorffer, D.C., 2005. Methodologic issues in studies of mortality following epilepsy: measures, types of studies, sources of cases, cohort effects, and competing risks. Epilepsia 46 (Suppl 11), 3–7.

49. MacDorman, M.F., Declercq, E., Cabral, H., Morton, C., 2016. Recent increases in the U.S. maternal mortality rate: disentangling trends from measurement issues. Obstet. Gynecol. 128, 447–455.

50. Catton, C.N., Lukka, H., Gu, C.S., et al., 2017. Randomized trial of a hypofractionated radiation regimen for the treatment of localized prostate cancer. J. Clin. Oncol. 35, 1884–1890.

51. Sterne, J.A., Smith, G.D., 2001. Sifting the evidence—what's wrong with significance tests? BMJ 322, 226–231.

第2章
描述性研究：可以做什么，不能做什么

描述性研究常常代表了在新的领域中进行科学研究的第一步。描述性报告的基本元素是对所研究的疾病或状态进行明确的、特定的和可计量的定义。就像报纸一样，良好的描述性报告可以回答五个基础问题：谁、什么、为什么、什么时间、在哪里，以及第六个：那又如何。针对个体的研究有个案报告、病例系列报告、横断面研究和监测研究，而生态学相关性研究是针对人群的。在医学文献中，个案报告是最小的发表单位。病例系列报告则在一篇报道中汇总数个个案，短期内不寻常的病例的集中报道常常预示着新的流行事件，如艾滋病的情形。横断面（患病率）研究描述的是人群的健康状况。监测可以视作是对社区健康的警备,对那些需要了解情况的人进行及时反馈是监测的必要组成部分。生态学相关性研究寻找人群中而不是个体的暴露因素与结局的关系(如人均香烟销售量与冠状动脉疾病的发生率的关系)。描述性研究有三个重要应用:趋势分析、医疗计划和产生假设。描述性研究的报告中常见的错误是超越数据能支持的范围,无对照组的研究不能得出有关关联、因果关系等的推论。由描述性研究产生的关于病因的假设,多会在严格的分析性研究中进行进一步验证。

描述性研究(descriptive study)在医学研究中有多个重要作用。它们经常作为一个新的疾病或领域中研究的第一步,是第一次科学"试水"[1]。描述性研究记录人群的健康状况,并推动更进一步的研究。因为描述性研究较为常见[2,3],临床医生需要知道它们的用处和优缺点。

描述性研究"仅关注和设计用于描述变量的已有分布情况,不涉及病因或其他假设"[4]。关于病因假设的关键限定词常常被调查者所忽略,而得出错误的结论[5]。这里,我们归纳概括了描述性研究的优点和缺点,并列举了描述性研究中多种类型的例子及其临床应用,以及展示了它们可能会被如何错误解释。

描述性三元素(descriptive triad)——或五元素?

五个"W"问题

传统的描述性流行病学关注三个特性:人、地点和时间[6],在感染性疾病模型中则为致病因子、宿主和环境[7]。另一个看待描述性流行病学的方法是以新闻报道的方式。好的描述性研究就像好的新闻报道一样应该回答五个基本的"W"问题——谁(who)、什么(what)、为什么(why)、什么时间(when)和在哪里(where),以及隐含的第六个问题:那又如何。

所研究疾病的患者是谁

年龄和性别是必需的描述特征，其他的特征也可能很重要，包括种族、职业或休闲活动。例如，静脉血栓栓塞的危险随着年龄增加[8]。只有 1% 的乳腺癌在男性中发生，而克兰费尔特综合征（Klinefelter 综合征，47，XXY 染色体）使其危险性增加 20 倍[9]。黑人女性罹患子宫平滑肌瘤的风险是白人女性的 2~3 倍[10]。Percival Pott 发现打扫烟囱与罹患阴囊癌的相关性与煤烟有关就是一例经典的职业流行病学研究[11]。俗语"疯帽人"（mad as a hatter）就是源自制帽工业中，职业暴露于水银这类重金属而导致失智，故得名[12]。商业捕鱼仍然是危险的行业[13]，醉酒后开全地形车[14]或者雪地汽车[15]追求刺激则有生命危险。

所研究的情况或疾病是什么

有个明确的、特异的、可测量的疾病定义在描述性流行病学中是重要的一步。没有这样的描述，读者不可能解释报告。有些情况，如骨折，是明显的。其他的疾病诊断则可能有些困难，如多发性硬化、系统性红斑狼疮和盆腔炎症性疾病（输卵管炎）。有些组织根据共识或者德尔菲法（Delphi panel approach）[16]而不是根据经验性的证据制定了疾病的定义，但事后被证实并不可行[17,18]。

严格的病例定义（case definition）标准是很重要的。诚然，如果仅关注较严重的病例，就可能漏掉轻的或者早期的病例。尽管这一方法不可避免的导致漏报[19]，但是这会带来较好的特异性，重症病例不像轻型病例那样与其他疾病混淆。例如，中毒性休克综合征的严格病例定义要求累及多个器官系统。近几十年中，美国各疾病预防控制中心（Center for Disease Control and Prevention）不断修正 HIV 感染的病例定义，反过来也影响了该病报道的发病率和患病率[20]。

为什么会发生这种情况或疾病

描述性研究经常提供关于病因的线索，继而可以进行更复杂的研究设计（框 2.1）。

框 2.1　描述性研究提供早期经验的例子	
临床观察	**内在的关联**
青年女性的肝细胞腺瘤	高剂量的口服避孕药
新生儿的失明	婴儿恒温箱的高氧浓度
青年男性卡波西肉瘤	感染 HIV-1
雇员的肝血管肉瘤	工业上接触氯乙烯
新生儿的白内障、心脏缺陷和聋哑	妊娠时母亲感染风疹
痛风	在水管工人和画家中出现的由铅导致的肾脏病变[21]

什么时候会发生这种情况

　　时间会给健康事件提供重要的线索。典型案例可能是摄入葡萄球菌毒素后数小时内出现食物中毒的暴发症状。有些时间上的联系可能是长久的,如暴露于石棉数 10 年后会发生间皮瘤[22],又如宫颈癌和其他上皮癌也是在感染了人乳头状瘤病毒数 10 年后才发生,以及出生和感染,如肺炎、流感存在季节性规律。在教学医院中,医源性死亡率也是呈现季节性的变化,特别是当新的住院医生于 7 月份入职的时候[23](读者应该安排在学年的晚些时候生病)。

这种疾病或情况在哪里发生或在哪里不发生

　　与年龄相仿的是,地理因素也影响健康。与啮齿类动物和昆虫(以及它们的寄生虫)的接触会决定医学和政治的历史(如黑死病)。尽管古罗马有高水平的公共卫生,如有公共浴室和公厕(图 2.1),但是消化道寄生虫在当地人群中还是较为普遍[24]。在冶炼厂下风处[25]或饮用密西根州弗林特市的水[26]会导致铅中毒。疟疾的患病率与海拔的升高成负相关[27],而寨卡病毒是又一种由蚊子传播的严重疾病,气候可能会影响它的传播[28]。

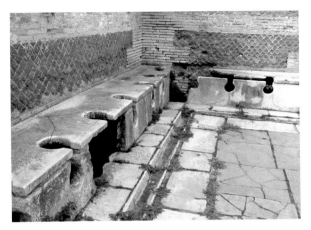

图 2.1　古罗马时期的港湾都市遗迹——奥斯提亚安提卡
(Ostia Antica)的公共厕所

那又如何?

这个隐含的"W"(implicit 'W')与公共健康影响有关[29,30]。这个疾病是当下的和最近的吗?严不严重?发病人数多吗?牵涉的社会范围广吗?以前研究过吗?尽管很多描述性报告会通报新的疾病或者对健康进行监测,但其他的净效应只是以森林减少的代价来增厚作者的履历表。

描述性研究的类型

描述性研究包括两大类:关注个体的研究和关注人群相关的研究。对个体的研究包括个案报告、病例系列报告、横断面研究和监测,而生态学相关性研究是对人群的研究。

个案报告

个案报告(case report)是医学文献最小的发表单位。通常,观察力敏锐的临床医生报告一些不同寻常的疾病或关系,而这些可以推动具有严密设计的进一步研究(见框 2.1)。例如临床医生报道了在服用口服避孕药的妇女中出现少见的肝细胞腺瘤[31]。一个大型的病例 - 对照研究针对这个方向进行研究,证实了长期服用高剂量的这种药物和这种少见但有时致命的肿瘤存在强的相关性[32]。并不是所有的个案报告都针对严重威胁健康的问题,有时候只是使乏味的医学文献活泼一些,如慢跑者的乳头[33]、子宫内的鸡骨头[34]和手提电脑引起的阴囊烧伤[35]等。

有些期刊不会刊登个案报告,可能因为其会拉低期刊的影响因子[36]。随之而来的是致力于个案报告的期刊数正在呈现指数级增长[37]。由于发表罕见病例的不一致性和不完整性,病例报告的报告指南[Case Report(CARE)reporting guidelines]应时而生[38],与CONSORT[39]和 STROBE[40]声明类似。CARE 指南对于病例报告有 13 项检查清单。类似地,基于外科病例报道共识产生了外科病例报告指南[Surgical Case Report(SCARE)guidelines][41]。这些新的指南还需在未来的实践中不断检验其效果。同时关于同行评议病例报告标准的建议也已逐步形成[42]。

病例系列报告

病例系列报告(case-series report)在一个报道中集中报告数个案例,即定义为“一个具有共同特征的个体(常常为患者)的集合,共同的特征是用于描述某一疾病、治疗、暴露或诊断操作的某些临床、病理生理或手术方面的情况,有些与较大的病例报告类似,并涵盖其特性”[4]。有时,在短期内出现数个类似的案例会预示着一种疾病的流行[43]。例如,在洛杉矶同性恋男性中出现类似的临床综合征警示了医学界关于艾滋病在北美洲的流行情况[44]。单个罕见病例的报告可能不能激发进一步的研究,而多个罕见病例(超出预期)的系列报告增加了考虑的分量。病例系列报告有一个便捷的特点,即他们能够组成病例 - 对照研究的病例组,从而对疾病的原因进行研究。

病例系列报告和队列研究的区别有些模糊。Dekkers 等[45]和 Esene等[46]提出病例系列报告纳入的参与者基于结果(outcome)(有或者没有考虑到暴露),无法计算绝对危险度。而队列研究基于暴露(exposure)筛选参与者,随访至出现结果,并计算绝对危险度。但是,他们认为设置对照组并非是队列研究的必要条件。其他人继续支持我们在本书中的定义[47,48]。类似于前述的 SCARE 指南[42]，为外科领域中进行病例系列报告制定的"首选的外科病例系列报告指南[Preferred Reporting Of Case Series in Surgery（PROCESS）guidelines]"[49]已经颁布。

横断面（患病率）研究

横断面研究（cross-sectional study）[患病率研究（prevalence study）] 描述人群的健康状况，定义为"在特定时间特定人群中检验疾病（或其他健康结局）与其他受关注变量的关系的研究"[4]。同义词有"患病率研究"和"疾病频率调查"。横断面研究可以视为是人群在某一个时刻的一个记录，患病率是一个测量指标，与发病率相对。例如，在美国，联邦政府进行周期性人群健康调查（如健康面谈调查和营养检测调查）。与 10 年一度的普查类似，这些研究提供了人群在特定时间内的健康评估结果。

患病率调查也可以在小样本的人群中进行。例如调查显示波多黎各一医药公司雇员中男性乳房发育（gynaecomastia）的患病率特别高（图 2.2）。关于该发现，研究者提出了一个假设，即工厂周围的雌二醇尘埃可能是病因，而血清雌二醇浓度支持这一假设。在工厂中加强尘埃控制后，这一疾病的流行结束了[50]。男性乳房发育可能是内源性的激素水平紊乱或外源性接触药物和草本植物等导致[51,52]。

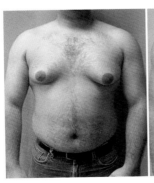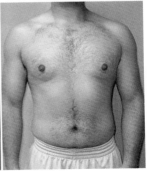

图 2.2　男性乳房发育，与药物和肝脏疾病相关

尽管一般来说横断面研究与队列研究和病例 - 对照研究不同,但它也可以看作是与在队列研究人群中进行病例 - 对照研究类似的混合情况。因为同时确认了暴露和结局(横断面研究的特征性定义),花费很小,失访也不是问题。但正因为暴露和结局是同时确认的,所以经常无法分辨其时间顺序,除非像性别和血型这些长期暴露因素肯定比结局要早。

监测

监测(surveillance)是描述性研究中另一种重要的类型。监测可以看作是对社区情况的警示,一个更正式的定义是"系统性、持续地收集、分析和解释资料,并在此过程中及时、保真地将这些结果和评估传递给理应知道以便采取行动的人"[4]。这里像自动控制装置一样反馈是关键,对问题的预防和调控是反馈回路的基本内容。

监测可以是主动的和被动的。被动监测(passive surveillance)依赖于通过常规途径收集的数据,如死亡证明。与之相反的是主动监测搜寻病例。主动监测(active surveillance)可以提高敏感性。菲律宾的研究人员对比了一项前瞻性的血清流行病学队列研究(主动监测)中登革热的发生率和城市健康部门的数据中的登革热发生率(被动监测)。主动监测的累积发生率是后者的 5 倍之高[53]。

主动监测亦可以提高特异性。例如,在医院中,败血症性输血反应仍是一个存在的问题。连续 7 年的主动监测,通过培养输注血小板的样品发现有细菌污染的发生率是 $389/10^6$(20 次 /51 440 血小板单位)。5 例中性粒细胞减少的患者发生败血症性输血反应,无一例通过被动监测发现。与之相反,被动监测报道了 284 例败血症输血反应,但无一例接受过污染的血小板[54]。被动检测的敏感性和特异性均较差。

流行病学监测(epidemiological surveillance)对健康有重要的贡献,使人印象最深刻的当属天花病毒的根除。对天花的监测和遏制为其在世界范围绝迹作出了贡献,这是公共卫生的一项特别成就[55]。因为它没有非人类的载体,这种病毒就消亡了。监测报道截至 2014 年,世界卫生组织 6 个地区中的 4 个已经宣布无脊髓灰质炎病毒,这项工作继续朝着全面消除推进[6]。牛瘟这种牛的疾病,于 2011 年被宣布灭绝,而龙线虫病(几内亚虫病)可能是世界范围内下一个要被灭绝的疾病[56]。

生态学相关性研究

生态学相关性研究(ecological correlational study)在人群中而非个体层面寻找暴露和结局的相关性[4]。基于已有的数据,相关性研究可以很方便地开始探究假设。暴露和结局之间相关性的测量值是相关系数(correlation coefficient)r,表示暴露和结局之间的相关性的线性关系如何。美国的各区县海拔高的地区比低海拔地区有较低的心脏疾病发生率[57]。但其意义尚不清楚。另一项生态学相关性研究发现,在欧洲西部使用他汀类药物与冠心病死亡率无关[58]。与之相比,在数个国家中已有报道表明,服用口服避孕药和卵巢癌的发生成负相关,基于分析性研究结果可知这些报道是可信的[59]。

相关性研究有严重的缺陷(如不能在个体中将暴露与结局相联系,也不能控制混杂因素,即对效应产生混淆或模糊的因素)。生态学相关性研究一个特别的陷阱是逻辑上的错误,称为生态学研究的谬误(ecological fallacy),即"错误的推断的发生是由于变量之间在总体水平的相关性并不能代表或反映在个体水平中也存在这种相关性……"[4]。例如,在一项生态学相关性研究中比较了康涅狄格州的夜间灯光强度(由卫星图片判断)与人口普查中乳腺癌发生率的相关性。癌症的发生率来自该州的肿瘤注册系统。这项研究在结果部分报道了因果关系:"……支持夜间灯光导致了一部分高危社区中的乳腺癌这一可能性"[60]。果真如此吗? 在熄灭路灯以保护女性的乳房前,还需要更有力的证据。同病例报告和病例系列报告相似,生态学相关性研究可以提出假设,但并不能给出确定的答案[61]。

描述性研究的应用

趋势分析

描述性研究有多种作用。它能够监测人群的健康,这对卫生管理者来说很重要。正在进行的监测常常用于趋势分析(trend analysis),例如在俄罗斯突发流行的梅毒和艾滋病感染[62]、辅助生殖技术导致的多胎问题[63]以及全美的肥胖问题[64]。这些情况的流行皆带来了棘手的社会问题。

规划

第二个应用是卫生规划(healthcare planning)。腹腔镜的引入与对口服避孕药和宫内节育器的坏印象使输卵管结扎率在20世纪70年代的美国增加了3倍[65]。医院和门诊手术中心的手术需求激增,但对床位的需求却减少了。在1981—1995年,收住院输卵管结扎术已全部改为门诊手术[66]。长效可逆的口服避孕药的应用不断增加,可能会减少对于输卵管结扎术的依赖[67]。

寻找病因的线索

描述性研究的第三个用途(也是最有意思的)是产生关于病因的假设(hypothesis about cause)[68](见框2.1)。敏锐的临床医生注意到早产儿保育箱中高浓度的氧与婴儿失明有关,这一发现导致了分析性研究的开始,后来一项随机对照试验确定了这一联系[69]。歌手Stevie Wonder的粉丝并不知道于1950年早产的他在保育箱中失明了[70]。

关于子宫内沙利度胺暴露与新生儿四肢缺陷的相关性报道首次在《柳叶刀》发表[71]。病例报告和病例系列报告都指出了与顺势疗法相关的危险[72]。如今所说的双磷酸盐诱导的下颌骨坏死[73]的早期特征为"磷下巴(phossy jaw)"(图2.3),在19世纪末,工厂工人暴露于黄磷,这是一种重要的火柴成分[74]。发表于《柳叶刀》的病例报告和病例系列报告都促进了随机对照试验的开展,以进一步评估有希望的线索[75]。

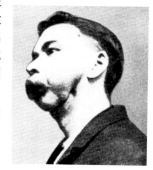

图2.3 磷下巴(phossy jaw)

优点和缺点

　　描述性研究有其优点也有缺点。通常来说，数据是现成的，因此使用数据的成本低且高效。而且，因为不涉及新的干预措施，很少有伦理的问题。然而，描述性研究也有重要的局限性。假设的病因及其作用的时间关系（temporal association）可能并不清楚。一个危险的缺陷就是研究者可能得出不可能有的病因推论。

超越数据

　　在进行推论时，一个常见的错误是"后此谬误"推理（在此之后发生，因之必然由于此），是错误的病因推论（false cause）的例子。这样的逻辑问题通常在法庭上是奏效的，但不适用于科学[76]。换句话说，因为时间上的联系而判断为有因果关系是错误的。举一个极端的例子，20 世纪 80 年代，加利福尼亚州的帕萨迪纳的 7 位妇女引起了一场世界范围的争议。这些妇女在同一个医生的诊所里看病，她们在服用新的多相口服避孕片的过程中发生了功能性卵巢囊肿[5]。这一病例系列报告告诫说，这种片剂可能对患者的健康和安全性造成了威胁。媒体报道了这个故事，全球不计其数的妇女停止服用该药，因为她们不知道功能性囊肿和卵巢癌的区别。由于这篇报道没有对照组（服用单相药物的妇女或使用其他避孕药的妇女），作者不能得出任何关于疾病病因的结论。

　　在这篇报道的影响下，控制损害的努力迅速启动。2 年里，一篇论文显示多相片剂上市与妇女因良性卵巢囊肿入院治疗的数目没有时间上的关联[77]。可是，队列研究[78]和病例 - 对照研究[79]确认多相片剂与卵巢囊肿无关则花去了 5 年的时间。而在此期间，公众健康受到了损害，因为惧怕吃药而导致了意外怀孕和本可预防的流产[80]。由该病例系列报告产生的未经证明的病因推断是没有根据且不符合伦理的[81,82]。

　　因为描述性研究的错误解释而损害公众健康的另一个遗憾的例子是关于产程中对胎儿实行电子监测的问题。25 年前，引入胎儿监测与围产期死亡率下降先后发生，其时间联系使得人们认为持续性胎儿心率监测是获益的（人们可以对手持计算器和宠物石头做出同样有力的要求)。

基于著名的产科医生对此乐观的评价,这一昂贵的干扰性技术给产科学带来了一次风暴。然而,这一初期乐观的评价并没有得到科学的审查。随机对照试验显示,与常规的间断性听诊相比,电子胎儿监测对婴儿没有持续的好处,且使手术分娩显著增多,对妇女造成损害[83]。尽管有这个证据,在美国大部分新生儿出生时依然使用了电子胎儿监测。因未能认识到描述性研究的不足而造成了长时间的伤害,并浪费了几百万美元,真是一个巨大且持续的公共卫生的错误。女性健康当代类似的问题是机器人手术爆发式的应用,但至我们写作此书之时仍没有明确的指征[84]。医学-工业的复合体也影响着患者的健康[85]。

结论

描述性研究常常是对新事件或疾病的第一个尝试性研究手段。这些研究通常强调新疾病的特点或者评估社区的健康状态。卫生决策者采用描述性研究来监测趋势和规划资源分配。与之相反,流行病学家和临床医生一般用描述性研究来寻找疾病的病因线索(如产生假设)。在这一点上,描述性研究常常作为开展更有力的有对照组研究的跳板。描述性研究报告常见的缺点包括缺乏清晰、特定、可重复应用的病例定义以及超出数据的解释。没有对照组的研究不能得出关于病因的结论。

(高虹 译,王吉耀 校)

参考文献

1. Hulley, S.B., Cummings, S.R., Browner, W.S., Grady, D., Newman, T.B., 2013. Designing Clinical Research, fourth ed. Lippincott Williams & Wilkins, Philadelphia.
2. Kuroki, L.M., Allsworth, J.E., Peipert, J.F., 2009. Methodology and analytic techniques used in clinical research: associations with journal impact factor. Obstet. Gynecol. 114, 877–884.
3. Kocak, F.U., Unver, B., Karatosun, V., 2011. Level of evidence in four selected rehabilitation journals. Arch. Phys. Med. Rehabil. 92, 299–303.
4. Porta, M., 2014. A Dictionary of Epidemiology. Oxford University Press, New York.
5. Caillouette, J.C., Koehler, A.L., 1987. Phasic contraceptive pills and functional ovarian cysts. Am. J. Obstet. Gynecol. 156, 1538–1542.
6. Maes, E.F., Diop, O.M., Jorba, J., Chavan, S., Tangermann, R.H., Wassilak, S.G., 2017. Surveillance systems to track progress toward polio eradication—worldwide, 2015-2016. MMWR Morb. Mortal. Wkly Rep. 66, 359–365.
7. Garbelli, A., Riva, V., Crespan, E., Maga, G., 2017. How to win the HIV-1 drug resistance hurdle race: running faster or jumping higher? Biochem. J. 474, 1559–1577.

8. Puurunen, M.K., Gona, P.N., Larson, M.G., Murabito, J.M., Magnani, J.W., O'Donnell, C.J., 2016. Epidemiology of venous thromboembolism in the Framingham Heart Study. Thromb. Res. 145, 27–33.

9. Brinton, L.A., Cook, M.B., McCormack, V., et al., 2014. Anthropometric and hormonal risk factors for male breast cancer: male breast cancer pooling project results. J. Natl. Cancer Inst. 106, djt465.

10. Stewart, E.A., Cookson, C., Gandolfo, R.A., Schulze-Rath, R., 2017. Epidemiology of uterine fibroids: a systematic review. BJOG 124, 1501–1512.

11. Azike, J.E., 2009. A review of the history, epidemiology and treatment of squamous cell carcinoma of the scrotum. Rare Tumors 1, e17.

12. Levin, P., 2007. From mad hatters to dental amalgams: heavy metals: toxicity and testing. MLO Med. Lab. Obs. 39, 20, 2, 4.

13. Byard, R.W., 2013. Commercial fishing industry deaths—forensic issues. J. Forensic Legal Med. 20, 129–132.

14. Bethea, A., Samanta, D., Willis, J.A., Lucente, F.C., Chumbe, J.T., 2016. Substance exposure and helmet use in all-terrain vehicle accidents: nine years of experience at a level 1 trauma center. J. Saf. Res. 59, 61–67.

15. Vanlaar, W., McAteer, H., Brown, S., Crain, J., McFaull, S., Hing, M.M., 2015. Injuries related to off-road vehicles in Canada. Accid. Anal. Prev. 75, 264–271.

16. Hager, W.D., Eschenbach, D.A., Spence, M.R., Sweet, R.L., 1983. Criteria for diagnosis and grading of salpingitis. Obstet. Gynecol. 61, 113–114.

17. Hadgu, A., Westrom, L., Brooks, C.A., Reynolds, G.H., Thompson, S.E., 1986. Predicting acute pelvic inflammatory disease: a multivariate analysis. Am. J. Obstet. Gynecol. 155, 954–960.

18. Risser, J.M., Risser, W.L., 2009. Purulent vaginal and cervical discharge in the diagnosis of pelvic inflammatory disease. Int. J. STD AIDS 20, 73–76.

19. DeVries, A.S., Lesher, L., Schlievert, P.M., et al., 2011. Staphylococcal toxic shock syndrome 2000-2006: epidemiology, clinical features, and molecular characteristics. PLoS One 6, e22997.

20. Schneider, E., Whitmore, S., Glynn, K.M., Dominguez, K., Mitsch, A., McKenna, M.T., 2008. Revised surveillance case definitions for HIV infection among adults, adolescents, and children aged <18 months and for HIV infection and AIDS among children aged 18 months to <13 years—United States, 2008. MMWR Recomm. Rep. 57, 1–12.

21. Chow, K.M., Liu, Z.C., Szeto, C.C., 2006. Lead nephropathy: early leads from descriptive studies. Intern. Med. J. 36, 678–682.

22. Plato, N., Martinsen, J.I., Sparen, P., Hillerdal, G., Weiderpass, E., 2016. Occupation and mesothelioma in Sweden: updated incidence in men and women in the 27 years after the asbestos ban. Epidemiol. Health 38, e2016039.

23. Inaba, K., Recinos, G., Teixeira, P.G., et al., 2010. Complications and death at the start of the new academic year: is there a July phenomenon? J. Trauma. 68, 19–22.

24. Mitchell, P.D., 2017. Human parasites in the Roman World: health consequences of conquering an empire. Parasitology 144, 48–58.

25. Soto-Jimenez, M.F., Flegal, A.R., 2011. Childhood lead poisoning from the smelter in Torreon, Mexico. Environ. Res. 111, 590–596.

26. Campbell, C., Greenberg, R., Mankikar, D., Ross, R.D., 2016. A case study of environmental injustice: the failure in Flint. Int. J. Environ. Res. Public Health 13, 951.

27. Betuela, I., Maraga, S., Hetzel, M.W., et al., 2012. Epidemiology of malaria in the Papua New Guinean highlands. Tropical Med. Int. Health 17, 1181–1191.

28. Caminade, C., Turner, J., Metelmann, S., et al., 2017. Global risk model for vector-borne transmission of Zika virus reveals the role of El Nino 2015. Proc. Natl. Acad. Sci. U. S. A. 114, 119–124.

29. Rogawski, E.T., Gray, C.L., Poole, C., 2016. An argument for renewed focus on epidemiology for public health. Ann. Epidemiol. 26, 729–733.

30. Chapman, P.M., Guerra, L.M., 2005. The "so what?" factor. Mar. Pollut. Bull. 50, 1457–1458.

31. Schenken, J.R., 1976. Letter: Hepatocellular adenoma: relationship to oral contraceptives? JAMA 236, 559.

32. Rooks, J.B., Ory, H.W., Ishak, K.G., et al., 1979. Epidemiology of hepatocellular adenoma. The role of oral contraceptive use. JAMA 242, 644–648.

33. Levit, F., 1977. Jogger's nipples [letter]. N. Engl. J. Med. 297, 1127.

34. Hunger, C., Ring, A., 2001. Chicken bones in the uterus—an exceptional reason for sterility. Zentralbl. Gynakol. 123, 604–606.

35. Ostenson, C.G., 2002. Lap burn due to laptop computer. Lancet 360, 1704.
36. Carey, J.C., 2010. The importance of case reports in advancing scientific knowledge of rare diseases. Adv. Exp. Med. Biol. 686, 77–86.
37. Akers, K.G., 2016. New journals for publishing medical case reports. J. Med. Libr. Assoc. 104, 146–149.
38. Gagnier, J.J., Kienle, G., Altman, D.G., Moher, D., Sox, H., Riley, D., 2014. The CARE guidelines: consensus-based clinical case report guideline development. J. Clin. Epidemiol. 67, 46–51.
39. Schulz, K.F., Altman, D.G., Moher, D., 2010. CONSORT 2010 statement: updated guidelines for reporting parallel group randomised trials. BMJ 340, c332.
40. von Elm, E., Altman, D.G., Egger, M., Pocock, S.J., Gøtzsche, P.C., Vandenbroucke, J.P., 2007. The Strengthening the Reporting of Observational Studies in Epidemiology (STROBE) statement: guidelines for reporting observational studies. Lancet 370, 1453–1457.
41. Agha, R.A., Fowler, A.J., Saeta, A., Barai, I., Rajmohan, S., Orgill, D.P., 2016. The SCARE Statement: consensus-based surgical case report guidelines. Int. J. Surg. 34, 180–186.
42. Ramulu, V.G., Levine, R.B., Hebert, R.S., Wright, S.M., 2005. Development of a case report review instrument. Int. J. Clin. Pract. 59, 457–461.
43. Yang, L.J., Chang, K.W., Chung, K.C., 2012. Methodologically rigorous clinical research. Plast. Reconstr. Surg. 129, 979e–988e.
44. Centers for Disease Control and Prevention (CDC), 1996. Pneumocystis pneumonia—Los Angeles. 1981. MMWR Morb. Mortal. Wkly Rep. 45 (34), 729–733.
45. Dekkers, O.M., Egger, M., Altman, D.G., Vandenbroucke, J.P., 2012. Distinguishing case series from cohort studies. Ann. Intern. Med. 156, 37–40.
46. Esene, I.N., Ngu, J., El Zoghby, M., et al., 2014. Case series and descriptive cohort studies in neurosurgery: the confusion and solution. Childs Nerv. Syst. 30, 1321–1332.
47. Kooistra, B., Dijkman, B., Einhorn, T.A., Bhandari, M., 2009. How to design a good case series. J. Bone Joint Surg. Am. 91 (Suppl 3), 21–26.
48. Carey, T.S., Boden, S.D., 2003. A critical guide to case series reports. Spine (Phila Pa 1976) 28, 1631–1634.
49. Agha, R.A., Fowler, A.J., Rajmohan, S., Barai, I., Orgill, D.P., 2016. Preferred reporting of case series in surgery; the PROCESS guidelines. Int. J. Surg. 36, 319–323.
50. Harrington, J.M., Stein, G.F., Rivera, R.O., de Morales, A.V., 1978. The occupational hazards of formulating oral contraceptives—a survey of plant employees. Arch. Environ. Health 33, 12–15.
51. Ladizinski, B., Lee, K.C., Nutan, F.N., Higgins 2nd, H.W., Federman, D.G., 2014. Gynecomastia: etiologies, clinical presentations, diagnosis, and management. South. Med. J. 107, 44–49.
52. Nuttall, F.Q., Warrier, R.S., Gannon, M.C., 2015. Gynecomastia and drugs: a critical evaluation of the literature. Eur. J. Clin. Pharmacol. 71, 569–578.
53. Undurraga, E.A., Edillo, F.E., Erasmo, J.N., et al., 2017. Disease burden of dengue in the Philippines: adjusting for underreporting by comparing active and passive dengue surveillance in Punta Princesa, Cebu City. Am. J. Trop. Med. Hyg. 96, 887–898.
54. Hong, H., Xiao, W., Lazarus, H.M., Good, C.E., Maitta, R.W., Jacobs, M.R., 2016. Detection of septic transfusion reactions to platelet transfusions by active and passive surveillance. Blood 127, 496–502.
55. Henderson, D.A., Klepac, P., 2013. Lessons from the eradication of smallpox: an interview with D. A. Henderson. Philos. Trans. R. Soc. Lond. B Biol. Sci. 368, 20130113.
56. The Lancet Infectious Diseases, 2016. Guinea worm disease nears eradication. Lancet Infect. Dis. 16, 131.
57. Hart J. Heart disease death rates in low versus high land elevation counties in the U.S. Dose-Response 2015, 13, https://doi.org/10.2203/dose-response.
58. Vancheri, F., Backlund, L., Strender, L.E., Godman, B., Wettermark, B., 2016. Time trends in statin utilisation and coronary mortality in Western European countries. BMJ Open 6, e010500.
59. Iversen, L., Sivasubramaniam, S., Lee, A.J., Fielding, S., Hannaford, P.C., 2017. Lifetime cancer risk and combined oral contraceptives: the Royal College of General Practitioners' Oral Contraception Study. Am. J. Obstet. Gynecol. 216, 580.e1–580.e9.
60. Portnov, B.A., Stevens, R.G., Samociuk, H., Wakefield, D., Gregorio, D.I., 2016. Light at night and breast cancer incidence in Connecticut: an ecological study of age group effects. Sci. Total Environ. 572, 1020–1024.
61. Sedgwick, P., 2014. Ecological studies: advantages and disadvantages. BMJ 348, g2979.
62. Shakarishvili, A., Dubovskaya, L.K., Zohrabyan, L.S., et al., 2005. Sex work, drug use, HIV infection, and spread of sexually transmitted infections in Moscow, Russian Federation. Lancet 366, 57–60.

63. Luke B., 2017. Pregnancy and birth outcomes in couples with infertility with and without assisted reproductive technology: with an emphasis on US population-based studies. Am. J. Obstet. Gynecol. 217, 270–281.

64. Flegal, K.M., Kruszon-Moran, D., Carroll, M.D., Fryar, C.D., Ogden, C.L., 2016. Trends in obesity among adults in the United States, 2005 to 2014. JAMA 315, 2284–2291.

65. Peterson, H.B., Greenspan, J.R., DeStefano, F., Ory, H.W., Layde, P.M., 1981. The impact of laparoscopy on tubal sterilization in United States hospitals, 1970 and 1975 to 1978. Am. J. Obstet. Gynecol. 140, 811–814.

66. Chan, L.M., Westhoff, C.L., 2010. Tubal sterilization trends in the United States. Fertil. Steril. 94, 1–6.

67. Finer, L.B., Jerman, J., Kavanaugh, M.L., 2012. Changes in use of long-acting contraceptive methods in the United States, 2007-2009. Fertil. Steril. 98, 893–897.

68. Lennon, P., Fenton, J.E., 2011. The case for the case report: refine to save. Ir. J. Med. Sci. 180, 529–532.

69. Silverman, W.A., 1991. Memories of the 1953-54 Oxygen Trial and its aftermath. The failure of success. Control. Clin. Trials 12, 355–358.

70. Fanaroff, J.M., 2013. Ethical support for surfactant, positive pressure, and oxygenation randomized trial (SUPPORT). J. Pediatr. 163, 1498–1499.

71. Riley, D., 2013. Case reports in the era of clinical trials. Glob. Adv. Health Med. 2 (2), 10–11. https://doi.org/10.7453/gahmj.2013.012. PMID: 24416660.

72. Posadzki, P., Alotaibi, A., Ernst, E., 2012. Adverse effects of homeopathy: a systematic review of published case reports and case series. Int. J. Clin. Pract. 66, 1178–1188.

73. de Boissieu, P., Gaboriau, L., Morel, A., Trenque, T., 2016. Bisphosphonate-related osteonecrosis of the jaw: data from the French national pharmacovigilance database. Fundam. Clin. Pharmacol. 30, 450–458.

74. Marx, R.E., 2008. Uncovering the cause of "phossy jaw" Circa 1858 to 1906: oral and maxillofacial surgery closed case files-case closed. J. Oral Maxillofac. Surg. 66, 2356–2363.

75. Albrecht, J., Meves, A., Bigby, M., 2005. Case reports and case series from Lancet had significant impact on medical literature. J. Clin. Epidemiol. 58, 1227–1232.

76. Brent, R.L., 1995. Bendectin: review of the medical literature of a comprehensively studied human non-teratogen and the most prevalent tortogen-litigen. Reprod. Toxicol. 9, 337–349.

77. Grimes, D.A., Hughes, J.M., 1989. Use of multiphasic oral contraceptives and hospitalizations of women with functional ovarian cysts in the United States. Obstet. Gynecol. 73, 1037–1039.

78. Lanes, S.F., Birmann, B., Walker, A.M., Singer, S., 1992. Oral contraceptive type and functional ovarian cysts. Am. J. Obstet. Gynecol. 166, 956–961.

79. Holt, V.L., Daling, J.R., McKnight, B., Moore, D., Stergachis, A., Weiss, N.S., 1992. Functional ovarian cysts in relation to the use of monophasic and triphasic oral contraceptives. Obstet. Gynecol. 79, 529–533.

80. Goodyear-Smith, F., Arroll, B., 2002. Termination of pregnancy following panic-stopping of oral contraceptives. Contraception 66, 163–167.

81. Altman, D.G., 1994. The scandal of poor medical research. BMJ 308, 283–284.

82. von Elm, E., Egger, M., 2004. The scandal of poor epidemiological research. BMJ 329, 868–869.

83. Alfirevic, Z., Devane, D., Gyte, G.M., Cuthbert, A., 2017. Continuous cardiotocography (CTG) as a form of electronic fetal monitoring (EFM) for fetal assessment during labour. Cochrane Database Syst. Rev. 2, CD006066.

84. Liu, H., Lawrie, T.A., Lu, D., Song, H., Wang, L., Shi, G., 2014. Robot-assisted surgery in gynaecology. Cochrane Database Syst. Rev. 12, CD011422.

85. Relman, A.S., 1980. The new medical-industrial complex. N. Engl. J. Med. 303, 963–970.

第3章
观察性研究的偏倚和因果关联

　　医学文献的读者们需要考虑两种类型的真实性：内部的和外部的。内部真实性是指研究测量了计划要做的内容，外部真实性是从这个研究推广到"读者的患者"的能力。偏倚是对真实的系统性曲解。对于内部真实性，所有的观察性研究中都会有一定程度的选择偏倚、信息偏倚和混杂偏倚。选择偏倚是因为研究组别之间缺乏可比性。信息偏倚的影响与它的类型有关。如果在一组中信息的采集与另一组不同就会产生偏倚。与之相比，无差异错误分类（噪音）趋向于模糊真实的差异。混杂是效应的混淆或模糊：研究者试图将一种暴露因素与结局相关联,但实际上却衡量了第三因素(混杂变量)的作用。混杂可以通过几种方法控制:限制、配对、分层、多因素分析和倾向评分。如果读者不能用选择偏倚、信息偏倚或混杂偏倚来解释偏离的研究结果,则机遇可以是另一个解释。应该最后检测机遇,因为这些偏倚可以解释显著但却是假的结果。区分假的、非直接的与因果的关联可能很困难。对关联的时间顺序、强度和一致性以及剂量-效应关系证据的考量提供了对因果关联的支持。与自然科学不同,生物科学缺乏绝对的真实性。在临床研究中,我们只有假设。观察性流行病学是一门年轻的科学,也是一种直率的工具,它的发现应当视为是探索性的。

临床医生阅读医学研究时面对两个重要的问题:报道是否可信,以及如果可信的话与我的临床实践有关吗? 对发表的研究不加批判的接受可能导致严重的错误和资源的浪费[1]。美国心脏协会曾经依据观察性研究,推荐更年期雌激素治疗用于预防心脏疾病。服用维生素 B、维生素 C、维生素 E 和 β-胡萝卜素被认为可以预防心脏疾病。摄入纤维素和叶酸可预防结直肠癌。所有这些假设都被随机对照试验否认了[2]。在本章中,我们将讨论两种类型的真实性,为读者描述一个简单的列表,并提供判断报道相关性的一些方法。

内部和外部真实性

和实验室检测类似,一项研究有内部真实性(internal validity)(即考量设计测量的能力)。内部真实性是指“一项研究不存在偏倚或系统性误差的程度”[3]。随机导致的误差与精确度(precision)有关,而不是系统误差。在内部真实性和精确度之间作出选择时,应优选前者。一些不精确但是真实的研究结果,比由于样本量大而偏倚控制不充分导致的虽然精确但是错误的结果要好[4,5]。内部真实性是临床研究的必要条件,将无效结果外推到更广泛的人群不仅毫无价值,而且存在潜在风险。

第二个需要考虑的重点是外部真实性(external validity):从研究

对象得出的结果能否推广到读者,而用于自己的患者?外部真实性的定义是"研究结果可应用、可推广或可转用于未参与研究的人群或群组的程度"[3]。因为对医学研究来说,穷举整体或人口普查方法通常是不可能的,常规的策略是选择一个样本进行研究,希望将结果外推到医学实践中去。考量外部真实性明显比评估内部真实性更主观一些。

内部真实性和外部真实性带来重要的权衡问题。比如,随机对照试验比观察性研究更可能避免偏倚[6],但由于它们常常纳入选择过的受试者,外部真实性会受到影响。这种不典型的受试者问题也称为扭曲的集合(distorted assembly)。在随机对照试验中的受试者(包括较健康者)[7,8]和没有选择进来的人是不同的,部分是因为入选的资格标准[9]。因此,随机对照试验入组的筛选过程可能导致一个选择性的人群而不具有公众代表性。

偏倚

偏倚(bias)削弱了研究的内部真实性。与这个词的传统意义不同(即偏见),在研究中的偏倚表示系统性而非随机性的与真相的偏离。所有的观察性研究都有固有的偏倚,对研究者、编者和读者的挑战是把它们找出来并且判断它们是怎样影响结果的。令人遗憾的是,未遵守执行原则的随机对照试验易受偏倚影响[10],并且试验的方法学质量与观察到的结果相关[11-13]。

框 3.1 所列的简单条目可以帮助阅读观察性研究报告。

对于临床研究中的偏倚,有几种分类。比如 Sackett 的原作中包含了 35 种不同的偏倚[14]。多年以来,潜在偏倚的清单不断增加。最近列出的清单包括 69[15]~74[16]种。我们将它们合并起来,而不是分割开来,宁愿将所有这些可能的偏倚分为能够广泛接受的三类:选择偏倚(selection bias)、信息偏倚(information bias)和混杂(confounding)[16,17]。这三种分类的主题是"不同的"[17],某些"不同"系统地歪曲了原计划的比较。

框 3.1　在观察性研究中寻找什么

存在选择偏倚吗？

- 在队列研究中，暴露组和非暴露组中的研究对象除了暴露因素外，所有其他重要的方面都类似吗？

- 在病例 - 对照研究中，病例组和对照组除了研究的疾病外，所有其他重要的方面类似吗？

存在信息偏倚吗？

- 在队列研究中，是用同样的方法获得暴露组和非暴露组的结局信息吗？

- 在病例 - 对照研究中，是用同样的方法收集病例组和对照组关于暴露因素的信息吗？

存在混杂因素吗？

- 能够用一个与暴露和结局都相关但又不在因果通路上的因素（如年龄、吸烟、性行为、饮食等）来解释结果吗？

如果结果不能用以上三种偏倚来解释，那会不会是机遇的结果呢？

- 差异有统计显著性吗？　如果没有，研究有没有足够的把握度来发现临床上重要的差异？

- 相对危险度或比值比及其 95% 置信区间是多少？

- 治疗效果的程度是否值得注意，或者它是否可能由偏倚引起（第 7 章）？

选择偏倚

各组在所有重要的方面都相似吗

选择偏倚（selection bias）来源于所研究的各组间的差异。例如，在队列研究中，暴露组和非暴露组除了暴露因素外在某个重要方面存在不同。有人用选择偏倚这个词来形容纳入研究的非代表性样本[18]。因为这个问题不会影响分析研究的内部真实性，选择非代表性样本应被视为外部真实性的问题，而不是一种偏倚[3]。

成员偏倚（membership bias）是一种选择偏倚：选择成为一个组的成员的人（如慢跑锻炼者）可能在一些重要的方面与其他人不同。举个例子来说，队列研究和病例 - 对照研究起初都显示心肌梗死后锻炼可以预防梗死的再发生。然而，一项随机对照研究没有能证实这种获益[14]。那些选择锻炼的人可能在其他重要的方面与不锻炼的人不同，比如饮食、吸烟和是否存在心绞痛。

观察性研究中一致发现的更年期雌激素治疗对冠心病的保护作用可能是由于成员偏倚：选择接受雌激素治疗的女性比不接受雌激素治疗的女性在其他方面更健康。直到妇女健康倡议试验（Women's Health Initiative trial）[19]因方法学的缺陷而受到广泛批评，雌激素对进入更年期10年以上的妇女没有心脏保护作用这一点也在其他试验中得到了证实[20]。然而，进入更年期10年内开始接受雌激素治疗的女性冠心病和死亡发生率减少[20]。接受治疗的时机造成巨大差别，原始分析中遗漏了这项重要特征[19]。

在病例-对照研究中，选择偏倚表示病例和对照除了所研究的疾病外还有重要的不同。有两种选择偏倚是以人名来命名的：Berkson 偏倚（Berkson bias）和 Neyman 偏倚（Neyman bias）。Berkson 偏倚（或者说 Berkson 悖论）又称为入院率偏倚（admission-rate bias），是病例和对照的医院入院率不同造成的。正式的定义是"一种选择偏倚的形式，当与研究有关联的变量影响了入组的对象的筛选时会产生这种偏倚"[3]。另外，对所感兴趣的暴露因素的认知程度也可能提高入院率。例如，关注患有输卵管炎女性的医生更可能建议那些盆腔检查中发现宫内节育器的妇女住院治疗[21]。在医院为基础的病例-对照研究中，这样会预先造成在妇科病房有高比例的宫内节育器的病例（暴露），虚假抬高比值比。

Neyman 偏倚（Neyman bias）是一种发病-患病偏倚（incidence prevalence bias），当暴露和受试者的筛选之间存在时间差时就会产生。这种偏倚在研究急性致命性的、暂时的或者亚临床的疾病时会出现。Neyman 偏倚造成了不能代表社区病例的病例组。例如以医院为基础的关于心肌梗死和铲雪（感兴趣的暴露因素）的病例-对照研究可能遗漏了在驾驶途中就死亡的人，他们不可能到达医院，这样可能降低心肌梗死与这种暴露因素的比值比。

其他类型的选择性偏倚包括非盲偏倚（unmasking bias）[发现症候偏倚（detection signal bias）]和无应答偏倚（non-respondent bias）。暴露因素可能导致寻找结局以及结局本身。例如，与其他女性相比，（医生）更容易给患有腿痛且已知正在服用口服避孕药的女性开诊断检查[22]。在观察性研究中，无应答者与应答者不同。在丹麦，健康调查的无应答者与应答者相比有更高的酗酒发病率和病死率[23]。在荷兰,青少年对一项调查的应答者相对于无应答者吸烟较少,饮酒较少,健康状况更好[24]。

失访可能会破坏队列研究。计算机模拟显示,如果受试者是随机失访,即使失访了很大一部分也不会影响结果。然而,当失访不是随机的(假定是通常的真实情况),即使是很低比例的失访也会导致严重的偏倚[25]。这突出了优化的流程对降低此类失访的重要性[26]。在这种情况下,预防比补救有效得多。

信息偏倚

有没有用同样的方法收集信息

信息偏倚(information bias),亦被称作观察性偏倚(observational bias)、分类偏倚(classification bias)、确认偏倚(ascertainment bias)或测量偏倚(measurement bias),被定义为“测量暴露、协变量或结果变量时的缺陷,这些缺陷导致比较组之间的信息质量(准确性)不同”[3]。在队列研究或者随机对照试验中,应该对暴露人群和非暴露人群用同样的方法获得关于结局的信息。在病例 - 对照研究中,应该对病例和对照用同样的方法收集关于暴露因素的信息。

信息偏倚可能源于多种途径。例如,一个调查者可能在床旁收集一个病例关于暴露因素的信息,但仅通过电话收集社区对照者的信息。与对照组相比,患有该疾病可能会促使研究者在病例组人群中更有预设性地搜寻那些感兴趣的假定暴露因素。为了减小信息偏倚,在病例 - 对照研究中应该由不知道应答者是病例还是对照的研究者来采集暴露因素的细节。类似地,研究主观结局的队列研究中,观察者应该不知道每一位受试者的暴露状态。

对于依赖于回忆久远暴露因素的病例 - 对照研究来说,回忆偏倚(recall bias)是不可避免的。患者趋向于努力搜寻他们的记忆来找出什么可能导致了他们的疾病,而健康对照者则没有这个动力。因此患者回忆得更好而对照漏报的情况很普遍。在一项瑞典病例 - 对照研究中,根据自我报告发现的癌症家族史与淋巴瘤之间的关联性始终强于瑞典的登记数据的结果[27]。许多病例 - 对照研究报道了流产后癌症风险增加[23],但是瑞典研究者比较了通过面谈和通过中心的病史资料得到的流产史,他们发现了对照者有(而患者没有)系统性的对流产的漏报[28]。不存在回忆偏倚的队列研究则发现人工流产要么对乳腺癌有保护作用,要么与其无关[29,30]。

信息偏倚是随机的还是朝向一个方向?

信息偏倚的影响与它的类型有关。如果信息的收集在一个组和另一个组不同,偏倚就会出现,根据偏倚的方向,升高或者降低相对危险度或者比值比。与之相比,无差异错分(如系统噪音)趋向于模糊真正的差别。例如,模棱两可的问卷可能导致对病例和对照者收集数据的错误,使比值比趋向统一,意味着没有关联。

混杂

一项外来因素干扰了作用?

混杂(confounding)是一种对作用的混淆或干扰。研究者试图将一种暴露因素和结局相关联,但事实上测量了第三个因素的作用,称为混杂变量(confounding variable)。混杂变量与暴露因素有关并影响结局,但不是暴露因素和结局的因果关系链上的中间变量。更简单地来说,混杂是方法学上的美中不足,举例常常比定义更容易理解。

口服避孕药和心肌梗死(以及吸烟)

早期关于口服避孕药的安全性研究报道了它可以显著增加心肌梗死的风险。这一关联后来证实是错误的,因为用避孕药的人中吸烟者的比例很高。吸烟在这里就干扰了口服避孕药和心肌梗死的关系。所选择的服避孕药的女性中大多数人吸烟,而吸烟增加了心肌梗死的危险性。吸烟的服药者心肌梗死风险显著增加,无心血管危险因素的服药者的风险未增加[31]。尽管调查者认为他们衡量的是避孕药的影响,但事实上测量了服药者中吸烟的混杂作用。

宫内节育器的植入和不孕症(以及性传播疾病)

20 世纪 80 年代,对宫内节育器和不孕症的病例 - 对照研究几乎将这种高效避孕方法赶出美国市场[32,33]。据报道,由于使用宫内节育器而导致的输卵管不孕症风险翻了一番,导致了严重的警告、制药公司破产、诉讼流行以及所有铜宫内节育器的消失[34]。方法上的缺陷包括未能充分控制性传播疾病的潜在混杂影响[35]。然而,出现经验性的证据时近 20 年已经过去了。在墨西哥,一项输卵管阻塞的病例 - 对照研究对每个患者和对照者进行了衣原体血清学检测。过去使用过宫内节育器的妇女患输卵管阻塞的风险没有增加;相比之下,没有使用过宫内节育器的妇女而血清学证据显示有既往感染的,风险显著增加(比值比 2.4,95% 置信区间为 1.7~3.2)[36]。

有向无环图(directed acyclic graph)

这些因果示意图,也被称为因果图和路径图,被定义为"变量之间因果关系的图示,其中每个变量在图上被指定一个固定的位置(称为节点),并且其中一个变量对另一个变量的直接因果作用由一个箭头代表,箭头的尾部在病因,箭头的头部在结果"[3]。描述图的"无环"表示没有反馈回路,任何变量都不会影响自身(图 3.1)。这些图有时用于帮助确定何时控制因果混合中的变量。有免费的软件可用于创建有向无环图(DAG)[37]。

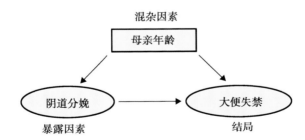

图 3.1 有向无环图的简单示例。其中,年龄是阴道分娩引起大便失禁的一个混杂因素。如单向箭头所示,产妇年龄是分娩和大便失禁的原因。为了控制这种混杂因素,研究者需要对协变量产妇年龄进行"调整"(例如通过限制、分层或多变量方法控制混杂因素)。方框内的变量表示是要调整。通过控制混杂因素,可以明确阴道分娩与大便失禁之间的关系[77]

非常遗憾的是,在推广首字母缩略词之前,我们缺乏对"DAG"的背景研究("dag"是绵羊会阴周围羊毛中被包裹的粪便物)[38]。感兴趣的人可以找到流行病学上 DAG 的描述[39-41]。也会看到对绵羊 dag 的描述[42,43]。

控制混杂(control for confounding)

研究中存在重要水平的选择偏倚或信息偏倚会造成伤害。内部真实性是注定受影响的。相反,如果存在混杂,这种偏倚可以被纠正,条件是预计到会有混杂而且已经收集了必要的信息。可以在研究完成前或完成后控制混杂。这些方法的目的是使研究组间在控制混杂因素后达到同质性。事实上,控制这种偏倚的能力体现在操作时能够区分选择偏倚和混杂。在选择偏倚上,不均衡的受试者筛选和失访的差异会导致难以解决的问题。选择偏倚因素要么是未被测量,要么是不可测量。相反,混杂的偏倚是可以补救的[17]。尽管在观察性研究中有报告混杂的指南[44],但大多数报告并没有很好地处理这个问题[45]。

未知的或无可用信息的混杂因素无法纠正。这种"残余混杂"[46]的问题在分析性研究文献中泛滥,已经有研究者提出了定量方法来估计其影响[47]。本质上,不可测量的混杂偏倚会变成选择偏倚。唯一已知的控制未知混杂的方法是随机对照试验。

限制

最简单的方法是限制(restriction)[也称为排除(exclusion)或者规定(specification)][48,49]。例如,怀疑吸烟是一个混杂因素,可以在研究中只纳入非吸烟者。尽管这一策略避免了混杂,但也减少了把握度,妨碍结果推广到吸烟者。限制以较差的外部真实性为代价,可能增加研究的内部真实性。由于这些原因,很少使用限制。

配对

另一个控制混杂的方法是成对匹配(pairwise matching)。在一个吸烟注定是混杂因素的病例 - 对照研究中,病例和对照可以在吸烟状态方面配对。对每一个吸烟的病例可以找到一个吸烟的对照。尽管这一方法研究者很常用,但也存在缺点。如果在几个潜在的混杂因素方面进行配对,纳入过程会很困难,而且从定义就可以知道,配对的变量的效应是不能研究的[50]。有时候,如果对照选择范围小,加上信息缺失,一个病例可能不到配对的对照。

分层

研究者也可以在研究完成后控制混杂。分层(stratification)是一种方法[51]。分层定义为"根据特定标准,如年龄段、社会经济状况等将一个样本分成几个亚组的过程或结果。可以通过结果分析的分层来控制混杂变量的影响"[3]。分层可以看作是事后限制的一种类型,不是在研究自然进行的阶段而是在分析时进行。例如,结果可以根据混杂因素水平来分层。以之前讨论的吸烟为例,吸烟者和非吸烟者可以分别计算来看看作用是否相同而独立于吸烟状态。

Mantel-Haenszel 法(Mante-Haenszel procedure)[49]将不同层的数据合并形成一个总的统计值来描述效应。各层的权重与其方差成反比(比如数量大的层比数量少的贡献大)。如果 Mantel-Haenszel 校正的效应明显与粗效应不同,肯定存在混杂。在这种情况下,认为校正的效应作为估计值更好。

分层是有吸引力的,因为它的简便:人们可以检验层特异作用。此外,研究人员还可以尝试效应修饰(交互作用),即结果根据第三个因素的存在而显著变化[52]。分层有其局限性:随着被检查的混杂因素数量的增加,分层的数量呈指数增长。为了检查 10 个二分变量,将需要 2^{10} 分层(>1 000)[49]。不用说,这会导致某些分层中的数据稀疏或没有数据[49],从而丢失信息。

混杂并不总是直观的,就像图 3.2 所显示的虚构的例子那样。假设在一个 2 000 位女性的队列研究中,使用宫内节育器与输卵管炎强相关(相对危险度 3.0,95% 置信区间为 1.7~5.4)。然而,性伴侣的数目与女性避孕选择以及上生殖道感染风险均相关。在这里,有 1 个以上性伴侣的女性人数与使用宫内节育器的数量不成比例(和只有 1 个伴侣的女性相比,数量分别为 700∶300)。伴侣的数目也与感染的危险性相关(有 1 个以上伴侣的人为 6%,而只有 1 个伴侣的则为 1%)。按性伴侣数目进行分层,每一层的相对危险度为 1.0,提示宫内节育器与输卵管炎无关。控制了这一混杂作用后,Mantel-Haenszel 加权的相对危险度为 1.0(95% 置信区间为 0.5~2.0)。在这个虚拟的例子中,与宫内节育器使用有关的危险性呈 3 倍的明显升高完全是混杂偏倚造成的。

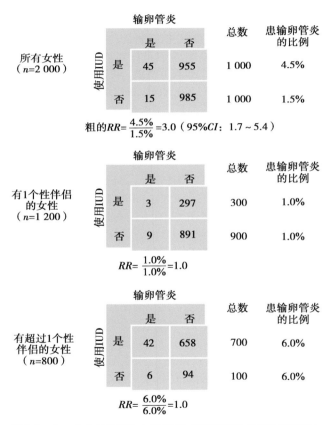

图 3.2   在一个有关使用宫内节育器与输卵管炎的虚拟队列研究中关于混杂的例子。当粗的相对危险度(RR)控制了性伴侣的数目这一混杂因素的作用后,升高的危险消失了

多因素分析

多因素分析(multivariable analysis)中,用数学模型在同时控制多个其他因素的效应时,评价一个变量的潜在效应[49]。这些方法主要的优点是可以比简单分层法控制更多的因素。例如,研究者可以用多元logistic 回归(multivariate logistic regression)来研究口服避孕药对卵巢癌危险性的作用,可以同时控制年龄、种族、家族史、产次、*BRCA* 基因等。另一个例子是将比例风险回归模型(proportional hazards regression analysis)用于死亡时间,这种方法能够同时控制年龄、血压、吸烟史、血脂和其他危险因素[53]。

对一些研究者来说,多元方法的缺点包括理解结果比较困难以及对数据的体验感缺失。这些技术需要专业知识技能,当新手在没有训练的情况下处理 logistic 回归时,可能会出现奇怪的结果。像外科医生一样,研究人员不应该涉足他们专业领域之外的区域。

倾向性评分

倾向性评分(propensity score)定义为"在给定一组测量协变量的情况下接受暴露或治疗的条件概率"[3]。当比较暴露和未暴露的结果时,倾向性评分能帮助调整已知协变量的差异,预期效果是使各比较组更相似。这使得研究能够平衡被比较组之间已知的和潜在的重要协变量[54]。

倾向性评分使用四种常用方法:匹配、分层、协方差调整和逆处理概率加权[54]。在其他文献中已经对这些方法进行了详细的阐述[54-57]。然而,倾向性评分匹配经常做得不正确[58]。归根结底,这种复杂的方法并没有明显优于公认的多因素方法[59,60]。倾向性评分是当前流行病学研究的一个热点。总的来说,我们对热点持谨慎态度,特别是很少有经验证据支持其优选性。作为证据,两位作者都是在 20 世纪70 年代忙不迭地逃离热点的。

敏感性分析

其他控制混杂因素的方法也是可行的。敏感性分析(sensitivity

analysis)定义为"通过检查方法、模型、未测量变量值或假设的变化对结果的影响程度来确定评估结果的稳定性的一种方法"[3]。在这个重复的过程中,研究者观察不同假设对结果的影响——一组"如果……会发生什么"情景。例如,如果变量值的改变对预测结果的影响很小,那么该变量可能无法解释结果的变化[61]。这项技术还可以探索假设的混杂因素的潜在影响。通过在模型中插入一个因子,研究者给每个受试者分配一个极值(例如,所有研究对象都是男性,然后都是女性),之后观察改变模型中各变量的权重因子时会怎么样。

工具变量

工具变量(instrumental variable)是指"与暴露相关,只通过暴露影响结局,并且与结局没有分担任何(不受控制的)共同原因"[3]。根据工具变量的值将研究人群分层进行分析,结局按分层进行检验。如果各层间接受治疗率不同,但各层的结局不变,那么该暴露不是引起结局的原因。另一方面,如果各层的结局有差异,那么支持该暴露引起了这个结局[61]。

在一项开创性的研究中,目的是评估侵入性技术(如血管成形术)对心肌梗死后 4 年生存率的影响[62]。到医院的距离是工具变量。那些住在远离医院的人较少使用侵入性技术,但长期结局相似,这表明这些侵入性技术对生存率的作用是可以忽略的。

机遇(chance)

如果读者不能在选择偏倚、信息偏倚或者混杂偏倚的基础上解释结果,机遇或许是另一个可能的原因。之所以在这个顺序中最后一个检查机遇是因为偏倚很容易就可导致显著的(尽管是假的)统计学结果。另外,在庞大的数据中,考虑统计学显著性是没有意义的,因为当有 100 万受试者时[52],每一个差异都有统计学意义(尽管通常临床上没有意义)。令人遗憾的是,许多读者(和一些编辑)[63]不恰当地使用了 P 值:"然而,这种错误和仪式性检验的使用仍在扩散,包括认为 P 是否高于或低于 0.05 是新发现的通用判定标准"[64]。

然而,许多临床医生惊讶地了解到将 0.05 的 P 值作为阈值在医学上是没有基础的。毕竟它是从 20 世纪初的农业和工业试验中产生的[63]。许多"阴性"(认定"未确定"更好)研究只是因为从事这个职业的受试者太少;相反,在庞大的数据库中,几乎每一个差异在 $P<0.05$ 水平上都是显著的,这是一个被称为"数量显著性"的问题。研究者最好使用置信区间(confidence interval)表示区间估计值,而不仅仅是假设检验[44,63,64]。

判断关联(judging association)

假的、间接的还是真的?

从临床研究中产生统计学关联后,下一步是判断哪一种类型的关联。统计上有关联并不一定意味着因果关系。事实上,有一家网站和有关书籍致力于阐述虚假的统计关联[65]。例如,缅因州的离婚率与人造黄油的人均消费量之间的关系,更令人抓狂的是,奶酪的人均消费量与因被床单缠住而死亡之间的关系。生活的确是一件冒险的事,我们谁也不能例外[66]。

尽管有几种关联的分类方法[28],其中一种简单的方法只包括三种类型:假的关联(spurious association)、间接的关联(indirect association)和因果关系(causal association)的。假的关联是选择偏倚、信息偏倚和机遇造成的。而间接的关联(来源于混杂)是真的关联,但不是因果关系。吸烟与自杀风险成剂量 - 反应关系,但这并不意味着吸烟会导致自杀。事实上抑郁的人更可能吸烟,抑郁导致吸烟和自杀,所以自杀和吸烟之间的关联是由于抑郁的混杂效应[52]。

病因与作用的关联的判断有时候很难。很少有适用的判断规则,但过去半个世纪前,Hill[67]最早提出的标准得到了最多的关注(框 3.2)。唯一铁律是时序性:病因必须早于其作用。然而,许多研究,特别是关于慢性疾病的研究,这一鸡和蛋的问题常常令人困扰。

强关联支持因果关系。怎样的强度足够强? Hill 的经典文章举了两个例证:在著名的伦敦流行事件中受污染的水与霍乱,以及在英国医生中吸烟与死于肺癌的关系。在这两个例子中,相对危险度最小的分别是 14 和 8 [67]。观察性研究善于发现如此大的关联。然而，这些在当代研究很少见到。在观察性研究中占据主导地位的弱关联，很容易由偏倚引起 [68,69]，并且大量偏倚很容易导致强的（假）关联。比如关于宫内节育器和输卵管炎 [70]、堕胎和乳腺癌 [71] 的文献。一项"世界纪录"可能是服用生育药者卵巢癌呈现 27 倍的虚假升高 [52]。

框 3.2   判断因果关系的标准 [67]

时间顺序（temporal sequence）

■   暴露因素是不是在结局之前？

关联的强度（strength of association）

■   用相对危险度或者比值比来衡量的话，作用的强度怎么样？

关联的一致性（consistency of association）

■   其他人是否观察到这种作用？

生物梯度（biological gradient）[剂量 - 反应关系（dose-response relation）]

■   结局是否随着暴露因素的增强而增加？

关联的特异性（specificity of association）

■   暴露因素是否仅仅导致这一结局？

生物学可靠性（biological plausibility）

■   这一关联有意义吗？

与现有的知识的连贯性（coherence with existing knowledge）

■   这种关联与其他来源的证据（如实验室的研究）一致吗？

实验性证据（experimental evidence）

■   做过随机对照试验吗？

类似（analogy）

■   这一关联与其他关联有类似的情况吗？

在不同人群、不同研究设计观察到的一致的关联也支持真的效应。例如,世界各地的研究结果一致表明,口服避孕药对患卵巢癌有保护作用。因此,可以认为存在一种因果关系[72]。生物梯度的证据也支持因果关系。举例来说,对卵巢癌的保护性作用直接与口服避孕药的使用时间有关:女性服用避孕药时间越长,患这一致命癌症的风险就越小[72]。肺癌死亡的危险性与吸烟的年数成线性相关。在这两个例子中,暴露的增加与生物学效应的增强相关。

　　Hill 的其他条件就不太有用了。特异性的作用较弱。除罕见例外(狂犬病毒可能算一个),少有暴露因素仅导致一种结局[68]。如果关联具有高度特异性,那么也支持因果关系。然而由于许多暴露(如吸烟或化脓性链球菌)导致多种疾病,缺乏特异性也不能认为没有因果关系。由于知识有限,生物学可靠性是另一个弱条件[73]。300 年前,临床医生们可能会反对关于柑橘类水果可以预防维生素 C 缺乏症或者蚊子与黑尿热(疟疾造成的血红蛋白尿)有关的想法。在我们上学那时候,细菌能在胃内酸性环境中存活的想法是难以想象的[74]。与关联一致的辅助生物学证据可能是有帮助的。例如,吸烟对动物支气管上皮的作用与人类癌症增加的危险性一致。最后一点,实验性证据往往匮乏,而且用类似度法推论有时是有害的。例如因为沙利度胺会导致出生缺陷,有些律师(成功地)[75]用类似法举证盐酸双环维林(广泛使用的妊娠止吐药)也可导致出生缺陷,尽管证据支持相反的结果[76]。在几十年后,同一种药物用不同的名称再次在美国上市。其实是同一种安全的药物。

结论

　　研究需要内部真实性和外部真实性:结果应该既是正确的,又能够外推到人群中。一个关于偏倚(选择、信息和混杂)然后是机遇的简单的列表能够帮助读者释读研究报告。如果研究中出现了统计学关联,判断关联的指南能够帮助读者判断关联是假的、间接的还是真的因果关系。

(高虹　译,王吉耀　校)

参考文献

1. Ioannidis, J.P., 2011. An epidemic of false claims. Competition and conflicts of interest distort too many medical findings. Sci. Am. 304, 16.

2. Shrank, W.H., Patrick, A.R., Brookhart, M.A., 2011. Healthy user and related biases in observational studies of preventive interventions: a primer for physicians. J. Gen. Intern. Med. 26, 546–550.

3. Porta, M., 2014. A Dictionary of Epidemiology. Oxford University Press, New York.

4. Grimes, D.A., 2010. Epidemiologic research using administrative databases: garbage in, garbage out. Obstet. Gynecol. 116, 1018–1019.

5. Dinger, J., Shapiro, S., 2012. Combined oral contraceptives, venous thromboembolism, and the problem of interpreting large but incomplete datasets. J. Fam. Plann. Reprod. Health Care 38, 2–6.

6. Ioannidis, J.P., Haidich, A.B., Pappa, M., et al., 2001. Comparison of evidence of treatment effects in randomized and nonrandomized studies. JAMA 286, 821–830.

7. Falagas, M.E., Vouloumanou, E.K., Sgouros, K., Athanasiou, S., Peppas, G., Siempos, I.I., 2010. Patients included in randomised controlled trials do not represent those seen in clinical practice: focus on antimicrobial agents. Int. J. Antimicrob. Agents 36, 1–13.

8. Uijen, A.A., Bakx, J.C., Mokkink, H.G., van Weel, C., 2007. Hypertension patients participating in trials differ in many aspects from patients treated in general practices. J. Clin. Epidemiol. 60, 330–335.

9. Carter, M.J., Fife, C.E., Walker, D., Thomson, B., 2009. Estimating the applicability of wound care randomized controlled trials to general wound-care populations by estimating the percentage of individuals excluded from a typical wound-care population in such trials. Adv. Skin Wound Care 22, 316–324.

10. Jadad, A.R., Enkin, M.W., 2008. Bias in randomized controlled trials. In: Randomized Controlled Trials: Questions, Answers, and Musings, Second ed. Blackwell Publishing Ltd, Oxford, pp. 29–47.

11. Schulz, K.F., Chalmers, I., Hayes, R.J., Altman, D.G., 1995. Empirical evidence of bias. Dimensions of methodological quality associated with estimates of treatment effects in controlled trials. JAMA 273, 408–412.

12. Moher, D., Pham, B., Jones, A., et al., 1998. Does quality of reports of randomised trials affect estimates of intervention efficacy reported in meta-analyses? Lancet 352, 609–613.

13. Savovic, J., Jones, H.E., Altman, D.G., et al., 2012. Influence of reported study design characteristics on intervention effect estimates from randomized, controlled trials. Ann. Intern. Med. 157, 429–438.

14. Sackett, D.L., 1979. Bias in analytic research. J. Chronic Dis. 32, 51–63.

15. Hartman, J.M., Forsen Jr., J.W., Wallace, M.S., Neely, J.G., 2002. Tutorials in clinical research: part IV: recognizing and controlling bias. Laryngoscope 112, 23–31.

16. Delgado-Rodriguez, M., Llorca, J., 2004. Bias. J. Epidemiol. Community Health 58, 635–641.

17. Schwartz, S., Campbell, U.B., Gatto, N.M., Gordon, K., 2015. Toward a clarification of the taxonomy of "bias" in epidemiology textbooks. Epidemiology 26, 216–222.

18. Sedgwick, P., 2014. Bias in observational study designs: prospective cohort studies. BMJ 349, g7731.

19. Writing Group for the Women's Health Initiative Investigators, 2002. Risks and benefits of estrogen plus progestin in healthy postmenopausal women: principal results From the Women's Health Initiative randomized controlled trial. JAMA 288, 321–333.

20. Boardman, H.M., Hartley, L., Eisinga, A., et al., 2015. Hormone therapy for preventing cardiovascular disease in post-menopausal women. Cochrane Database Syst. Rev. CD002229.

21. Kronmal, R.A., Whitney, C.W., Mumford, S.D., 1991. The intrauterine device and pelvic inflammatory disease: the Women's Health Study reanalyzed. J. Clin. Epidemiol. 44, 109–122.

22. Heinemann, L.A., Garbe, E., Farmer, R., Lewis, M.A., 2000. Venous thromboembolism and oral contraceptive use: a methodological study of diagnostic suspicion and referral bias. Eur. J. Contracept. Reprod. Health Care 5, 183–191.

23. Christensen, A.I., Ekholm, O., Gray, L., Glumer, C., Juel, K., 2015. What is wrong with non-respondents? Alcohol-, drug- and smoking-related mortality and morbidity in a 12-year follow-up study of respondents and non-respondents in the Danish Health and Morbidity Survey. Addiction 110, 1505–1512.

24. Cheung, K.L., Ten Klooster, P.M., Smit, C., de Vries, H., Pieterse, M.E., 2017. The impact of non-response bias due to sampling in public health studies: a comparison of voluntary versus mandatory recruitment in a Dutch national survey on adolescent health. BMC Public Health 17, 276.

25. Kristman, V., Manno, M., Cote, P., 2004. Loss to follow-up in cohort studies: how much is too much? Eur. J. Epidemiol. 19, 751–760.

26. Dinger, J.C., Bardenheuer, K., Assmann, A., 2009. International Active Surveillance Study of Women Taking Oral Contraceptives (INAS-OC Study). BMC Med. Res. Methodol. 9, 77.

27. Chang, E.T., Smedby, K.E., Hjalgrim, H., Glimelius, B., Adami, H.O., 2006. Reliability of self-reported family history of cancer in a large case-control study of lymphoma. J. Natl. Cancer Inst. 98, 61–68.

28. Lindefors-Harris, B.M., Eklund, G., Adami, H.O., Meirik, O., 1991. Response bias in a case-control study: analysis utilizing comparative data concerning legal abortions from two independent Swedish studies. Am. J. Epidemiol. 134, 1003–1008.

29. Grimes, D.A., Brandon, L.G., 2014. Every Third Woman in America: How Legal Abortion Transformed Our Nation. Daymark Publishing, Carolina Beach, NC.

30. World Health Organization, 2000. Induced Abortion Does not Increase Breast Cancer Risk, Fact Sheet Number 240. World Health Organization, Geneva, Switzerland.

31. Hannaford, P., 2000. Cardiovascular events associated with different combined oral contraceptives: a review of current data. Drug Saf. 22, 361–371.

32. Cramer, D.W., Schiff, I., Schoenbaum, S.C., et al., 1985. Tubal infertility and the intrauterine device. N. Engl. J. Med. 312, 941–947.

33. Daling, J.R., Weiss, N.S., Metch, B.J., et al., 1985. Primary tubal infertility in relation to the use of an intrauterine device. N. Engl. J. Med. 312, 937–941.

34. Hubacher, D., Cheng, D., 2004. Intrauterine devices and reproductive health: American women in feast and famine. Contraception 69, 437–446.

35. Grimes, D.A., 1987. Intrauterine devices and pelvic inflammatory disease: recent developments. Contraception 36, 97–109.

36. Hubacher, D., Lara-Ricalde, R., Taylor, D.J., Guerra-Infante, F., Guzmán-Rodríguez, R., 2001. Use of copper intrauterine devices and the risk of tubal infertility among nulligravid women. N. Engl. J. Med. 345, 561–567.

37. Textor, J., Hardt, J., Knuppel, S., 2011. DAGitty: a graphical tool for analyzing causal diagrams. Epidemiology 22, 745.

38. Anonymous, 1999. Merriam-Webster's Collegiate Dictionary, 10th ed. Merriam-Webster, Inc., Springfield, MA

39. Greenland, S., Pearl, J., Robins, J.M., 1999. Causal diagrams for epidemiologic research. Epidemiology 10, 37–48.

40. Hernan, M.A., Hernandez-Diaz, S., Robins, J.M., 2004. A structural approach to selection bias. Epidemiology 15, 615–625.

41. Suttorp, M.M., Siegerink, B., Jager, K.J., Zoccali, C., Dekker, F.W., 2015. Graphical presentation of confounding in directed acyclic graphs. Nephrol. Dial. Transplant. 30, 1418–1423.

42. Pickering, N.K., Auvray, B., Dodds, K.G., McEwan, J.C., 2015. Genomic prediction and genome-wide association study for dagginess and host internal parasite resistance in New Zealand sheep. BMC Genomics 16, 958.

43. Byrne, B., Dunne, G., Lyng, J., Bolton, D.J., 2007. The development of a 'clean sheep policy' in compliance with the new Hygiene Regulation (EC) 853/2004 (Hygiene 2). Food Microbiol. 24, 301–304.

44. von Elm, E., Altman, D.G., Egger, M., Pocock, S.J., Gøtzsche, P.C., Vandenbroucke, J.P., 2007. The Strengthening the Reporting of Observational Studies in Epidemiology (STROBE) statement: guidelines for reporting observational studies. Lancet 370, 1453–1457.

45. Pouwels, K.B., Widyakusuma, N.N., Groenwold, R.H., Hak, E., 2016. Quality of reporting of confounding remained suboptimal after the STROBE guideline. J. Clin. Epidemiol. 69, 217–224.

46. Bavry, A.A., Bhatt, D.L., 2006. Interpreting observational studies—look before you leap. J. Clin. Epidemiol. 59, 763–764.

47. Groenwold, R.H., Hak, E., Hoes, A.W., 2009. Quantitative assessment of unobserved confounding is mandatory in nonrandomized intervention studies. J. Clin. Epidemiol. 62, 22–28.

48. Pourhoseingholi, M.A., Baghestani, A.R., Vahedi, M., 2012. How to control confounding effects by statistical analysis. Gastroenterol. Hepatol. Bed Bench 5, 79–83.

49. Kahlert, J., Gribsholt, S.B., Gammelager, H., Dekkers, O.M., Luta, G., 2017. Control of confounding in the analysis phase—an overview for clinicians. Clin. Epidemiol. 9, 195–204.

50. Hulley, S.B., Cummings, S.R., Browner, W.S., Grady, D., Newman, T.B., 2013. Designing Clinical Research, Fourth ed. Lippincott Williams & Wilkins, Philadelphia.

51. Gerhard, T., 2008. Bias: considerations for research practice. Am. J. Health Syst. Pharm. 65, 2159–2168.

52. Shapiro, S., 2008. Causation, bias and confounding: a hitchhiker's guide to the epidemiological galaxy Part 2. Principles of causality in epidemiological research: confounding, effect modification and strength of association. J. Fam. Plann. Reprod. Health Care 34, 185–190.

53. Lang, T.A., Secic, M., 2006. How to Report Statistics in Medicine: Annotated Guidelines for Authors, Editors, and Reviewers, Second ed. American College of Physicians, Philadelphia.

54. Deb, S., Austin, P.C., Tu, J.V., et al., 2016. A review of propensity-score methods and their use in cardiovascular research. Can. J. Cardiol. 32, 259–265.

55. Starks, H., Diehr, P., Curtis, J.R., 2009. The challenge of selection bias and confounding in palliative care research. J. Palliat. Med. 12, 181–187.

56. Concato, J., Lawler, E.V., Lew, R.A., Gaziano, J.M., Aslan, M., Huang, G.D., 2010. Observational methods in comparative effectiveness research. Am. J. Med. 123, e16–23.

57. Williamson, E.J., Forbes, A., 2014. Introduction to propensity scores. Respirology 19, 625–635.

58. Austin, P.C., 2008. A critical appraisal of propensity-score matching in the medical literature between 1996 and 2003. Stat. Med. 27, 2037–2049.

59. Sturmer, T., Joshi, M., Glynn, R.J., Avorn, J., Rothman, K.J., Schneeweiss, S., 2006. A review of the application of propensity score methods yielded increasing use, advantages in specific settings, but not substantially different estimates compared with conventional multivariable methods. J. Clin. Epidemiol. 59, 437–447.

60. Hlatky, M.A., Winkelmayer, W.C., Setoguchi, S., 2013. Epidemiologic and statistical methods for comparative effectiveness research. Heart Fail. Clin. 9, 29–36.

61. Sox, H.C., Goodman, S.N., 2012. The methods of comparative effectiveness research. Annu. Rev. Public Health 33, 425–445.

62. McClellan, M., McNeil, B.J., Newhouse, J.P., 1994. Does more intensive treatment of acute myocardial infarction in the elderly reduce mortality? Analysis using instrumental variables. JAMA 272, 859–866.

63. Sterne, J.A., Smith, G.D., 2001. Sifting the evidence—what's wrong with significance tests? BMJ 322, 226–231.

64. Greenland, S., Senn, S.J., Rothman, K.J., et al., 2016. Statistical tests, P values, confidence intervals, and power: a guide to misinterpretations. Eur. J. Epidemiol. 31, 337–350.

65. Spurious correlations. http://www.tylervigen.com/spurious-correlations, accessed 4 January 2016.

66. Newman, T.B., Browner, W.S., 1988. The epidemiology of life and death: a critical commentary. Am. J. Public Health 78, 161–162.

67. Hill, A.B., 1965. The environment and disease association or causation. Proc. R. Soc. Med. 58, 295–300.

68. Rothman, K.J., Greenland, S., 2005. Causation and causal inference in epidemiology. Am. J. Public Health 95 (Suppl 1), S144–S150.

69. Grimes, D.A., Schulz, K.F., 2012. False alarms and pseudo-epidemics: the limitations of observational epidemiology. Obstet. Gynecol. 120, 920–927.

70. Vessey, M.P., Yeates, D., Flavel, R., McPherson, K., 1981. Pelvic inflammatory disease and the intrauterine device: findings in a large cohort study. Br. Med. J. (Clin. Res. Ed.) 282, 855–857.

71. Bartholomew, L.L., Grimes, D.A., 1998. The alleged association between induced abortion and risk of breast cancer: biology or bias? Obstet. Gynecol. Surv. 53, 708–714.

72. Beral, V., Doll, R., Hermon, C., Peto, R., Reeves, G., 2008. Ovarian cancer and oral contraceptives: collaborative reanalysis of data from 45 epidemiological studies including 23,257 women with ovarian cancer and 87,303 controls. Lancet 371, 303–314.

73. Wakeford, R., 2015. Association and causation in epidemiology—half a century since the publication of Bradford Hill's interpretational guidance. J. R. Soc. Med. 108, 4–6.

74. Fennerty, M.B., 1994. Helicobacter pylori. Arch. Intern. Med. 154, 721–727.

75. Sanders, J., 1993. From science to evidence: the testimony on causation in the Bendectin cases. Stanford Law Rev. 46, 1–86.
76. Brent, R.L., 1995. Bendectin: review of the medical literature of a comprehensively studied human non-teratogen and the most prevalent tortogen-litigen. Reprod. Toxicol. 9, 337–349.
77. Sung, V.W., 2012. Reducing bias in pelvic floor disorders research: using directed acyclic graphs as an aid. Neurourol. Urodyn. 31, 115–120.

第4章
队列研究：迈向结局

队列研究追踪两组或多组人群，从暴露到结局的方向开展研究。该研究方法可以以当前为观察起点随访至将来某个时间点［前瞻性队列研究（prospective cohort study）］；或者，也可在过去的一个时间段里面确定一个队列，观察到现在为止［回顾性队列研究（retrospective cohort study）］。队列研究是明确疾病发病率及其自然史的最佳方法，还可用于研究由单一暴露因素导致的多种研究结局。但是该方法不适于研究罕见病及潜伏期长的疾病。队列研究对暴露和结局应有清晰的、特异的和可测量的定义，并尽可能客观地测量之。对照组（非暴露组）除了无暴露因素之外，其他各主要方面均应与暴露组相似。而这种相似程度在观察性研究中几乎无法达到，因此研究人员需要测量并控制各种混杂因素。避免失访是研究中的一大挑战，因为差异性失访会带来偏倚。在队列研究的框架下面还有多种不同的研究方法，如前后 - 对照研究法和巢式病例 - 对照研究法（队列研究内的病例 - 对照研究）。队列研究的优势在于可计算发病率、相对危险度和 95% 置信区间（*CI*），这种表述方式较之仅给出 *P* 值，能更好地表达研究结果。

队列（cohort）这个词起源于军事，而非医学。1935 年，Frost 关于结核病病死率的研究首次使用了该术语[1]。一个队列指的是罗马军队中一个步兵大队，由 300~600 人组成；10 个队列组成一个军团（图 4.1）。该词的词源帮助我们去记住：队列研究（cohort study）由数群或数组人所组成，他们在时间方向上从暴露迈向一个或数个结局。

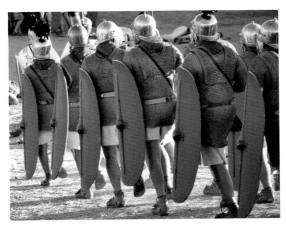

图 4.1 罗马队列行军途中，向战斗的结局迈进

这种类比方法也许有用，因为队列研究有众多令人困惑的同义词：发病率研究（incidence study）、纵向研究（longitudinal study）、定组研究（panel study）、前瞻性研究（perspective study）、随访研究（follow-up study）和并行性研究（concurrent study）[2]。虽然这些术语看上去令人生畏，但是对于临床工作者来说队列研究很容易理解，

因为研究顺着符合逻辑的方向进行(与病例-对照研究相异)。接下来,我们将对术语进行解释,说明队列研究的优缺点,一些需要考虑的实际组织操作的问题,介绍队列研究的两种特殊研究方法,以及总结分析。

资料收集:前瞻性和回顾性

队列研究随访两组或多组人群,追踪他们从暴露(或者是不同程度的暴露水平)直至出现研究结局。最简单的队列研究将暴露于某种因素的暴露组和未暴露于该因素的非暴露组进行比较。如果暴露组出现研究结局的频率高于或者低于非暴露组,则可据此认为该因素与该结局之间存在联系。

队列研究之特征即为其方向:研究人员沿着从暴露到结局的时间轴来跟踪随访研究对象。因此,队列研究人员必须要么以现在为观察起点,要么从过去的某个时间点开始选定列队(图4.2)。从时间维度

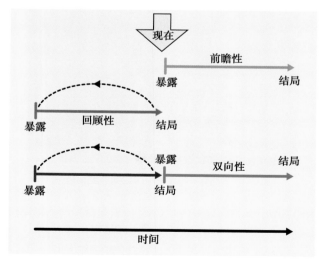

图4.2   前瞻性队列研究、回顾性队列研究和双向队列研究的示意图

上来讲,尽管这两种方法资料收集的方向可能不一致,但是队列研究的逻辑方向一致。例如:对于辅助生殖技术引起的多胞胎生育的流行病学研究,研究者可以开展一个从现在开始的队列研究[3]。随访一组通过辅助生殖技术受孕的孕妇和一组通过自然受孕的孕妇,比较两组多胞胎的发生率[并行队列研究(concurrent cohort study)]。或者,研究者也可以利用现有的病历档案,上溯几年将孕妇分为暴露组和非暴露组。然后,追踪病历档案确定其生育结局。这样的研究方法还是从暴露到结局,只不过资料收集于结局发生之后[回顾性队列研究(retrospective cohort study)]。该做法还有其他的一些名字,如历史性队列研究、历史性前瞻研究、非并行性前瞻研究,以及(自相矛盾的)回顾性前瞻研究[2]。

　　队列研究还有第三种方法,即双向研究法[4]。顾名思义,其资料收集是双向的。该方法可用于暴露因素作用后可能会既有短期结局又有长期结局的情况。假设说,辅助生殖技术也许与多胞胎生育有关,也可能与多年后乳腺癌有联系[5]。因此,研究者可能会回顾病历追踪研究对象多胞胎生育的记录,同时也会开始随访这些妇女以确定将来是否有乳腺癌的发生。双向性队列研究还包括那些研究起始之时暴露已发生,但结局尚未出现的情况(例如,吸烟或石棉暴露与将来肺癌发生之间的研究)[4]。

队列研究的优点

　　队列研究具有许多吸引人的优点,是获得疾病发病率及了解其自然史的最佳方法。此时,可能的病因和结局之间的时间先后顺序通常是明确的。研究开始时,无论是暴露组还是非暴露组均确定未出现研究结局[6]。而横断面研究和病例 - 对照研究对于像先有鸡还是先有蛋这类问题却常常无能为力。例如,横断面研究中发现慢性疼痛与包括抑郁在内的精神类疾病有关[7]。那么,是情绪紊乱和焦虑等疾病增加了患者对疼痛的感受,还是慢性疼痛的患者由于其疼痛导致了情绪紊乱和焦虑等病症?

　　队列研究适用于当单一暴露因素可能引起多种结局时。换句话说,队列研究可以观察一个暴露因素下的各种结局[8]。典型的案例就是研究吸烟(暴露)与中风、肺气肿、口腔癌及心脏病(研究结局)的关系。队列研究可研究多个结局,这常常被认为是其优点,但该优点可能被滥用。

　　P 值操纵（P hacking），又称为数据挖掘，数据探测，数据捕鱼，或统计意义追逐，其定义是"反复多次尝试，直至得到想要的结果为止"[9]。一项针对观察性研究报告的综述发现在 10 篇文章中，关于暴露和结局联系的统计学检验每篇文章都在 100 次以上，最多的一篇高达 264 次[10]！研究者通常会测定暴露因素和多种结局的关联，但是仅仅报告具有统计学意义的联系，从而增加了假阳性发现的可能（alpha 错误）。研究者应该事先就确定需要进行检验的主要和次要联系（或称之为假设确认）。即使研究者能够去检验暴露和其他结局之间的联系（假设形成），他们也应该在报告中列出所有的检验结果，而非仅仅报告具有统计学意义的发现，这样读者就能够正确看待这些结果了。

　　队列研究也适用于罕见暴露的研究：研究人员可以在特定的工作场所招募暴露在罕见因素（例如电离辐射或化学药品）下的人群。医院或工厂可以提供大量暴露于特定研究因素下的个体，而这些因素罕见于普通人群。此外，对于罕见暴露因素，队列研究可在暴露人群中高比例抽样，而在非暴露人群中低比例抽样。这样就提高了研究的效率。与病例 - 对照研究（第 5 章）不一样，队列研究适合研究罕见暴露因素，而病例 - 对照研究适合罕见结局。

　　队列研究还可以减少生存者偏倚（survivor bias）或患病 - 发病偏倚（prevalence-incidence bias），该偏倚首先为 Neyman 所描述[12]。因为快速致死的疾病难以用病例 - 对照的方法来研究。例如，研究铲雪和心肌梗死之间的联系，如果采用基于医院的病例 - 对照研究的方法，就会遗漏所有死于途中、雪锹仍在手中的心肌梗死的患者。最严重的那些病例被遗漏，入选的病例不能代表所有心肌梗死的患者。而队列研究则是一种偏倚较小（但工作量的确更大）的方法：按是否铲雪将人群分为两组，比较其心肌梗死的发生率。最后，队列研究可以计算发病率（incidence），相对危险度（relative risk）和置信区间，这些是二分类结局变量主要的评测指标[13]。队列研究的其他结局指标还包括寿命表的率（life-table rate），生存曲线（survival curve）和风险比（hazard ratio，HR）（框4.1）[14]。反之，病例 - 对照研究无法提供发病率。最多，仅当发病率低的情况下，比值比（odds ratio，OR）近似于相对危险度[15]。

框 4.1 队列研究中时间 - 结局事件的报告

生存分析(survival analysis)

生存分析适用于当研究对象随访时间长短不一时,或者当研究对象在不同时间点进入研究时。相较于把结局做简单的二分类变量(如生存或死亡)处理,Kaplan-Meier 方法(Kaplan-Meier method)能更好地表达每个时间段结局发生的风险情况。该方法可以确定任意时间点上结局发生的可能性(概率 p),分析结果以阶梯函数的曲线图表示(每发生一个结局,曲线进入下一个阶梯)。其互补的镜像阶梯图则描述了每一个时间点上不发生结局的概率($1 - p$)[Kaplan-Meier 生存曲线(Kaplan-Meier survival curve)]。对数秩检验方法(log-rank test)可以进行生存曲线的组间比较[14]。

比例风险回归模型(proportional hazards regression analysis)

处理不同随访时间的另一种方法是 Cox 比例风险模型(Cox proportional hazards model)分析法。这是一种引入多变量的分析方法,其因变量是时间 - 结局事件(如疾病)。与多元 logistic 回归的因变量是"是 / 否"类型的二分类变量不同,该模型得到的回归系数可用于计算校正模型中其他变量后出现结局的风险比(hazard ratio,HR)。这里的风险比(及其 95% 置信区间)的意义与二分类结局变量的相对危险度(relative risk)相仿[14]。

队列研究的缺点

队列研究法也有重要的缺点。队列研究中选择偏倚是与生俱来的。例如,如果开展慢跑锻炼和心血管疾病的关系的队列研究,应当考虑到会进行慢跑锻炼的人在其他重要因素(如饮食和吸烟习惯等)上可能会与不进行慢跑锻炼的人不一样。理论上来讲,两组之间除了所研究的暴露因素(慢跑锻炼)之外,其他重要方面都应该相似,但实际上这种理想状态几乎不会发生。队列研究在罕见疾病(如硬皮病)的研究方面也具有挑战性。需要很长时间才会发生的疾病(如癌症),如果采用队列研究来做的话,其耗费将难以承受。不过几个大型的、长期的队列研究在我们对于一些常见病和少见病的认识方面作出了不可磨灭的贡献。其中包括皇家全科医师学院的口服避孕药研究[16]、Framingham 心血管疾病研究、护士健康研究[17]和英国医师研究[18]。

鉴于很多数据资料是现成的,回顾性队列研究甚为常见。这样一来也有弊端:与根据现有问题前瞻性地收集信息相比,既有的数据通常质量欠佳或不完整[1,11]。另外,如果要联系患者以获取一些补充信息也会因为关于隐私的法规而变得困难甚至不可能。所以,前瞻性队列研究的数据质量通常比回顾性队列研究更好[8]。

失访是很棘手的问题,特别是对于那些延续数十年的队列研究。但当代一些大型队列研究,通过多阶段随访的方法,也达到了很高的随访率[19,20]。暴露组和非暴露组差异性失访可使得研究出现偏倚。随着时间延续,研究对象的暴露状态可能发生改变。例如,使用口服避孕药的妇女可能转为使用宫内避孕器具,或者反之。将暴露时间分段分割的方法可避免暴露的模糊化,后者有时被称为"污染(contamination)"。

队列研究的几个要点

谁处于风险中

队列研究的所有研究对象(无论是暴露或是非暴露组)都必须有出现研究结局的风险[1]。举例来说,进行过输卵管结扎术的妇女几乎不会罹患输卵管炎[21],因此如果要开展该病的队列研究,就不应将其纳入研究对象之中。与此相似,子宫切除的妇女也不会患上宫颈癌,因此应该将其排除于该肿瘤的研究。

谁处于暴露因素中

队列研究需要在研究之初即明确无歧义地确定暴露因素的定义。其定义不仅仅是要区分"有或无"暴露,有时候还要根据暴露程度进行定量。例如,在中国的一项关于吸烟和鼻咽癌的大型队列研究中,每日吸烟者被定义为那些"每天至少 1 支烟,持续至少 6 个月的人"[22]。另外,澳大利亚和新西兰关于超级肥胖和围产期结局的一项大型队列中对于暴露的定义非常清楚:任何孕周 ≥ 20 周的孕妇,且体重指数 >50kg/m² 或体重 >140kg[23]的人。

谁是合适的对照

最关键的一点就是除了不存在暴露因素之外，对照组（非暴露组）在各个重要的特征上均应和暴露组相似。如果这样的话，非暴露组可以提示所研究结局在社区人群中的预期基础发生率。非暴露组可以是"内源性"的（相同的时间和地点的人群，如同一个病房），也可以是"外源性"的。内源性者更为可取。在一个特定的人群中，个体会自动（或者出于基因因素，或因为医学干预）按一定暴露因素（如吸烟、职业、避孕等）分类聚集。苏格兰一项关于他汀类药物是否具有延长乳腺癌患者存活的潜在效应的研究中，暴露组是乳腺癌确诊后接受了他汀类药物的患者，而非暴露组未接受。研究并未发现其间的联系[24]。

如果没有合适的内部对照，研究者应另外寻找其他对照来源。在职业性暴露的研究中，在同一个工厂中要找到足够的非暴露对照有时候很困难。这时候可以选择同一社区类似的工厂工人作为对照。这样做的前提是假设其他工厂工人和暴露组工人发生所研究结局的基础危险度是相同的，但这个假设未必成立。更逊的做法是使用普通人群资料（population norms）作为对照，例如专病死亡率（disease-specific mortality rate）。研究者可以比较工厂工人和同年龄同性别普通人群的肺癌病死率。不可避免地，这种比较会因为"健康工作者效应（healthy worker effect）"而出现偏倚：工作者通常要比不工作者（或者不能工作者）更为健康。而且，工作所带来的经济收益可能会进一步增加比较的偏倚。

结局评定是否公平

结局的定义必须事先确定，其定义必须清楚、特异，且可评测。为避免信息偏倚（information bias），在暴露组和非暴露组中评定结局的各方面都必须有可比性。如果不能定义客观的结局，就会产生无法解释的研究结果。这不单单是指一些以主观感觉为主的结局，如海湾战争综合征[25]、慢性疲劳综合征[26]等，对于更为普通的疾病，如子宫内膜炎，也是一个挑战。子宫压痛到什么程度才能诊断？由于子宫内膜炎无法客观地定义，所以无法进行研究；发热的发病率或可作为替代结局。相似地，关于代谢综合征的大量文献目前让人无法理解，就是因为该病有着太多不同的定义[27]。

对于主观性结局(如蜂窝组织炎或关节僵硬),队列研究的结局评价者应该不知道研究对象的暴露情况(盲法),这非常重要。而对于客观性结局(如发热、死亡等)的测定,暴露状态的设盲则相对没那么重要。

关于结局的信息可以有多种来源。死亡率的研究常采用死亡证明。尽管采用临床资料很便利,但其可靠性变化很大。对于非死亡的结局,信息来源可以是医院病史记录、电子医学病历、保险记录、实验室检查结果、疾病登记系统、出院记录,以及研究对象的体检和测量资料等。理想的做法是,评价结局的研究人员应该不知道研究对象的暴露状态。如果对诊断程度尚无把握,可以加上对于等级分配的用词,如确诊、可能或可疑。更好的做法是对研究对象所报告的所有可能重要的结局均采用盲法来测量评价[28]。

随访

失访是否做到最小化

失访会降低研究的把握度和精确性,而其中的差异性失访(differential loss to follow-up)尤为甚者。研究对象退出研究并非随机事件。如果研究对象中途退出的原因与暴露和结局皆有关系,这就会导致偏倚。假设一种新的抗生素可能导致很差的结局,则研究对象无法完成问卷或者回来复查。他们从队列中消失会使得这个新抗生素看上去比其真正效果要更好。

处理失访的最好办法是避免失访。例如,仅纳入那些可能会完成随访的人。另外,也可根据实际情况采取一些措施以保证随访[1]。在研究开始时,可以取得几个不与研究对象住在一起的家庭成员或者朋友的姓名,或者知道他的家庭医生,这常会有所帮助。如果研究对象搬家了,这些联系人员可能会知道他的新址。机动车登记资料也会有些帮助。此外,国家死亡统计登记系统,如美国国家死亡人口索引(National Death Index)等也可帮助随访。研究对象因为参加研究可能会损失工作时间,可以给予一定的经济补偿。积极努力地追踪随访研究对象是一项艰巨的任务,可以单独雇人从事这个工作,以此可能会获得较高的随访率[19,20]。关于随访的更多的技巧提示,可参见第 15 章。

队列研究的报告

很多队列研究的结果报告差强人意(框 4.2)。由于全面地、透明地报告观察性研究非常重要,2007 年出版了加强流行病学观察性研究报告(Strengthening the Reporting of Observational Studies in Epidemiology, STROBE)声明[13]。

框 4.2 STROBE 声明——观察性研究报告中应当纳入的条目清单[13]		
	条目	建议
题目和摘要	1	(a)在题目或摘要中用常用术语表明研究所采用的设计。
		(b)在摘要中对所做工作和所获得的结果作一个简明扼要的概要描述。
引言		
背景 / 缘由	2	解释该研究的科学背景和逻辑依据。
目的	3	阐明研究具体目的,包括所有事先的假设。
方法		
研究设计	4	文中尽早陈述研究设计的关键元素。
研究设置	5	描述研究机构、研究地点及相关资料,包括招募的时间范围、暴露因素、随访和数据收集等。
参与者	6	(a)队列研究——描述纳入标准,参与者的来源和选择方法,以及随访的方法。
		病例 - 对照研究——描述纳入标准,病例和对照的来源,以及确认病例和选择对照的方法;给出这样选择病例和对照的依据。
		横断面研究——描述纳入标准,参与者的来源和选择方法。
		(b)队列研究——对于配对设计,应说明配对标准及暴露和非暴露的人数。
		病例 - 对照研究——对于配对设计,应说明配对标准和每个病例配对的对照数目。

框 4.2	STROBE 声明——观察性研究报告中应当纳入的条目清单（续）	
	条目	**建议**
变量	7	明确定义所有的结局、暴露、预测因素、可能的混杂因素及效应修饰因素。如果适用的话，给出诊断标准。
数据来源 /测量	8*	对研究中所关注的每个变量，给出数据来源和详细的测量方法。如果有 1 个以上的组，描述各组之间测量方法的可比性。
偏倚	9	描述各种解决潜在偏倚的方法。
样本大小	10	描述样本量的确定方法。
定量变量	11	解释定量变量是如何处理的。如果适用的话，描述基于其分组的方法和原因。
统计方法	12	(a)描述所用的所有统计方法，包括控制混杂因素的方法。 (b)描述所有分析亚组和交互作用的方法。 (c)解释解决数据缺失的方法。 (d)队列研究——如果适用，描述解决失访问题的方法。 病例 - 对照研究——如果适用，描述病例和对照是如何匹配的。 横断面研究——如果适用，描述考虑了抽样策略的分析方法。 (e)描述所用的敏感性分析方法。
结果		
参与者	13*	(a)报告研究各阶段参与者的人数，例如可能的合格者人数、参与合格性检查的人数、证实合格的人数、纳入研究的人数、完成随访的人数及完成分析的人数。 (b)解释在各阶段潜在参与者未能参与的原因。 (c)考虑使用流程图。
描述性数据	14*	(a)描述参与者的特征(如人口统计学、临床和社会特征)，以及暴露和潜在混杂因素的相关信息。 (b)描述每一个研究关注变量存在缺失的参与者人数。 (c)队列研究——总结随访时间(如平均随访时间和全部随访时间)。

框 4.2	STROBE 声明——观察性研究报告中应当纳入的条目清单(续)	
	条目	**建议**
结局数据	15*	队列研究——报告各个时间段的结局事件数或概括性统计量。
		病例 - 对照研究——报告各种暴露类型的人数或概括性统计量。
		横断面研究——报告结局事件数或概括性统计量。
主要结果	16	(a)报告未校正的估计值,如果适用,给出混杂因素校正后的估计值及其精确度(如 95% 置信区间),说明对哪些混杂因素进行了校正以及选择这些因素进行校正的原因。
		(b)如对连续变量进行分组,要报告分组的各个界值。
		(c)如有可能,最好把相对危险度转变为在一个有意义的时间范围内的绝对危险度。
其他分析	17	报告做过的其他分析(如亚组分析、交互作用分析和敏感性分析)。
讨论		
关键结果	18	根据研究目的概括说明研究的关键结果。
局限性	19	讨论研究的局限性,包括潜在偏倚或不精确的原因,讨论任何潜在偏倚的方向和大小。
解释	20	结合研究目标、研究局限性、多重分析、其他类似研究的结果和其他相关证据,对本研究结果谨慎地给出一个总体的解释。
可推广性	21	讨论本研究结果的普适性(外推有效性)。
其他信息		
资金来源	22	给出研究资金的来源和资助机构在本研究中的作用,如果适用,提供其在本文之前序研究中所起的作用。

* 在病例 - 对照研究中,分别给出病例和对照的相关信息,如果适用,在队列研究和横断面研究中分别给出暴露和非暴露组的相关信息。

正如 CONSORT 声明[29]是针对随机对照试验那样，STROBE 声明亦针对相应研究指出其所需报告的元素（见框 4.2）。STROBE 清单最好与针对清单中 22 个条目的 28 页解释文件结合起来使用[30]。该清单上的每一个条目都有文献案例来解释说明。STROBE 规范提供了队列研究的报告准则和线路图。

STROBE 声明已经推广了 10 年了，但队列研究的报告质量仍然不尽如人意。横断面研究以及前后 - 对照研究报告质量亦如此。2010 年在高影响因子的综合类医学杂志上发表的队列研究报告中，STROBE 条目的遵循度约为 70%[31]。在各专科杂志上发表的队列研究则达不到这个水平。在手外科[32]、整形外科[33]、肾脏病[34]和皮肤科[35]杂志上的论文其遵循度更低。我们怀疑很多研究者甚至根本不知道 STROBE 声明。要改善这个长期存在的问题，可能需要更多杂志采纳该规范[34]，并且要求提交已完成的 STROBE 清单之后才能进行论文评审[33]。

队列研究的变化形式

前后 - 对照研究

前后 - 对照研究（before-after studies）方法有着重要的局限性。其做法是研究者测量和比较受试者干预（通常是用药）前后的检测指标。首先，这种方法忽视了"趋均数回归效应"（regression to the mean）。如果在第一次检测时得到一个特别大的测量值，例如有一个高的实验室检测值，那么无论治疗与否，在随访时会得到较小的均值[36]。其次，一些长期趋势可对结果产生影响，例如季节变化和肺炎发生的频率有关。再次，前一阶段的给药会产生延滞效应（carryover effect），需要洗脱期（washout period）消除。

巢式病例 - 对照研究

队列研究的基础上还衍生出一些新的研究方式。最常用的就是巢式病例 - 对照研究（nested case-control study）。为何研究者要在队列研究中筑造出一个病例 - 对照研究来呢？其答案常常与体液检测和冰箱有关。因为有些暴露因素或者预测因子检测费用非常昂贵，如果队列中每一个人都进行检测就不够经济。例如有的复杂的血液标本检测。要避免昂贵的花费,比较明智的做法是开展一个能产生足够病例的队列研究。所有受试者入组时采集一份血标本,血清冻存至研究结束。在研究中出现所期望结局的所有研究对象成为巢式研究中的病例。研究者再在未出现结局的受试者中随机选取对照。接下来,研究者只需要检测这些病例和对照的血清标本,而非队列中所有暴露和非暴露的研究对象。这样一来,实验室检测费用大大减少,而同时保证了暴露因素(如阳性的实验室检测结果)是在出现结局之前即已存在。通常,选取对照时会在一些重要因素上(如年龄和性别)与病例进行配对[9]。

在一项大型筛查试验中的巢式病例 - 对照研究即评价了线粒体DNA 拷贝数和前列腺癌风险之间的潜在关系。共有 800 位前列腺癌患者和相同数量的对照,其 DNA 提取于外周血白细胞。因此只需要这个试验的一部分受试者从其储存的血样中进行基因检测[37]。如果考虑到世界各地所保存的大量的血标本,那么这个研究方法可能在今后会更普及。况且,巢式病例 - 对照研究也可用于非血液标本检测的研究,只要暴露因素的检测昂贵(如超声测量子宫内部尺寸)[38]或费事(如呼吸量测定法来评价气道阻塞)[39]都可考虑采用这种实验设计。

结论

队列研究在医学研究中十分常见。和其他研究设计一样,这种方法也是优缺点并存。读者应该弄清楚研究者报告中是否提供了关于暴露和结局的清楚、特异和可定量的定义。非暴露组和暴露组在各主要特征上应该相似。结局的评价应该尽可能客观,如果有可能的话,采用盲法。对于二分类的结局变量,研究者不但应该提供率、相对危险度,还应该给出置信区间,这样比仅仅给出 P 值提供了更多的信息。报告时还应该分析和描述潜在偏倚的影响。研究者还应该测量和控制潜在混杂因素,这一点非常重要。

（袁源智　译,王吉耀　校）

参考文献

1. Song, J.W., Chung, K.C., 2010. Observational studies: cohort and case-control studies. Plast. Reconstr. Surg. 126, 2234–2242.
2. Porta, M., 2014. A Dictionary of Epidemiology. Oxford University Press, New York.
3. Luke, B., 2017. Pregnancy and birth outcomes in couples with infertility with and without assisted reproductive technology: with an emphasis on US population-based studies. Am. J. Obstet. Gynecol. 217, 270–281.
4. Sessler, D.I., Imrey, P.B., 2015. Clinical research methodology 2: observational clinical research. Anesth. Analg. 121, 1043–1051.
5. Sergentanis, T.N., Diamantaras, A.A., Perlepe, C., Kanavidis, P., Skalkidou, A., Petridou, E.T., 2014. IVF and breast cancer: a systematic review and meta-analysis. Hum. Reprod. Update 20, 106–123.
6. Thadhani, R., Tonelli, M., 2006. Cohort studies: marching forward. Clin. J. Am. Soc. Nephrol. 1, 1117–1123.
7. Buonanotte, F., Burrone, M.S., Abeldano, R.A., et al., 2015. Prevalence of mental health disorders among patients who attended a service of neurology for chronic pain. Rev. Fac. Cien. Med. Univ. Nac. Cordoba 72, 304–308.
8. Euser, A.M., Zoccali, C., Jager, K.J., Dekker, F.W., 2009. Cohort studies: prospective versus retrospective. Nephron Clin. Pract. 113, c214–c217.
9. Bin Abd Razak, H.R., Ang, J.E., Attal, H., Howe, T.S., Allen, J.C., 2016. P-hacking in orthopaedic literature: a twist to the tail. J. Bone Joint Surg. Am. 98, e91
10. Pocock, S.J., Collier, T.J., Dandreo, K.J., et al., 2004. Issues in the reporting of epidemiological studies: a survey of recent practice. BMJ 329, 883.
11. Setia, M.S., 2016. Methodology series module 1: cohort studies. Indian J. Dermatol. 61, 21–25.
12. Hill, G., Connelly, J., Hebert, R., Lindsay, J., Millar, W., 2003. Neyman's bias re-visited. J. Clin. Epidemiol. 56, 293–296.
13. von Elm, E., Altman, D.G., Egger, M., Pocock, S.J., Gøtzsche, P.C., Vandenbroucke, J.P., 2007. The Strengthening the Reporting of Observational Studies in Epidemiology (STROBE) statement: guidelines for reporting observational studies. Lancet 370, 1453–1457.
14. Lang, T.A., Secic, M., 2006. How to Report Statistics in Medicine: Annotated Guidelines for Authors, Editors, and Reviewers, Second ed. American College of Physicians, Philadelphia.
15. Grimes, D.A., Schulz, K.F., 2008. Making sense of odds and odds ratios. Obstet. Gynecol. 111, 423–426.
16. Iversen, L., Sivasubramaniam, S., Lee, A.J., Fielding, S., Hannaford, P.C., 2017. Lifetime cancer risk and combined oral contraceptives: the Royal College of General Practitioners' Oral Contraception Study. Am. J. Obstet. Gynecol. 216, 580.e1–580.e9.
17. Barbhaiya, M., Lu, B., Sparks, J.A., et al., 2017. Influence of alcohol consumption on the risk of systemic lupus erythematosus among women in the Nurses' Health Study Cohorts. Arthritis Care Res. 69, 384–392.
18. Doll, R., Peto, R., Boreham, J., Sutherland, I., 2000. Smoking and dementia in male British doctors: prospective study. BMJ 320, 1097–1102.
19. Dinger, J., Bardenheuer, K., Heinemann, K., 2014. Cardiovascular and general safety of a 24-day regimen of drospirenone-containing combined oral contraceptives: final results from the International Active Surveillance Study of Women Taking Oral Contraceptives. Contraception 89, 253–263.
20. Dinger, J.C., Heinemann, L.A., Kuhl-Habich, D., 2007. The safety of a drospirenone-containing oral contraceptive: final results from the European Active Surveillance Study on oral contraceptives based on 142,475 women-years of observation. Contraception 75, 344–354.
21. Levgur, M., Duvivier, R., 2000. Pelvic inflammatory disease after tubal sterilization: a review. Obstet. Gynecol. Surv. 55, 41–50.
22. Lin, J.H., Jiang, C.Q., Ho, S.Y., et al., 2015. Smoking and nasopharyngeal carcinoma mortality: a cohort study of 101,823 adults in Guangzhou. China. BMC Cancer 15, 906.
23. Sullivan, E.A., Dickinson, J.E., Vaughan, G.A., et al., 2015. Maternal super-obesity and perinatal outcomes in Australia: a national population-based cohort study. BMC Pregnancy Childbirth 15, 322.
24. Mc Menamin, U.C., Murray, L.J., Hughes, C.M., Cardwell, C.R., 2016. Statin use and breast cancer survival: a nationwide cohort study in Scotland. BMC Cancer 16, 600.
25. Gronseth, G.S., 2005. Gulf war syndrome: a toxic exposure? A systematic review. Neurol. Clin.

23, 523–540.

26. Unger, E.R., Lin, J.M., Tian, H., Gurbaxani, B.M., Boneva, R.S., Jones, J.F., 2016. Methods of applying the 1994 case definition of chronic fatigue syndrome—impact on classification and observed illness characteristics. Popul. Health Metrics 14, 5.

27. Ghosh, A., 2011. The metabolic syndrome: a definition dilemma. Cardiovasc. J. Afr. 22, 295–296.

28. Dinger, J.C., Bardenheuer, K., Assmann, A., 2009. International Active Surveillance Study of Women Taking Oral Contraceptives (INAS-OC Study). BMC Med. Res. Methodol. 9, 77.

29. Schulz, K.F., Altman, D.G., Moher, D., CONSORT Group, 2010. CONSORT Group 2010 statement: updated guidelines for reporting parallel group randomised trials. BMJ 340, c332.

30. Vandenbroucke, J.P., von Elm, E., Altman, D.G., et al., 2007. Strengthening the Reporting of Observational Studies in Epidemiology (STROBE): explanation and elaboration. Ann. Intern. Med. 147, W163–W94.

31. Poorolajal, J., Cheraghi, Z., Irani, A.D., Rezaeian, S., 2011. Quality of cohort studies reporting post the Strengthening the Reporting of Observational Studies in Epidemiology (STROBE) Statement. Epidemiol. Health 33, e2011005.

32. Sorensen, A.A., Wojahn, R.D., Manske, M.C., Calfee, R.P., 2013. Using the Strengthening the Reporting of Observational Studies in Epidemiology (STROBE) Statement to assess reporting of observational trials in hand surgery. J. Hand Surg. 38, 1584-1589.e2.

33. Agha, R.A., Lee, S.Y., Jeong, K.J., Fowler, A.J., Orgill, D.P., 2016. Reporting quality of observational studies in plastic surgery needs improvement: a systematic review. Ann. Plast. Surg. 76, 585–589.

34. Rao, A., Bruck, K., Methven, S., et al., 2016. Quality of reporting and study design of CKD cohort studies assessing mortality in the elderly before and after STROBE: a systematic review. PLoS One 11, e0155078.

35. Bastuji-Garin, S., Sbidian, E., Gaudy-Marqueste, C., et al., 2013. Impact of STROBE statement publication on quality of observational study reporting: interrupted time series versus before-after analysis. PLoS One 8, e64733.

36. Cockrell Skinner, A., Goldsby, T.U., Allison, D.B., 2016. Regression to the mean: a commonly overlooked and misunderstood factor leading to unjustified conclusions in pediatric obesity research. Child. Obes. 12, 155–158.

37. Moore, A., Lan, Q., Hofmann, J.N., et al., 2017. A prospective study of mitochondrial DNA copy number and the risk of prostate cancer. Cancer Causes Control 28, 529–538.

38. Liang, H., Li, L., Yuan, W., et al., 2014. Dimensions of the endometrial cavity and intrauterine device expulsion or removal for displacement: a nested case-control study. BJOG 121, 997–1004.

39. Maldonado, F., Bartholmai, B.J., Swensen, S.J., Midthun, D.E., Decker, P.A., Jett, J.R., 2010. Are airflow obstruction and radiographic evidence of emphysema risk factors for lung cancer? A nested case-control study using quantitative emphysema analysis. Chest 138, 1295–1302.

第5章
病例 - 对照研究：反方向的研究

      在众多研究方法中，流行病学家从病例 - 对照的研究设计中获益最多。与其他研究设计相比，病例 - 对照研究耗用的时间、金钱和精力都明显较少，但同样能产生重要的科学发现。这条"捷径"吸引了许多刚刚入行的流行病学家。的确，在分析性流行病学研究中，研究者采用病例 - 对照研究的次数要比其他研究都多。不幸的是，病例 - 对照研究比其他类型的研究更容易产生偏倚。病例 - 对照研究容易做，却也容易做错。以下五点可作为开展、阅读和评价病例 - 对照研究的指南。首先，研究者必须清楚无误地定义病例的诊断标准和入选标准。其次，对照组必须与病例组来源于同一人群，而且对照的选择应该独立于所研究的暴露因素。再次，研究中的数据采集者应该不知道研究对象是病例还是对照。如果这一点做不到，最起码，他们不应该知道研究的主要假设。第四，应该认真训练数据采集者，使之能用同一种方法从病例和对照中搜集暴露状态的信息。他们应该采用一些记忆辅助物以同等地帮助病例和对照回忆。最后一点，无论是通过研究设计还是利用数据分析方法，研究者均应考虑混杂因素的处理。在所有这些细节上的认真审慎会增强研究结果的真实性，也有助于增加读者对其结果的信心。

在流行病学家的众多研究方法中，病例 - 对照研究（case-control study）无疑是非常有贡献的一个。它具有观察性研究的优点和缺点。流行病学家采用这种方法来研究大量的各种各样的联系。为了显示其多样性，我们在 PubMed 上搜索了采用病例 - 对照设计的研究（框 5.1）[1-24]。我们发现这涉及了各式各样的疾病和暴露因素，所研究的结局从髋骨骨折到早泄，而所研究的暴露因素从染发剂到维生素 D。

早期关于艾滋病病因的研究中，病例 - 对照研究体现了其优越性。病例 - 对照研究明确了艾滋病的高危人群（如男同性恋者、静脉毒品使用者、接收输血的患者等）和危险因素（如多个性伴、男同性恋中肛交接受者以及不使用避孕套等）。在这些研究的基础上，血库严格限制了高危人群献血，同时健康教育项目宣传推广安全的行为。正是因为这些措施，甚至在人类免疫缺陷病毒（HIV）被分离确定之前，其传播速度就已大大减缓。

和其他研究类型相比，病例 - 对照研究可以在较短的时间内报告重大发现，而同时资金和人力花费相对较少。这条明显的"捷径"吸引了许多刚刚入行的流行病学家。不过与其他分析性的流行病学研究设计相比，病例 - 对照研究中可能会有更多的偏倚[25]。我们杰出的朋友，已故的 David L. Sackett 曾经在 2001 年的私下交流中告诉我们，世界上他只相信 6 个人能做好病例 - 对照研究。此外，Ken Rothman 在他的书中写道："正是因为开展这种研究耗资并不太多，也不需要太长时间，因而实际上很多病例 - 对照研究是由一些甚至对流行病学的基本原则都不甚了解的'准研究者'所主导的。尽管这些毫无章法的研究偶尔也会产生一些有用的、甚至是非常重要的结果，但是更多的情况下，其研究结果是错误的，因为它们与基本的研究原则有冲突[26]。"

框 5.1　文献中采用病例 - 对照设计的各种研究

暴露	结局
子宫纤维瘤	产后出血[1]
母乳喂养	百日咳[2]
轮班	针对护士的暴力[3]
牙周炎	乳腺癌[4]
偏头痛病史	脑震荡[5]
甲状腺功能减退症	未破裂的颅内动脉瘤[6]
他汀类药物	多发性神经病[7]
维生素 D	儿童早期骨折[8]
人类乳头瘤病毒（HPV）	侵袭性宫颈癌[9]
维生素 B_{12}	早泄[10]
人类乳头瘤病毒	结直肠癌[11]
未治疗的银屑病	男性不育症[12]
特应性（atopy）	黑色素瘤[13]
体质指数, 激素替代疗法	皮肤黑色素瘤[14]
微量元素	髋骨骨折[15]
抗抑郁药物	结直肠癌[16]
农业工作	睾丸癌[17]
儿童肥胖	高甘油三酯血症[18]
染发剂	结缔组织疾病[19]
直肠指检	转移性前列腺癌[20]
他汀类药物	痴呆[21]
对乙酰氨基酚的使用	卵巢癌[22]
体育活动	乳腺癌[23]
流感疫苗接种	复发性心肌梗死[24]

基本的病例 - 对照研究设计

病例 - 对照研究设计看起来似乎容易理解，但是许多临床医生会犯错误。与大部分其他类型的研究类型不一样，这种研究设计是往回看的，因此这会困扰不少研究者和读者。的确如此，许多研究者非常困惑，搞不清楚他们所做的研究是哪种类型（而读者也不知道怎么去区分）。例如对美国 4 个妇产科杂志上的 124 篇标注为"病例 - 对照"研究的论文进行回顾，发现其中 30% 显然不是病例 - 对照研究[27]。大部分错误标注为病例 - 对照研究，实际上是回顾性队列研究。这种错误同样见于其他专业。在糖尿病的研究方面，标注为"病例 - 对照"的有43.8% 是错误的，这样就会引起误导[28]。当然，研究者、论文评议者、编辑和读者需要在方法学和相关术语方面更好地进行培训[27]。

队列研究中，研究是按照暴露与否来分组的。而在病例 - 对照研究中，研究则是按照结局来分组的（图 5.1）。因此，如果研究吸烟和肺癌的关系，那么选取肺癌患者作为病例组，无肺癌者则作为对照。研究者回顾每一个研究对象的暴露状态（吸烟史）。因此该设计的性质是回顾性的。研究者比较病例组和对照组吸烟的频率，计算其联系强度[25,26,29]。

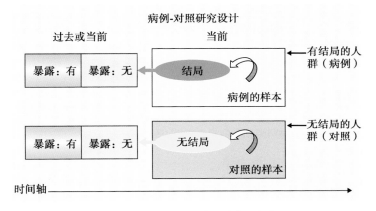

图 5.1 病例 - 对照研究设计的示意图

和队列研究不一样,病例 - 对照研究不能计算发病率[30],而是根据病例组和对照组中具有暴露因素的个体的比例来计算比值比(odds ratio,OR)。当目标人群中某一特定结局的累积发病率较低时(通常暴露组和非暴露组都低于 5% 即可)[25],病例 - 对照研究所得到的 OR 能很好地用于估计相对危险度[25,29]。流行病学家将此称为"罕见疾病假设(rare disease assumption)",其所直接适用的病例 - 对照研究类型是:在历经一段患病风险期之后再确认病例,并在未患病的个体中选择对照[31]。这也是我们在本章中所介绍的病例 - 对照研究类型,通常称为累积病例 - 对照研究(cumulative case-control study)。大家需要知道的是,尽管超出了本章范围,但还是有一些病例 - 对照研究设计并不需要罕见疾病假设也可估计发病密度比(incidence density ratio)[31]。

优点和缺点

研究者常常夸病例 - 对照研究是最有效的流行病学研究设计[32]。该类研究的确相对省时、省钱、省力。在发病率很低的时候这么说有些道理,因为如果采用队列研究,研究者需要随访很多人才会得到一个结局事件。同样,如果疾病具有很长的潜伏期(如癌症),开展一个队列研究需要随访很多年才能等到研究结局的出现,而病例 - 对照研究就显得很有效率了。

不过,有时候队列研究也会比病例 - 对照研究更有效率。比如当人群暴露的水平很低时,病例 - 对照研究很快就变得无效率。研究者需要大量的病例和对照来找到一个具有暴露因素的人。例如在非洲的一些地方研究口服避孕药和 HIV 传播的关系,如果采用病例 - 对照研究就不实际,因为该处使用口服避孕药的人几乎没有。经验法则是,如果研究结局的发病率高于暴露因素的存在水平,则队列研究会更有效率。

最后,很多方法学的因素会影响病例 - 对照研究结果的真实性,其中两点(即选择对照组和获取暴露史)对于可能的研究偏倚至关重要。

病例组和对照组的选择

病例组(case group)

理论上来说,人群中所有的病例都可以入选为病例 - 对照研究中的病例组。但实际情况下常常只有一部分作为样本用于研究[26]。因此，研究者应该说明这个样本是如何选择的，提供关于研究结局的清楚的定义（如临床症状、实验室检查结果和诊断方法的选择等）。而且，研究者也需要详细说明病例组的入选标准，如年龄范围、病例来源（例如诊所、医院、人群）等。最后，病例最好是选择新发病患者，而不包括所有的新老患者[33]。因为诊断方法和模式会随时间而变化，因而新诊断的患者之间的一致性要比不同时期所诊断的患者来得好。

对照组（control group）

对照组提供的是病例组的基础暴露水平的预期值。因此，对照应未患该病（所研究的结局）而又具有很好的代表性。该代表性是指任何对照组的个体如果他患上这种疾病，他完全有可能入选病例组。简单来说，对照组应该代表有可能会发病的人群。

对照的选择应该独立于所研究的暴露因素。在这一点上，研究者的主观判断对研究设计的影响时好时坏。当研究者考虑去选择各种潜在的对照组时，他们必须想到所有可能会出现的潜在偏倚，这一步是流行病学中最为艰难的一个任务。

假设在一个研究中，研究者选取一个大的市级医院心脏科病房的心肌梗死患者作为病例，但选取同一医院急诊部门的非心肌梗死患者作为对照。这样可能会有偏倚。因为心脏科病房是整个州的转诊会诊中心，而急诊部门基本上只服务于本市。不幸的是，本市患者的暴露史并不能很好反映这个州患者的暴露情况。比如，有的暴露因素（如新的抗高血压药物）在该市常见，而在该州的偏远地区却无。因此在这个例子里面，研究者要么从整个州的人群里面选取对照（正如病例是来自于该州各地的一样），要么在病例组和对照组中剔除所有那些居住于急诊部门所服务的当地社区人群之外的人。另外，对照的选择应该独立于暴露因素。假设这个新的抗高血压药物会引起倦怠并引起反应迟缓，这个副作用可能会引起机动车事故，受伤的驾驶者也因而进入急诊室。这样的话，这个对照组包含了更多的暴露于这个抗高血压药物的人，和病例组进行比较就会出现偏倚。

假设另外一个例子，有人采用病例 - 对照的方法来研究非甾体类抗炎药（NSAID）是否能预防结直肠癌。他们比较住院患者中结直肠癌和非结直肠癌患者之前 NSAID 的使用情况。如果对照组是来自于风湿科,研究就会出现偏倚,因为结直肠癌病例选自于普通人群,而关节炎患者比普通人群更经常使用 NSAID 类药物。对照组高频使用 NSAID 的情况会错误地导致低估风险（OR）。而如果对照是来自于消化科,因为消化道溃疡患者往往从医生那里已经知道要避免使用 NSAID 类的药物,所以这个对照组 NSAID 使用频率非常低,故而会错误地高估风险（OR）。换句话说,如果研究者没有独立于暴露因素之外来选择对照组,两种方向上的偏倚均可出现（框 5.2）。

框 5.2	对照选择不佳导致的偏倚		
病例	**对照选择**	**代表性问题**	**选择偏倚**
住院的结直肠癌患者	因关节炎而住院的患者	对照暴露于 NSAID 的概率很高	将错误地低估效应数值（OR）
住院的结直肠癌患者	因消化道溃疡而住院的患者	对照暴露于 NSAID 的概率很低	将错误地高估效应数值（OR）

一个早期的关于艾滋病的病例 - 对照研究很好地说明了如果对照选择不好会导致结果偏倚[34]。在该研究中,研究者将 1983—1984 年美国加州旧金山的艾滋病患者与两个无 HIV 感染的对照组相比较。其中一个对照组是由性病诊所求诊的患者组成的,另外一个则是从病例的邻居中选取的。研究者比较那些有 100 个性伴以上的人和那些少于 6 个性伴的人罹患艾滋病的风险。如果以性病门诊患者为对照,这个 OR 是 2.9,以邻居为对照,这个 OR 高达 52.0。这个巨大的差异显示如果选择不合适的对照组可能会有多大的偏倚。在这个研究中,从性病诊所中选取对照组被证实是不合理的,因为选择这些对照并没有独立于暴露因素（100 个性伴以上）。患上性病即与性伴数量有关,因此这种对照选取产生了高度偏倚的 OR。

为了减少选择偏倚,研究者可以在选择对照的过程中尽量减少一些主观臆断。如果病例组是来源于某个地区的所有病患,那么对照组应该是从相同地区普通人群中随机选取。在一个研究乳腺癌和口服避

孕药的病例 - 对照研究中即采取了这个做法[35]。所有 20~54 岁的生活在美国 8 个区域中的新诊断为乳腺癌的女性组成了病例组，而相同年龄、相同区域、随机电话号码拨号法所选择的女性则构成了对照组。虽然这提供了一个非常好的模板案例，但是这种研究设计并非总是可行的。

阅读病例 - 对照研究报告时，在没有核对"方法"部分描述的对照组是否合适前，不应该接受其研究的结果。如果研究者对于对照组的选取语焉不详，则其结果非常可疑。着重要看研究者提供的关于对照组的代表性，以及选取对照组是否独立于所研究的暴露因素等信息[33]。这需要花费时间和力气，但这是病例 - 对照研究的关键所在。的确如此，很多研究的对照组并不合理。有人回顾了关于牙周炎的病例 - 对照研究，其中仅有 8.9% 的研究其对照选择方案是合适的[36]。

暴露信息的测量

病例 - 对照研究的另外一个难点就是测量暴露因素。受试者中无论是病例还是对照，都有可能记不清楚以前的暴露情况，尤其是很久以前发生的暴露。而且与对照相比，病例往往会对一些被认为可能与结局有关的暴露因素记忆更为深刻。这种回忆上的差异[回忆偏倚（recall bias）]即是一种信息偏倚（information bias）[33]。

例如在研究乳腺癌和口服避孕药的关系时[35]，研究者会询问受试者之前使用口服避孕药的情况。乳腺癌患者之前可能就已经反复在想到底是什么导致她们患上癌症，由于之前在媒体中看到有人推断避孕药和乳腺癌可能有些联系，她们会认为口服避孕药是患病的危险因素。这样的话，虽然每一组中都有一些人 20 年前使用过某种口服避孕药，但是病例可能都会记得，而对照则多半不能想起。这种回忆偏倚会夸大口服避孕药和乳腺癌之间的联系。信息偏倚是很讨厌的一种偏倚，因为无论如何复杂先进的数据分析都不能减小或消除之。

瑞典有一项研究，研究者探索人工流产和日后发生乳腺癌之间的潜在联系[37]。他们利用面对面交流和全国病史记录来收集病例和对照的暴露史（既往流产情况）。与明确的病史记载相比，在对照组中面对面交流时更多人不承认她们有过流产史。而病例组中无此情况。病例组和对照组之间关于暴露的不同回忆导致结果出现偏倚。

　　数据收集时产生的偏倚会带来更多的麻烦。如果数据收集者知道研究对象谁是病例、谁是对照，他们可能在信息收集时存在组间差异，同样导致潜在的信息偏倚。对于病例，数据收集者可能会从研究对象那里发掘更多的关于暴露的信息，而对于对照，则不会这么卖力。如果有可能，数据收集者（如受试者访谈者等）应该不知道研究对象是病例还是对照。如果盲法不能施行，他们最起码应该不清楚该研究的假设。

　　研究者还应该培训数据收集者以相同的态度和方法去获取病例和对照的信息。为了减少信息偏倚，仅仅依靠从病史等资料中获取暴露的信息是不够的，因为很多情况下这些记录要么没有，要么不完全，不足以在数据分析中校正混杂因素[26]。病例 - 对照研究的研究者必须意识到研究中潜在的信息偏倚。在研究设计之初即应该考虑如何去解决这个问题，并在最后的研究报告中说明他们是如何去避免这种偏倚的。记忆辅助物，如照片、日记、日历及日程表等都可以帮助研究对象回忆其暴露情况。例如在口服避孕药的病例 - 对照研究中[35]，研究者用上了一个相册，里面有过去几十年市场上的每一种口服避孕药的彩色照片，还提供了一个空白的日历册来帮助研究对象回忆一些主要事件和避孕药的使用情况。这些彩色照片同时促使病例和对照回忆既往的暴露史，这样可以减少回忆偏倚。如果报道病例 - 对照研究时没有很好地提及这些记忆辅助物，读者则会对其研究不太确信。

混杂因素的控制

　　病例 - 对照研究也要考虑混杂因素（第 3 章）[25,26,38]。这种偏倚可以在研究设计之时采取限制或者配对的方法来处理，但通常情况下研究者倾向于在数据处理阶段采用类似 Logistic 回归或者 Mantel-Haenszel 分层等分析方法来解决[25,26,33]。如果是后者，研究者应该事先做好计划，搜集那些潜在混杂因素变量的数据。不论使用什么分析方法，研究者都不能校正没有数据的变量。还有，如果潜在混杂因素出现测量误差，不管怎么校正都会导致残存混杂[26]。

结论

设计良好、执行谨慎的病例 - 对照研究能产生有用而可信的结果。不过，研究者必须始终特别去注意对照组的选择和暴露信息的获取这两方面。同样，读者记住这两个要点有助于他们从规范的研究报道中去评价研究的长处和短处。研究者准确而全面地记录其研究方法可增加其研究结果的可信度。

（袁源智　译，王吉耀　校）

参考文献

1. Nyflot, L.T., Sandven, I., Stray-Pedersen, B., et al., 2017. Risk factors for severe postpartum hemorrhage: a case-control study. BMC Pregnancy Childbirth 17, 17.

2. Pandolfi, E., Gesualdo, F., Carloni, E., et al., 2017. Does breastfeeding protect young infants from pertussis? case-control study and immunologic evaluation. Pediatr. Infect. Dis. J. 36, e48–e53.

3. Sun, S., Gerberich, S.G., Ryan, A.D., 2017. The relationship between shiftwork and violence against nurses: a case control study. Workplace Health Saf. 65, 603–611.

4. Sfreddo, C.S., Maier, J., De David, S.C., Susin, C., Moreira, C.H.C., 2017. Periodontitis and breast cancer: a case-control study. Community Dent. Oral Epidemiol. 45, 545–551.

5. Eckner, J.T., Seifert, T., Pescovitz, A., Zeiger, M., Kutcher, J.S., 2017. Is migraine headache associated with concussion in athletes? A case-control study. Clin. J. Sport Med. 27, 266–270.

6. Atchaneeyasakul, K., Tipirneni, A., Zhang, T., et al., 2018. Association of hypothyroidism with unruptured cerebral aneurysms: a case-control study. J. Neurosurg. 128, 511–514.

7. Svendsen, T.K., Norregaard Hansen, P., Garcia Rodriguez, L.A., et al., 2017. Statins and polyneuropathy revisited: case-control study in Denmark, 1999-2013. Br. J. Clin. Pharmacol. 83, 2087–2095.

8. Anderson, L.N., Heong, S.W., Chen, Y., et al., 2017. Vitamin D and fracture risk in early childhood: a case-control study. Am. J. Epidemiol. 185, 1255–1262.

9. Berraho, M., Amarti-Riffi, A., El-Mzibri, M., et al., 2017. HPV and cofactors for invasive cervical cancer in Morocco: a multicentre case-control study. BMC Cancer 17, 435.

10. Kadihasanoglu, M., Kilciler, M., Kilciler, G., et al., 2017. Relation between blood vitamin B12 levels with premature ejaculation: case-control study. Andrologia 49. https://doi.org/10.1111/and.12657.

11. Vuitton, L., Jaillet, C., Jacquin, E., et al., 2017. Human papillomaviruses in colorectal cancers: a case-control study in western patients. Dig. Liver Dis. 49, 446–450.

12. Caldarola, G., Milardi, D., Grande, G., et al., 2017. Untreated psoriasis impairs male fertility: a case-control study. Dermatology, 233, 170–174.

13. Marasigan, V., Morren, M.A., Lambert, J., et al., 2017. Inverse association between atopy and melanoma: a case-control study. Acta Derm. Venereol. 97, 54–57.

14. De Giorgi, V., Gori, A., Savarese, I., et al., 2017. Role of BMI and hormone therapy in melanoma risk: a case-control study. J. Cancer Res. Clin. Oncol. 143, 1191–1197.

15. Torbergsen, A.C., Watne, L.O., Wyller, T.B., et al., 2017. Micronutrients and the risk of hip fracture: case-control study. Clin. Nutr. 36, 438–443.

16. Lee, H.C., Chiu, W.C., Wang, T.N., et al., 2017. Antidepressants and colorectal cancer: a population-based nested case-control study. J. Affect. Disord. 207, 353–358.

17. Moirano, G., Zugna, D., Grasso, C., et al., 2017. Postnatal risk factors for testicular cancer: the EPSAM case-control study. Int. J. Cancer 141, 1803–1810.

18. Hanh, N.T.H., Tuyet, L.T., Dao, D.T.A., Tao, Y., Chu, D.T., 2017. Childhood obesity is a high-risk factor for hypertriglyceridemia: a case-control study in Vietnam. Osong Public Health Res. Perspect. 8, 138–146.

19. Freni-Titulaer, L.W., Kelley, D.B., Grow, A.G., McKinley, T.W., Arnett, F.C., Hochberg, M.C., 1989. Connective tissue disease in southeastern Georgia: a case-control study of etiologic factors. Am. J. Epidemiol. 130, 404–409.

20. Friedman, G.D., Hiatt, R.A., Quesenberry, C.P., Selby, J.V., 1991. Case-control study of screening for prostatic cancer by digital rectal examinations. Lancet 337, 1526–1529.

21. Jick, H., Zornberg, G.L., Jick, S.S., Seshadri, S., Drachman, D.A., 2000. Statins and the risk of dementia. Lancet 356, 1627–1631.

22. Cramer, D.W., Harlow, B.L., Titus-Ernstoff, L., Bohlke, K., Welch, W.R., Greenberg, E.R., 1998. Over-the-counter analgesics and risk of ovarian cancer. Lancet 351, 104–107.

23. Verloop, J., Rookus, M.A., van der Kooy, K., van Leeuwen, F.E., 2000. Physical activity and breast cancer risk in women aged 20-54 years. J. Natl. Cancer Inst. 92, 128–135.

24. Naghavi, M., Barlas, Z., Siadaty, S., Naguib, S., Madjid, M., Casscells, W., 2000. Association of influenza vaccination and reduced risk of recurrent myocardial infarction. Circulation 102, 3039–3045.

25. Kelsey, J.L., Whittemore, A.S., Evans, A.S., Thompson, W.D., 1996. Methods in Observational Epidemiology. Oxford University Press, New York.

26. Rothman, K.J., 1986. Modern Epidemiology. Little, Brown and Company, Boston.

27. Grimes, D.A., 2009. "Case-control" confusion: mislabeled reports in obstetrics and gynecology journals. Obstet. Gynecol. 114, 1284–1286.

28. Ramos, A., Mendoza, L.C., Rabasa, F., Bolibar, I., Puig, T., Corcoy, R., 2017. Case-control studies in diabetes. Do they really use a case-control design? Acta Diabetol. 54, 631–634.

29. Grimes, D.A., Schulz, K.F., 2002. An overview of clinical research: the lay of the land. Lancet 359, 57–61.

30. Grimes, D.A., Schulz, K.F., 2002. Cohort studies: marching towards outcomes. Lancet 359, 341–345.

31. Rothman, K.J., 2017. Invited commentary: when case-control studies came of age. Am. J. Epidemiol. 185, 1012–1014.

32. van Stralen, K.J., Dekker, F.W., Zoccali, C., Jager, K.J., 2010. Case-control studies—an efficient observational study design. Nephron Clin. Pract. 114, c1–4.

33. Schlesselman, J., 1982. Case-control Studies: Design, Conduct, Analysis. Oxford University Press, New York.

34. Moss, A.R., Osmond, D., Bacchetti, P., Chermann, J.C., Barre-Sinoussi, F., Carlson, J., 1987. Risk factors for AIDS and HIV seropositivity in homosexual men. Am. J. Epidemiol. 125, 1035–1047.

35. Stadel, B.V., Rubin, G.L., Webster, L.A., Schlesselman, J.J., Wingo, P.A., 1985. Oral contraceptives and breast cancer in young women. Lancet 2, 970–973.

36. Lopez, R., Scheutz, F., Errboe, M., Baelum, V., 2007. Selection bias in case-control studies on periodontitis: a systematic review. Eur. J. Oral Sci. 115, 339–343.

37. Lindefors-Harris, B.M., Eklund, G., Adami, H.O., Meirik, O., 1991. Response bias in a case-control study: analysis utilizing comparative data concerning legal abortions from two independent Swedish studies. Am. J. Epidemiol. 134, 1003–1008.

38. Grimes, D.A., Schulz, K.F., 2002. Bias and causal associations in observational research. Lancet 359, 248–252.

第6章
与什么作比较？寻找病例 - 对照研究中的对照

　　设置对照（比较）组是一个有力的研究工具。在病例 - 对照研究中，对照可以用于估计目标人群的基础暴露频率。对照可来自已知或是未知的人群。已知人群是在一段观察期内的一个明确群体，如一艘游艇上的乘客。当研究人群明确时，可以从这个人群中抽取一个样本作为对照。如果这个人群没有花名册，可以采取随机电话号码拨号法进行抽样。不过，研究人群有时候是未知的，例如被送到急诊室的机动车事故受伤者，其中有的人可能是从很远的地方送过来的。此时，医院对照、邻居对照、朋友对照、伙伴对照或者亲戚对照都可应用。一般来讲，一个选择得很好的对照组比两个或更多对照还要好。如果病例较少，可以提高对照数与病例的比例以发现两组间的重要差别。尽管没有绝对理想的对照组,读者还是要仔细想想对照的代表性如何。对照选择不好,不仅仅会导致错误的结果和结论,还可能给医学带来害处。

当被问到"你的太太怎么样啊?",喜剧演员 Henny Youngman 俏皮地说:"那得看和谁相比呢?"。尽管从现在的观点看来其中存在性别歧视的因素,这个老式杂耍演员提出的问题正是病例 - 对照研究中所需关注的:和什么作比较? 正确的结论取决于找到合适的对照组。换句话说,如果对照组设置不好,研究也因而逊色。

设置对照是一个很有力、也是很古老的科学工具。最早关于设置对照组的文献见于《圣经》的《但以理书》(the Book of Daniel)[1]。但以理(图 6.1)和他的三个同伴被巴比伦王尼布甲尼撒(King Nebuchadnezzar of Babylon)俘虏后,开展了一项为期 10 天的关于"健康饮食"和"御前膳食"比较的试验。10 天后,但以理他们三人比享用御前膳食的巴比伦青年看上去更为健康。多年来,这个试验被批评认为"暴露时间不够长",以至于不能从外观上察觉到任何变化,因而可能有神在左右着这个实验。该试验完成于公元前 6 世纪,而过了 4 个世纪之后才得以发表。看来论文发表滞后并不是个新问题:但以理已逝,其研究才发表(Daniel perished, then published*)。也许因此,对照组这个名词在出版物中消失了几千年。

1747 年, James Lind(图 6.2)关于坏血病治疗的试验重新激发了大家对于设置同期对照的兴趣[2]。尽管他用的样本很小(6 个治疗组,每组有 2 位水手),这个试验显示补充柑橘类水果具有治疗作用。在非随机化的研究中,寻找合适的对照是非常具有挑战性的。这里,我们将会讨论在病例 - 对照研究中对照组的作用,分析对照组选择时的难点所在,并进一步讨论这些选择会带来什么影响。

---

*译者注:作者这里借用当代学术圈的"要么发表,要么出局",即 Publish-or-Perish 规则,开了一个小玩笑。

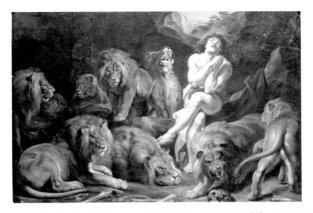

图 6.1　但以理（世界历史上首位有记载的临床试验家[1]）到访狮群

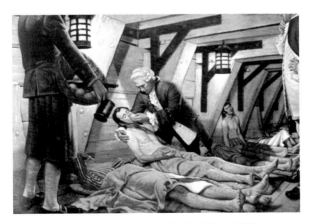

图 6.2　James Lind 在船上治疗坏血病患者

对照的目的

病例 - 对照研究（第 5 章）是沿着从结局到暴露这个反向时间轴进行的，其对照可以提示无目标疾病人群中的基础暴露水平。对照未必是健康人,有时候选取一些患有其他疾病的病员作为对照更为合理。的确,排除患有其他疾病的人作为对照可能会使得结果发生偏离[3]。(和健康人一样,其他疾病的患者亦可能会发生所研究的疾病。)非常关键的一点就是:病例 - 对照研究中的对照必须代表那些可能会出现所研究疾病的人群[4]。换而言之,如果暴露和疾病是无关的,那么对照应该和病例具有同等的暴露风险(框 6.1)[5]。

框6.1　病例 - 对照研究中对照的特点

- 未出现所研究之结局。
- 代表可能会出现所研究结局的人群。
- 选择时应独立于所研究之暴露因素。

　　如果病例(即患有所研究疾病的人)之暴露因素与对照相比,其频率更高,这就是正性的联系(例如,宫颈癌患者具有多性伴的情况比无宫颈癌的对照更为常见)。如果病例中暴露的频率比对照低,这就是所谓的保护性联系(例如,和没有卵巢癌的对照相比,卵巢癌患者较少使用口服避孕药)。

　　病例 - 对照研究中,选择对照时避免偏倚是非常重要的。如果对照不能代表那些可能会出现所研究疾病的人群,这就会导致选择偏倚(selection bias)。早年一项关于吸烟和肺癌的病例 - 对照研究[6]即低估了吸烟的效应。该研究是基于医院的病例 - 对照研究,其对照是 709名非肺癌的住院患者。在那个年代,心肌梗死的患者常规需要在医院治疗康复 3 周之久,这样的话这些患者就有可能成为对照。如果以此为对照,那么他们当中吸烟者的比例要比普通人群更高,从而高估了基础背景吸烟率,而低估了吸烟与肺癌之间的联系[7]。

　　另外一个例子是关于非甾体类抗炎药(NSAID)对结直肠癌潜在保护作用的病例 - 对照研究(图 6.3)[8,9]。假设结直肠癌患者是在其住院手术期间选作病例的,对照是住院患者中无结直肠癌的患者。如果对照来自风湿科,这样就会存在偏倚,因为关节炎患者比一般人群有更多机会暴露于 NSAID,这样就会低估了药物和结直肠癌的联系。而如果对照来自消化科,偏倚会导致结果向相反反向偏离。因为在医生的警示下,消化道溃疡患者比一般人更少地暴露于 NSAID。这样偏倚就会使得效应被高估。

对照选择	对照组的瑕疵	对NSAID作用估计的影响
关节炎患者	暴露于NSAID的概率可能过高	↓
消化性溃疡患者	暴露于NSAID的概率可能过低	↑

图 6.3 非甾体类抗炎药(NSAID)和结直肠癌的病例 - 对照研究中偏倚的发生

　　对照的选择是极富挑战性的,另外一个例子便是关于子宫内膜异位症的研究。因为子宫内膜异位症需要手术来确诊,研究者常常会选择曾经进行过腹腔镜或者剖腹术而无该症的女性作为对照。但是,有手术史的女性通常并不能代表所有可能会出现子宫内膜异位症的妇女,因为手术并非随机事件[10]。

去哪里寻找对照

　　研究者(以及最终情况下,读者)需要确定病例和对照是从哪个人群里面来的。已知人群[11]是在一段观察期内的一个明确群体(图 6.4)。这可以是加勒比海 1 周巡游游轮上的乘客和乘务人员,也可以是 10 年间在瑞典生活的所有人员。病例是这个人群中出现所研究疾病的人,而对照是这个人群中未出现这个疾病的人。因而,病例 - 对照研究可以被看作是发生于一个大型队列研究中的一个研究[巢式病例 - 对照研究(nested case-control study)[12]就是一个很好的例子]。这种情况下主要的任务就是寻找该人群中的病例,在明确的人群中选取对照相对较为容易。

　　通常,病例的来源人群是未知的[11]。例如,医院急诊室中机动车事故的伤员,要确定其人群来源就是一个挑战。有的伤员也许就是附近的居民,有的也许是高速公路上的过客,还有的可能是直升机从乡间转运来的。此时,选择病例在先,而推定其来源人群在后。病例选择是该研究较容易的部分,而决定应该从什么样的人群里去选择对照则是该研究中富有挑战性的工作。病例和对照应该来源于同一人群(一个解决方法是把病例和对照都限制于该市的市区人群)。

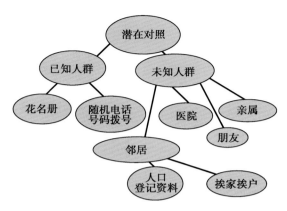

图 6.4   在已知和未知人群中选择对照

对照设置不好会导致严重错误。第 5 章介绍了旧金山关于男性同性恋 AIDS 的病例 - 对照研究,该案例很好地说明了这个问题[13]。使用性病诊所的患者作为对照会大大地低估真实的风险,因为去诊所就诊与所研究的暴露因素显著相关(即去诊所就诊和性伴数目两者之间并非相互独立)。患者因为性病而到诊所诊治,从中选取的对照和旧金山其他的男同性恋者相比,更有可能拥有多个性伴。这种情况下,邻居对照是更好的对照方法。

对照来自已知人群

如有可能,可以从未患所研究疾病之人群中随机选取对照,这样有助于避免选择偏倚。游轮上食源性疾病暴发的调查通常可以采用病例 - 对照研究的方法。病例就是那些患上肠胃炎的人,对照则是船上的其他人。该研究试图寻找与对照组相比,病例组中具有更高暴露率的特定食物。而且,没有吃过该食物的人应该不会出现症状。在游轮上可以在那些未出现症状的人里面进行概率抽样[14]。这样的话,对照组就是船上所有未出现食物中毒的人的一个随机样本。

人群对照的优缺点并存。随机样本可以提供具有代表性的对照,从研究结果来推断人群情况也是合理的。但另外一方面,当人群中并非所有病例都能被确认时,或者有相当一部分潜在对照不能找到时(比如去度假了),人群对照就不是那么合适。另外,人群对照在研究的参与度上也不及在医院这一类的健康机构的对照[15]。

随机电话号码拨号(random-digit dialing)

如果没有人群的花名册,可以用随机电话号码拨号的方法来实现对潜在对照的抽样。可以从电话局处获得不完全号码(如 8 位数)的随机样本;缺失的 2 位数用随机数字填上,然后拨号(图 6.5)。这种方法也是优缺点并存。它尽可能地均等地对居民电话号码进行抽样,而基本上不会纳入商业经营性电话号码。这种方法也能囊括一些新号码或者黄页上尚未列入的号码。

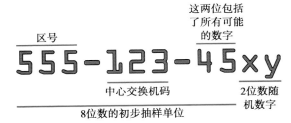

图 6.5　随机电话号码拨号法选取对照。8 位数的初步抽样单位包括该郡县中心交换机号码和另外两位数的所有各种组合。这 8 位随机选择的数字之后,计算机还会随机生成最后的 2 位数,组成一个 10 位数的电话号码用以拨号

不过,随机电话号码拨号的时代已经过去了。首先,应答率持续下降,从 20 世纪 80 年代的超过 90% 直到 2007 年的不到 70%[16]。最近,有报道称固定电话的总体应答率低至 11%[17]。应答率下跌既降低了寻找对照的效率,亦损害了应答者作为目标风险人群代表的代表性[18]。过去的数十年以来,通信技术的发展使得电话的使用发生了变革。自动应答装置以及来电显示功能可能会降低应答率。

其次,越来越多的人不使用固定电话。起码有 30% 的美国居民家里只有无线连接[18]。因而,有研究者建议可将手机方式也纳入随机电话号码拨号的方法里面,从而可将研究扩展到无固定电话的人群[19,20]。自从 1996 年以来,手机的流动性使得这一问题更为复杂,在一个区域里面的手机号码并不限于该地区代码范围。这就使得在某一地理区域中寻找对照的效率更为低下。例如,许多亚特兰大(地区代码为 404)居民的手机号码来源于其他地区,如果在 404 的范围内进行随机电话拨号的话他们就会被遗漏。

再次,随机电话号码拨号的应答者可能并不能代表那些可具有发病风险的人群。对该方法进行评价后发现,应答者与更广大的人群在教育状况[21],社会经济状态[22],以及其他人口学特征[22]上都存在差别。这其中的选择偏倚是人们日益关注的问题。因而,大家选择其他可作为对照的潜在来源,包括出生证明[23]、营销数据库供应商[18]等。

对照来自未知人群

邻居对照(neighbourhood control)

邻居对照通常是采用一种特殊的模式从病例所在街区中抽取的。对照的选择必须是始终独立于暴露因素之外的。为了避免选择偏倚,访问者按照预先确定的模式去探访一个个家庭。研究者有一些方法来选择对照所在的家庭:人口登记资料和挨家挨户走访[24,25]。前者的一个有用工具是交叉参考目录(cross-refrence directory),或者称为"十字交叉(criss-cross)"目录或"反向街道(reverse-street)"目录,该目录上有地址信息和相应的电话号码。

我们参加过一项关于口服避孕药和肝细胞腺瘤之间关系的病例 - 对照研究,该研究即采用挨家挨户走访:研究者上门访问每一位病例,然后试图从该病例所在街道选择 3 个对照(图 6.6)[26]。最近在印度的一项关于钩端螺旋体病的病例 - 对照研究则选择了距离每位病例最近的 3 个家庭作为对照[27]。

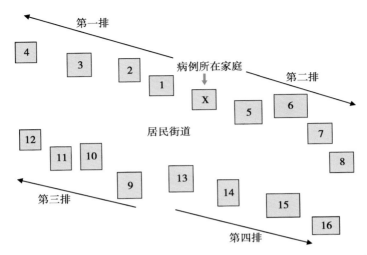

图 6.6　邻居对照。在病例家里完成访问后,研究者按照事先确定的 H 形模式去探访病例的 16 个邻居家庭,直到 3 个对照被确定并访问好。图中每一个方块代表同一个街道中的一个家庭

　　邻居对照的优点是不需要花名册,同时也可以把很多混杂因素考虑在内(如社会经济状况、气候等)。但是同时,走访邻居也是非常昂贵的,而且以家庭为单位,而非以个人为单位进行抽样亦存在与随机电话号码拨号法一样的问题。无应答也是个问题。有一份报道称,平均要接触 9 个家庭才能得到 1 个对照[24],而我们的经验告诉大家这个比例可以高达 150∶1。有的建筑物有很多单元,需要确定其中的每一个单元,再进行探访。挑战不仅限于城市。我们曾经参与的一个病例 - 对照研究中,访问者不但要对付德国牧羊犬和带倒刺的铁丝篱笆,甚至还被当地警惕性很高的警察给带走[26]。

　　"走访邻居"可以用一种现代的方法来做,即使用商用营销数据库来确定病例所在地某一个给定范围内的民居住所。例如,莱姆病的病例 - 对照研究中,与病例的距离范围被认为是非常重要的因素,因为该病的传播媒介是蜱[18]。

医院对照（hospital control）

病例 - 对照研究广泛采用了医院对照的方法，当然这种对照也引来非常多的批评。医院对照有好几个突出的优点：方便，对照的确定和访谈耗资不多，获得的信息质量和病例相似，对照的参与度高，以及对照和病例有类似的寻求健康服务的需求[15,18]。不过，医院对照的缺点也很突出。利用医院的患者作为对照是假定他们能代表所研究疾病的来源人群的基础暴露率，这意味着导致该患者入院的疾病与所研究的暴露因素无关。

解决这个问题的最好办法就是排除那些入院诊断可能与所研究暴露因素有关的患者。例如有一个关于避孕和系统性红斑狼疮的病例 - 对照研究采用了医院对照，研究者排除了妇产科的住院患者作为对照组[29]。这么做是因为考虑到在三级医院就医的妇女其妇产科病史与大多数社区妇女都不一样。一个医院里面不同疾病的患者可能会有不同的人群来源，对照疾病的患者应该和病例的人群来源相同。

住院率偏倚（admission rate bias）[即 Berkson 偏倚（Berkson bias），第 3 章]也会带来问题。例如，同样是输卵管炎，医生往往会更经常地将有宫内避孕器（IUD）的妇女收治入院，这样就会夸大了输卵管炎和宫内避孕器之间的联系（*OR*）[30]。医院对照的研究中，临床医生知道患者具有所研究的暴露因素（如 IUD）就会增加其作为病例的概率，从而导致有 IUD 的患者比例异常增加。

有些研究提示医院对照也许并不能代表具有患病风险的人群。医院对照与人群对照相比，与病例更相似，这样就会使得 *OR* 朝 1（即两组无差别）的方向偏倚[31,32]。还有人发现，医院对照和人群对照在体重、吸烟习惯和疾病负担上都不一样[33]。

朋友或伙伴对照（friend or associate control）

病例的朋友或者是工作同事有时也可作为对照。对于这种对照有人赞同也有人批评。这种做法的好处是可以有一个和病例在很多重要方面（如社会经济状况和教育等）都相似的对照组。但是，通过询问病例来得到潜在对照却完全违背了随机化的原则。与其他潜在对照相比，病例所提供的对照也许更乐于交际或为人更随和，这样的对照其代表性就有问题了[15]。内向的病例也不像外向的病例那样容易给出一些对照[34]。癌症患者可能不愿意提供潜在对照，因为他们不希望他人得知其患病情况[28]。

关于朋友或家人对照的另一个顾虑是潜在的过度匹配的问题[35]。过于严格的匹配或针对过多特征进行匹配可掩盖暴露和结局之间的真实联系[36]。另一方面，病例所提供的潜在对照往往在教育水平和社会经济状况上好于病例自己[37]。

在隐藏人群中研究一些不被大众社会所接受的行为(如毒品滥用)，有人认为朋友对照更为方便，而且较少有选择偏倚。有一项研究即要求毒品滥用者提供 2 个朋友：1 个有毒品滥用的朋友(增加 1 个新病例)和 1 个从未使用毒品的朋友(对照)。利用这个朋友的关系链或滚雪球的方法收集了来自同一人群的病例和对照[38]。尽管还不算理想，朋友对照似乎能作为一个有代表性的比较组，并且有足够高的应答率[34,36]。

亲属对照(relative control)

病例与其亲属之间有很多相似之处。如果认为基因是混杂因素，亲属对照可用以校正之[34]。很多其他暴露因素在亲属之间也很相似(如兄弟姐妹间的饮食习惯、环境因素、生活方式和社会经济状况都大体相同)。例如，当兄弟姐妹作为对照的时候，家庭大小这个因素的潜在作用就不能检测了[15]。一些研究者总结认为只要暴露相关的危险因素不随着时间而变化，亲属对照就不会使研究结果出现偏离[39]。一项关于卒中的研究发现，卒中存活者中只有 65% 的人其配偶尚存，这就限制了该方法的应用[40]。

设置几个对照组？

有人主张设置两个独立的对照组，如果结果是一致的，则可认为其结果更为可信[14,41]。例如，有个关于雌激素治疗和子宫内膜癌关系的病例 - 对照研究同时使用了医院和社区对照[42]。但不幸的是,两个对照的结果迥异,此时应该忽略哪一个结果[15]？设置多个对照的直接劣势还包括增加研究开支和时间成本。就像刚刚提到的关于子宫内膜癌的病例-对照研究[42],增加社区对照组以后,需要调查访问的研究对象从 480 人增加到 801 人,增加了 67%。

另外一方面,一项癌症的病例-对照研究中,选取没有癌症的社区对照可能会低估相关的暴露因素(回忆偏倚),因为这些对照缺乏在其记忆中搜寻相关暴露情况的动力。要减少该问题所带来的影响,或可设置第二个对照组,该组患者患有非所研究的癌症,这样的对照组和病例组在关注自身健康问题上更为相似[43]。总体而言,我们建议尽可能选择一个最佳的对照组[44]。

每个病例设置几个对照？

读者有时会很诧异地发现,有的病例-对照研究中病例数和对照数相差悬殊,临床医生通常会觉得病例数和对照数应该是相近的(这个问题观点不仅限于随机对照试验)。组间人数不均等往往提示研究者希望增加研究的把握度(即,如果存在重要差异,该研究能够发现其的能力)。在非配对的病例-对照研究中,如果在病例和对照的开支上差不多的话,病例数和对照数大致相近是最有效率的。但有时候,病例数目较少而且难以增加。例如,在美国出现中毒性休克综合征(toxic shock syndrome,TSS)的早些年,美国疾病预防控制中心(Centers for Disease Control and Prevention)的监测系统一共确定了 28 例非月经性 TSS*。研究者按年龄为每个病例匹配选择了 4 位对照以增加研究的把握度[45]。研究的把握度随对照数目增加而提高,直至对照与病例之比达到 4 : 1[46,47]。但其增加并非线性的。当比例超过 4 : 1 后,对照数目增加所带来的把握度提升微乎其微。对照与病例之比增加后可让 OR 的置信区间(结果的精确性)更窄,但不能解决更为严重的偏

---

* 译者注:TSS 由金黄色葡萄球菌产生的致病毒素所致,多见于年轻女性月经期,与经期用卫生棉条有关。非经期的女性、男性和儿童也可因为各种手术、伤口血肿或纱条等填塞物使金葡菌繁殖而引起本病。

倚问题。

　　Stevens-Johnson 综合征是另一种罕见病,很容易满足病例 - 对照研究的罕见疾病假设(rare disease assumption)。台湾的一项研究纳入 35 名病例,并按照年龄、性别和入院日期为每个病例匹配了 3 个对照[48]。有时,尽管病例数目足够,研究者还是会选择比病例数更多的对照数目,特别是当有现成的电脑数据库时。英国有一项关于先前抗生素使用与原发性肝癌的研究,研究者从一个大型数据库中搜集了1 195 个病例,在同一数据库中匹配了 4 640 个对照。研究未发现危险信号[49]。

如何评价对照

　　病例 - 对照研究的真实性有赖于选择合适的对照。选择对照表面上看似简单,但实际上却远非如此。对照应该能代表人群中的基础暴露率。因此,除了没有罹患所研究的疾病,对照在其他各主要方面都应该和病例相似。的确如此,那些对照者如果期间发生了所研究的疾病,则可成为研究的病例[43]。选择对照应该独立于所研究的暴露因素。

　　当潜在对照所在的研究人群是已知时,最好是选择其全体作为对照,如果不可行,则选择随机样本。如果这个人群是未知的,选择对照就比较困难了。一般情况下,我们选择时间上和空间上与病例接近者作为对照。通常选择一个好的对照组。如果不太确信设置该对照组是否合适,有时可以设置第二个对照组。如果病例数目太少,可以设置多达病例数 4 倍的对照,以此来增加研究的把握度。不过这种做法并不能提高其真实性。

　　不合适的对照不但会导致错误的研究结论,还会对医学认知有潜在的危害[50]。读者在阅读病例 - 对照研究报告时需要认真看看该研究中对照的特点。研究报告结果的判读掌握在读者手中。

结论

　　病例 - 对照研究的对照用于估计研究目标人群的暴露率。当研究人群是已知的时候,可以在无研究结局的人当中进行随机抽样。如果研究人群是未知的,对照可以选自于时间上和空间上与病例接近者。对照应该能代表那些可能会发生所研究结局的所有人。选择合适的对照是病例 - 对照研究的关键。

（袁源智　译,王吉耀　校）

参考文献

1. Grimes, D.A., 1995. Clinical research in ancient Babylon: methodologic insights from the book of Daniel. Obstet. Gynecol. 86, 1031–1034.
2. Feinstein, A.R., 1985. Clinical Epidemiology: The Architecture of Clinical Research. W. B. Saunders Company, Philadelphia.
3. Marbach, J.J., Schwartz, S., Link, B.G., 1992. The control group conundrum in chronic pain case/control studies. Clin. J. Pain 8, 39–43.
4. Rothman, K.J., Greenland, S., Lash, T.L., 2012. Modern Epidemiology. Lippincott Williams & Wilkins, Philadelphia.
5. Schlesselman, J.J., 1982. Case-Control Studies. Design, Conduct, Analysis. Oxford University Press, New York.
6. Doll, R., Hill, A.B., 1950. Smoking and carcinoma of the lung; preliminary report. Br. Med. J. 2, 739–748.
7. Sessler, D.I., Imrey, P.B., 2015. Clinical research methodology 2: observational clinical research. Anesth. Analg. 121, 1043–1051.
8. Chan, A.T., Giovannucci, E.L., 2010. Primary prevention of colorectal cancer. Gastroenterology 138, 2029-2043.e10.
9. Cao, Y., Nishihara, R., Qian, Z.R., et al., 2016. Regular aspirin use associates with lower risk of colorectal cancers with low numbers of tumor-infiltrating lymphocytes. Gastroenterology 151, 879-892.e4.
10. Zondervan, K.T., Cardon, L.R., Kennedy, S.H., 2002. What makes a good case-control study? Design issues for complex traits such as endometriosis. Hum. Reprod. 17, 1415–1423.
11. Wacholder, S., McLaughlin, J.K., Silverman, D.T., Mandel, J.S., 1992. Selection of controls in case-control studies. I. Principles. Am. J. Epidemiol. 135, 1019–1028.
12. Franchi, M., Asciutto, R., Nicotra, F., et al., 2017. Metformin, other antidiabetic drugs, and endometrial cancer risk: a nested case-control study within Italian healthcare utilization databases. Eur. J. Cancer Prev. 26, 225–231.
13. Moss, A.R., Osmond, D., Bacchetti, P., Chermann, J.C., Barre-Sinoussi, F., Carlson, J., 1987. Risk factors for AIDS and HIV seropositivity in homosexual men. Am. J. Epidemiol. 125, 1035–1047.
14. Perillo, M.G., 1993. Choice of controls in case-control studies. J. Manip. Physiol. Ther. 16, 578–585.
15. Wacholder, S., Silverman, D.T., McLaughlin, J.K., Mandel, J.S., 1992. Selection of controls in case-control studies. II. Types of controls. Am. J. Epidemiol. 135, 1029–1041.
16. Bunin, G.R., Spector, L.G., Olshan, A.F., et al., 2007. Secular trends in response rates for controls selected by random digit dialing in childhood cancer studies: a report from the Children's Oncology Group. Am. J. Epidemiol. 166, 109–116.
17. Clagett, B., Nathanson, K.L., Ciosek, S.L., et al., 2013. Comparison of address-based sampling and random-digit dialing methods for recruiting young men as controls in a case-control study of testicular cancer susceptibility. Am. J. Epidemiol. 178, 1638–1647.
18. Connally, N.P., Yousey-Hindes, K., Meek, J., 2013. Selection of neighborhood controls for a population-based Lyme disease case-control study by using a commercial marketing database. Am. J. Epidemiol. 178, 276–279.
19. Badcock, P.B., Patrick, K., Smith, A.M., et al., 2017. Differences between landline and mobile phone users in sexual behavior research. Arch. Sex. Behav. 46, 1711–1721.
20. Voigt, L.F., Schwartz, S.M., Doody, D.R., Lee, S.C., Li, C.I., 2011. Feasibility of including cellular telephone numbers in random digit dialing for epidemiologic case-control studies. Am. J. Epidemiol. 173, 118–126.

21. Wang, P.P., Dicks, E., Gong, X., et al., 2009. Validity of random-digit-dialing in recruiting controls in a case-control study. Am. J. Health Behav. 33, 513–520.
22. Bailey, H.D., Milne, E., de Klerk, N., et al., 2010. Representativeness of child controls recruited by random digit dialling. Paediatr. Perinat. Epidemiol. 24, 293–302.
23. Puumala, S.E., Spector, L.G., Robison, L.L., et al., 2009. Comparability and representativeness of control groups in a case-control study of infant leukemia: a report from the Children's Oncology Group. Am. J. Epidemiol. 170, 379–387.
24. Vernick, L.J., Vernick, S.L., Kuller, L.H., 1984. Selection of neighborhood controls: logistics and field-work. J. Chronic Dis. 37, 177–182.
25. Ryu, J.E., Thompson, C.J., Crouse, J.R. 3rd., 1989. Selection of neighborhood controls for a study of coronary artery disease. Am. J. Epidemiol. 129, 407–414.
26. Rooks, J.B., Ory, H.W., Ishak, K.G., et al., 1979. Epidemiology of hepatocellular adenoma. The role of oral contraceptive use. JAMA 242, 644–648.
27. Desai, K.T., Patel, F., Patel, P.B., Nayak, S., Patel, N.B., Bansal, R.K., 2016. A case-control study of epidemiological factors associated with leptospirosis in South Gujarat region. J. Postgrad. Med. 62, 223–227.
28. Lasky, T., Stolley, P.D., 1994. Selection of cases and controls. Epidemiol. Rev. 16, 6–17.
29. Grimes, D.A., LeBolt, S.A., Grimes, K.R., Wingo, P.A., 1985. Systemic lupus erythematosus and reproductive function: a case-control study. Am. J. Obstet. Gynecol. 153, 179–186.
30. Grimes, D.A., 1987. Intrauterine devices and pelvic inflammatory disease: recent developments. Contraception 36, 97–109.
31. West, D.W., Schuman, K.L., Lyon, J.L., Robison, L.M., Allred, R., 1984. Differences in risk estimations from a hospital and a population-based case-control study. Int. J. Epidemiol. 13, 235–239.
32. Infante-Rivard, C., 2003. Hospital or population controls for case-control studies of severe childhood diseases? Am. J. Epidemiol. 157, 176–182.
33. Olson, S.H., Kelsey, J.L., Pearson, T.A., Levin, B., 1994. Characteristics of a hypothetical group of hospital controls for a case-control study. Am. J. Epidemiol. 139, 302–311.
34. Zhong, C., Cockburn, M., Cozen, W., et al., 2017. Evaluating the use of friend or family controls in epidemiologic case-control studies. Cancer Epidemiol. 46, 9–13.
35. Porta, M., 2014. A Dictionary of Epidemiology. Oxford University Press, New York.
36. Bunin, G.R., Vardhanabhuti, S., Lin, A., Anschuetz, G.L., Mitra, N., 2011. Practical and analytical aspects of using friend controls in case-control studies: experience from a case-control study of childhood cancer. Paediatr. Perinat. Epidemiol. 25, 402–412.
37. Kaplan, S., Novikov, I., Modan, B., 1998. A methodological note on the selection of friends as controls. Int. J. Epidemiol. 27, 727–729.
38. Lopes, C.S., Rodrigues, L.C., Sichieri, R., 1996. The lack of selection bias in a snowball sampled case-control study on drug abuse. Int. J. Epidemiol. 25, 1267–1270.
39. Goldstein, A.M., Hodge, S.E., Haile, R.W., 1989. Selection bias in case-control studies using relatives as the controls. Int. J. Epidemiol. 18, 985–989.
40. Worrall, B.B., Brown, D.L., Brott, T.G., Brown, R.D., Silliman, S.L., Meschia, J.F., 2003. Spouses and unrelated friends of probands as controls for stroke genetics studies. Neuroepidemiology 22, 239–244.
41. Ibrahim, M.A., Spitzer, W.O., 1979. The case control study: the problem and the prospect. J. Chronic Dis. 32, 139–144.
42. Hulka, B.S., Fowler, W.C.J., Kaufman, D.G., et al., 1980. Estrogen and endometrial cancer: cases and two control groups from North Carolina. Am. J. Obstet. Gynecol. 137, 92–101.
43. Checkoway, H., Pearce, N., Kriebel, D., 2007. Selecting appropriate study designs to address specific research questions in occupational epidemiology. Occup. Environ. Med. 64, 633–638.
44. Moritz, D.J., Kelsey, J.L., Grisso, J.A., 1997. Hospital controls versus community controls: differences in inferences regarding risk factors for hip fracture. Am. J. Epidemiol. 145, 653–660.
45. Schwartz, B., Gaventa, S., Broome, C.V., et al., 1989. Nonmenstrual toxic shock syndrome associated with barrier contraceptives: report of a case-control study. Rev. Infect. Dis. 11 (Suppl 1), S43–S48; discussion S8–S89.
46. Song, J.W., Chung, K.C., 2010. Observational studies: cohort and case-control studies. Plast. Reconstr. Surg. 126, 2234–2242.

47. Gamble, J.M., 2014. An introduction to the fundamentals of cohort and case-control studies. Can. J. Hosp. Pharm. 67, 366–372.
48. Lin, M.S., Dai, Y.S., Pwu, R.F., Chen, Y.H., Chang, N.C., 2005. Risk estimates for drugs suspected of being associated with Stevens-Johnson syndrome and toxic epidermal necrolysis: a case-control study. Intern. Med. J. 35, 188–190.
49. Yang, B., Hagberg, K.W., Chen, J., et al., 2016. Associations of antibiotic use with risk of primary liver cancer in the Clinical Practice Research Datalink. Br. J. Cancer 115, 85–89.
50. Grimes, D.A., Lobo, R.A., 2002. Perspectives on the Women's Health Initiative trial of hormone replacement therapy. Obstet. Gynecol. 100, 1344–1353.

第 **7** 章
流行病学观察性研究的局限性

生物医学文献中的绝大部分报告是观察性研究。但是,文献的读者几乎没有人去鉴别其脆弱的科学基础。已发表的大多数观察性研究结果都是错误的,即使是那些真实的发现,其中大多数也都夸大了结果。观察性研究报告质量通常很差,结果不能重复是生物医学和行为科学中普遍存在的问题。使用大型管理数据库进行研究,通常会得出精确但错误的结果。通常观察性研究报告没有对低于判别限(discrimination limit)的弱关联进行说明(或者警告);生物医学研究人员通常是非专业人员,大多数没有接受过研究方法的正规培训;期刊的同行评审,很少有证据价值等级不同的概念;由于欺诈行为而造成的撤稿在急剧增加。观察性研究造成了极大的伤害,浪费了宝贵的资源。实际上,估计每年的研究投资中有 85% 被浪费。本章概述了观察性研究的一些局限性,并提出解决这些问题的一些方法。

错误的报告（false claims）

"现在有足够的证据证明许多长期以来的想法:观察性研究提出的任何宣称都很有可能是错误的,因为在严格试验条件下,其结果没有可重复性"[1]。

2005 年,约阿尼迪斯(Ioannidis)以其数学模型震惊了医学界,该数学模型表明大多数已报道的研究结果是错误的[2]。其进一步研究指出,即使是观察性研究中发现的真实性联系,绝大多数也夸大了联系强度[3]。在小规模、弱联系、追求重要发现的大多数团队、存在比较大的方法学偏倚或者研究者有偏见的研究报告中,假阳性问题更为严重。事实上,统计学上的强关联,可能仅仅反映了较大的净偏倚,而不是任何因果关系。在另一种极端情况下,由于研究规模庞大,微不足道的效应值(由于嵌入偏倚)会有统计学显著性差异[4]。不可预知或无法测量的残留混杂以及适应证混杂(confounding by indication)阻碍了观察性研究的应用,而且没有简便的补救方法[5]。

其他研究者已经证实,大多数观察性研究结果不能被复制。例如,有 12 项随机试验分别对 52 项观察性研究(包括大型研究)的研究结果进行了验证,干预措施包括饮食、维生素和矿物质,然而,没有一项观察性研究报告的结果可以被确认。具有讽刺意味的是,随机试验发现,其结果与 10% 的观察性结果相反[1]。研究人员和普通民众每天必须与低质量研究所得到的虚假结论搏斗[6](图 7.1)。尽管在开展肺部和重症监护方面,观察性研究和随机试验有时是一致的,但随机对照试验批驳了许多在观察性研究中有益的干预措施。从长期来看,基于观察性研究而不是随机试验的治疗可能会花费更多,而且对患者更危险[7]。

医学文献充斥着伪造的发现(框 7.1)。由于对混杂控制不足,吸烟与自杀错误地联系在一起。β- 胡萝卜素对降低肺癌风险是没有作用的。选择性偏倚导致多个研究结果相互一致但不正确的结论:绝经期的雌激素与心脏病风险降低有关。质量差的病例 - 对照研究错误地将利血平(一种降压药)与乳腺癌以及喝咖啡与胰腺癌联系起来。社会期望偏倚(social desirability bias)(健康对照组未报告敏感信息)将流产与乳腺癌联系起来。伪科学[8]导致一种在怀孕中广泛使用、安全有效止吐药的消失。不适当的对照组、信息偏倚以及没有控制的性传播疾病的混杂影响,导致 20 世纪 80 年代美国的宫内节育器(IUD)几乎消失。缺乏对混杂的控制使研究人员认为口服避孕药与垂体瘤有关。最近有关穿着高跟鞋和癌症[9]的新闻报道导致两位作者放弃了高跟鞋。安全胜过遗憾!

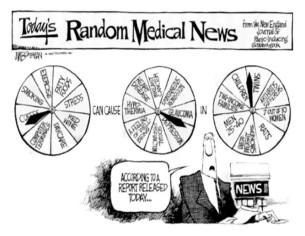

图 7.1　今日随机医学新闻。Borgman©1977《辛辛那提探询报》
(The *Cincinnati Inquirer*)
来源:Reproduced with permission from Andrews McMeel Syndication.

框 7.1　流行病学观察性研究中的虚假关联示例		
暴露	**结局**	**解读**
吸烟	自杀风险增加	吸烟与易患精神疾病有关,增加自杀风险[49,70]
β- 胡萝卜素	降低肺癌风险	信息偏倚和残余混杂[71]
绝经期雌激素治疗	降低冠心病风险	选择偏倚:选择使用雌激素的女性,患冠心病的风险较低[72]
利血平治疗	增加乳腺癌风险	有缺陷的病例 - 对照研究;在后来较大型研究中,此结果没有重现[73]

框 7.1	流行病学观察性研究中的虚假关联示例(续)	
喝咖啡	增加胰腺癌风险	有严重缺陷的病例 - 对照研究;后来的研究驳斥了此结果[43,73]
人工流产	增加乳腺癌风险	信息偏倚;健康对照组中流产报告不足[43,74]
Bendectin(吡哆醇 / 多西拉敏)暴露	增加出生缺陷风险	伪科学[27]
宫内节育器(IUD)	增加输卵管炎和不育症风险	比较组间的错误,信息偏倚(用 IUD 者组,结局过度诊断),无法控制由性传播疾病引起的混杂[75]
口服避孕药	增加垂体瘤风险	适应证混杂[76]

来源:Grimes,D.A.,Schulz,K.F.False alarms and pseudo-epidemics:the limitations of observational epidemiology.Obstet Gynecol.2012 Oct;120(4):920-927.

非专业人员在工作

几千年来,医学一直是通过学徒制学习的。到 20 世纪初,学徒制的不足已显而易见。Abraham Flexner 对美国医学院的评论[10]导致许多营利性学校关闭。此后,医学院与教学医院联合起来。在过去的 1 个世纪中,医学教育具有明确的目标,正规课程、研究生培训和国家能力测试。

相反,生物医学研究继续通过学徒制学习,其结果是今天很少有研究人员接受过研究方法的高级培训[11]。大多数年轻的研究人员都是在年长的同事指导下学习工作的,而后者通常也没有接受过正式的研究培训。由于医学研究的标准低于医学实践的水平,因此当今的大多数研究以及研究报告都不理想。有成为外科医生的愿望不足以获得手术权,而研究并非如此。在进行研究和提交论文时,不需要任何正式培训或资格证明。

生物医学研究及其报告的质量差,已得到充分的证明。许多报告都没有提及该项研究的局限性[12,13]。即使在知名的医学期刊上,对混杂偏倚的控制描述也仍然很少[14,15]。统计错误包括多个计划外比较以试图发现具有统计学意义的某变量进行 P 值操纵（P hacking），缺失数据的单一归因，忽略趋均值回归效应，以及在观察性研究中把统计关联推断为因果关系[16]。论文讨论部分（应讨论局限性和注意事项）通常是混乱的，而且讨论内容与结果无关[17]。类似于结构化摘要的讨论部分的结构化，可能会提高观察报告局限性的透明度[18]。

许多临床实践指南均没有已发表文献的证据支持[19]。有鉴于此，目前有用于报告观察性研究的国际指南。互联网上有加强流行病学观察性研究报告（Strengthening the Reporting of Observational Studies in Epidemiology，STROBE）声明[20]（http://www.strobe-statement.org/index.php?id = strobe-home，2017 年 3 月 9 日访问）以及 Equator Network 网站（www.equator-network.org，2017 年 3 月 9 日访问）。遵守各种观察研究的报告清单将提高方法的透明度。

此外，在过去的 10 年中，已经普及了证据质量和推荐强度的正式评级方法。证据推荐分级的评估、制订与评价（The Grading of Recommendations Assessment，Development and Evaluation，GRADE）系统评估证据的质量，包括评价存在偏倚的可能性，然后根据该证据提出强推荐或弱推荐[21,22]。

管理数据库

大数据（big data）带来大问题。"大数据"一词代表着庞大、复杂且可链接的信息[23]。对出于保险或其他目的而建立的数据库开展研究，已成为医学研究领域的新兴产业。尽管此类数据库可以监测一段时间内的趋势，或者提供频率的粗略估算，但是大多数数据库根本不足以进行可靠的流行病学研究。急切的研究人员通常在没有确定研究假设和书面分析计划的情况下，开始进行数据挖掘。数据挖掘过程可能会演变为寻宝游戏，被戏称为"风险因素论（risk factorology）"[24]。正如约阿尼迪斯（Ioannidis）感叹的那样，"危险因素流行病学在切成薄片的数据挖掘文章中表现出色"[25]。由此产生的虚假联系和虚假警报不必要地使公众感到恐惧[26]，也使法庭上充斥虚假有偿的诉讼[27]。

管理数据库（administrative database）的优势显而易见：数据已经被

收集、计算机化并且覆盖范围广。速度快、数据已经录入、大数据高精度估计的优点，被两个无法克服的问题所抵消——缺乏诊断的有效性以及缺乏有关潜在混杂因素的信息[28,29]。

为了确保研究的有效性(真实性)(validity)，必须对患者结果进行准确编码。实际上，美国食品药品管理局(US Food and Drug Administration, FDA)警告说，对于使用电子数据库进行的药物流行病学研究，需要查看患者的病历来确认诊断是否准确："尽管可以使用不同的技术对编码进行验证，但是基于编码(例如国际疾病分类代码，ICD编码)来确定是否发生了研究结局，通常需要从数据源中找到所有的或抽样的有相关代码的病例，并对其主要医学数据(通常是医学病历)进行核查，以确定每一例患者是否真正经历了所编码的事件"[30]。

许多管理数据库中的诊断是无效的，导致无法在流行病学研究中使用。例如，对丹麦患者注册中心的数据分析表明，口服避孕药中不同种类的孕激素导致静脉血栓栓塞风险不同[4]。相反地，大型、严格、有针对性的队列研究一致发现，所有孕激素的风险均相当[31,32]。一种解释是丹麦患者注册数据库中的静脉血栓栓塞诊断通常是错误的[33]。实际上，该数据库中，疾病和治疗的阳性预测值在<15%~100%之间[34]。管理数据库中的无效诊断问题很普遍，包括保险[35]、医疗保健[36]、生命统计数据库[37]。

管理数据库的第二个缺陷是通常缺少有关重要潜在混杂因素的信息。例如，对静脉血栓形成的数据库研究发现，常常缺失体重指数、血栓形成家族史、社会经济状况信息[38,39]。数据缺失带来了不可弥补的问题。保险索赔数据通常不完整而且容易出错[40]。饮食因素可能在包括癌症在内的许多疾病病因学中发挥作用[41]，然而，在保险数据库或国家注册机构中能找到有关水果和蔬菜消费的哪些信息呢？数据缺失是电子健康记录中的常态，并且这些缺失数据也不是随机丢失的。

管理数据库研究的另一个危险是"巨大的统计学意义(mass significance)"。由于样本量较大，几乎所有弱关联(真实的或虚假的)都具有狭窄的置信区间和令人印象深刻的统计显著性水平，P值小数点后有很多0。大数据可以发现无差别的显著性差异[40]。琐碎的(通常是虚假的)关联已达到统计学意义，但没有临床意义。由于诊断不准确且缺乏对潜在混杂因素的控制,这些研究可能具有精确性,但不具有有效性。换句话说,其结果可能恰恰是错误的[4]。管理数据库可以发挥作用,但是在临床研究中,样本量越大越好的说法显然是错误的[40]。

弱关联(weak association):大小问题

许多研究人员并未意识到研究的局限性。所有的观察性研究(以及做得不好的随机对照试验)都容易产生偏倚[42]。即使在试图使选择偏倚和信息偏倚最小化之后,并且在控制了已知的潜在混杂因素之后,偏倚仍然经常存在。这些偏倚很容易导致弱关联(在已发表的研究中屡见不鲜),对这种弱关联必须小心谨慎地解读[43]。队列研究中,相对危险度(relative risk,*RR*)在 0.5~2.0 的弱关联,常常是残留偏倚引起的(图 7.2)。由于病例 - 对照研究比队列研究更容易产生偏倚,因此必须将

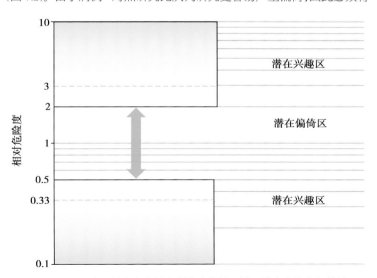

图 7.2　队列研究中可能存在偏倚和潜在兴趣的区域。潜在兴趣的阈值从 2~3 (虚线)风险增加,从 0.5~0.33(虚线)风险降低

来源:Grimes,D.A.,Schulz,K.F.False alarms and pseudo-epidemics:the limitations of observational epidemiology.Obstet Gynecol.2012 Oct;120(4):920-927.

弱关联的阈值设置得更高。在病例 - 对照研究中,弱关联可以定义为比值比(odds ratio, *OR*)=0.33~3.0(图 7.3)。如果结果落在此区间内,可能是偏倚所导致;反之,如果结果在任一方向上,超出此区间,可能值得重视。

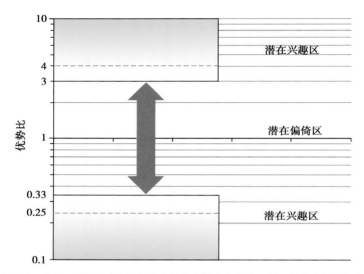

图 7.3　病例 - 对照研究中可能存在偏倚和潜在兴趣的区域。潜在兴趣的阈值从 3~4(虚线)风险增加,从 0.33~0.25(虚线)风险降低
来源:Grimes, D.A., Schulz, K.F.False alarms and pseudo-epidemics:the limitations of observational epidemiology.Obstet Gynecol.2012 Oct;120(4):920-927.

关联的强度是判断因果关系需要考虑的最重要因素之一。在 Austin Bradford Hill 的经典文献中,肺癌的吸烟和死亡相对风险在 8~32 之间,具体数值取决于吸烟量。在其另一个示例中,与其他供应商的饮用水相比,饮用受污染的水引起的霍乱 *RR* 为 14[44]。一般而言,*RR* 值大则关联是由于偏倚导致的可能性较小。但是该准则也不是绝对的:较大的偏倚也可能产生较大 *RR*。例如,一项英国队列研究发现,与 IUD 相关的盆腔炎的 *RR* 为 11[45]。随后对该群体进行的重新分析,纠正了几种偏倚后,与医用 IUD 相关的风险不再具有统计学显著性[46]。这个案例中,未预料到的偏倚导致了 *RR* 高达11 倍的虚假增加。

由于破绽百出的研究,医学文献中散布着谬妄无稽的警告和假流行性(见框 7.1)。文献中充斥着关于弱关联的报道[47],甚至可以说被弱关联的报道所主导[48]。在观察性研究中,无法区分偏倚和因果关系,因为这根本超出了观察性研究对固有偏倚的识别能力。即使是最高级的统计方法也无法消除偏倚,尤其是不可预知的混杂。对存在缺陷的观察研究进行 meta 分析,无法提供任何补救措施[49,50]。换而言之,大多数观察性研究无法将噪声与信号区分开来[51]。

漏洞百出的同行评审(peer review)

对投稿论文的学术评审是生物医学出版的基石,数十年来一贯如此。与机构审查委员会(或伦理审查委员会)一样[52],几乎没有证据支持这种传统做法的价值[53]。然而,有限的证据通常是负面的。正如一位编辑所指出的那样,同行评审是"缓慢、昂贵、无效的,类似乐透彩票,容易产生偏见和滥用,通过同行评审来发现错误和欺诈行为是奢望"[54]。

"不幸的是,许多负责期刊的医学编辑基本上没有经过培训,甚至没有经过认证"[55]。同行审稿人通常在研究方法方面的培训比编辑少,许多审稿人承担着其他工作,并且花在审稿上的时间得不到回报。一位疲惫不堪的男性同事告诉我们,做期刊的同行评审就像是穿着深色西装又弄湿了裤子——别人看起来很温暖,其实自己感觉很难受。有一些期刊以授予继续医学教育学分为回馈,以推动同行评审的完成,尽管这可能有助于完成资格认证的学分要求,但对职称晋升职业发展却无济于事。换而言之,进行同行评审可能是时间的浪费。

同行评审的质量差异很大。编辑委员会工作经验表明,同行评审的质量通常与评审者的年龄成反比。年轻学者可能会比资深学者投入更多的时间和精力来完成这项徒劳无益的工作,因为年轻学者还没有被各种同行评审的要求所淹没,还没有忙到精疲力竭。

同行评审系统的初衷是对提交稿件的质量进行客观评估,然而,评价系统很容易被破坏。一些作者(未经允许)感谢审稿人对稿件的(不存在的)贡献,从而使得审稿人违背了批判性评审的初衷。提交稿件时,有些期刊要求提供 3 位潜在审稿人的姓名和联系方式。不言而喻,作者常常会把朋友(或欠作者人情者)作为潜在的审稿人。有些作者甚至捏造潜在审稿人的姓名和电子邮件地址,然后将审阅邀请转移回到作者自己的邮箱[56],这种策略并非鲜见,例如,美国诗人 Walt Whitman 就曾在纽约报纸上对他自己的诗集《草叶集》(*Leaves of Grass*)写了正面的匿名评论[57]。

同行评审过程并非一个认真细致的网络。几乎所有稿件都可以在某个地方出版[58],特别是在线期刊激增的情况下。有一项对被拒稿稿件的跟踪研究发现,有 42% 的稿件在被拒稿后的 10 个月内在开放获取(open-access,OA)期刊上发表[56]。开放获取期刊存在很大问题。为了证明评审过程的谬误百出,《科学》(*Science*)杂志曾伪造了一篇有明显缺陷的假论文,并将其投给 300 多个开放获取期刊,其中绝大多数期刊接受了这篇伪造论文。这次刺探行动表明,当今的学术出版物如同"狂野西部"*[59]。

"不管进行同行评审的原因是什么,大多数审稿人都没有接受过培训或给予奖励"[55]。期望裁判员在未接受研究方法培训或其工作没有适当奖励的情况下,就识别出投稿稿件的方法学缺陷,似乎是不现实的[56]。接受过核心能力方面的培训,应该是担任同行审稿人的前提。有些人建议把学习文献评阅方法学技能,以全学期或半学期必修课的形式,作为研究生学位要求的一部分[55]。当然,这些技能将为研究论文作者所用。技能娴熟且积极进取的审稿人可能会帮助同行审阅过程实现其预期目标。

学术欺诈(fraud)

学术欺诈,包括捏造、伪造和剽窃[60],对医学研究构成了越来越大的威胁。除"虚假实验(dry labbing)"**和虚假数据外,不端行为还包括清除异常值["修剪"(trimming)]和有选择地使用数据["烹饪"

---

* 译者注:"Wild West",隐喻冒险游戏的舞台。

** 译者注:虚假实验(dry labbing)指投稿者并未开展研究,而是通过猜测或者复制了其他研究者的数据和结果。

（cooking）]^[61]。自 1975 年以来，由于欺诈或涉嫌欺诈而被撤回的已发表文章的比例增加了 10 倍^[62]。呈现这种令人担忧的增加趋势可能反映出对此问题的关注度越来越高^[61]，也可能是撤稿比例和撤稿数的绝对数增加，或者两者均有。还有一种新趋，就是由于剽窃和重复出版而导致的撤稿，这也可能是导致撤稿比例和撤稿数增长的部分原因^[61]。

学术欺诈发生率的估计值有所不同。在最近对比利时研究人员的欺诈调查中，应答率很低（仅 12% 完成了 2 份问卷）。尽管如此，有 15% 的受访者承认在过去 3 年中存在学术不端行为。更早对 18 个已发表的欺诈发生率调查的 meta 分析显示，有 2% 的科学家承认存在学术不端，其中较高比例报告了其他可能影响研究有效性的可疑研究行为。当被问及是否知道同事有学术欺诈行为时，14% 受访者的回答是肯定的；同样，认为同事有可疑研究行为的发生频率高于欺诈行为^[63]。鉴于这些问题的敏感性^[64]，上述结果应是对频率的保守估计。

撤稿更多是由于不诚实而不是错误。对 PubMed 中发现的 2 000 余篇撤回文章进行审查发现，有 43% 的撤稿是由于已确认或怀疑的欺诈行为，有 14% 是因为重复发表，还有 10% 是因剽窃。因为错误而撤回的稿件仅占了 21%^[62]。总体而言，欺诈性文章更多出自工业化国家和知名期刊。与此不同，剽窃则更多见于发展中国家和低级别期刊。

对研究人员的不当奖励会鼓励欺诈行为。在医学界中，学术出版物的数量超过质量^[65]。坎贝尔定律（Campbell's Law）指出，如果研究者有动力去写更多的论文，那么他们将调整其方法，最大程度地提高论文数量，而非提升论文质量^[66]。从进化论的角度，当前生物医学研究（biomedical research）的奖励系统选择了较差的措施，从而催生了大量论文的发表（即谷壳而非小麦）。调查证实，大学附属医院的年轻研究人员，尤其感到有发表论文的压力^[60]。一个简单的补救办法是改变激励措施：让晋升和终身任职的候选人提供 5 篇最佳论文，而不是所有论文的清单。

结论

　　由于学徒制存在缺陷,以学徒制学习医学的方式在一个世纪前就已被抛弃,然而对医学研究的双重标准至今仍然存在。研究人员应经过正规培训和认证。晋升和任期应基于论文的质量而不是数量。同行评审过程,可能需要经过研究方法学培训的编辑、作者和同行评审人员共同发挥作用[54,55]。同样,如果同行评审是发表的先决条件,则应记录评审人员的能力并给以报酬。对于观察性研究的结果,研究人员需要更谨慎解读。关联性较弱的报告必须提供警告,说明研究发现的关联可能存在错误,并无临床相关性。编辑需要提高接受这类稿件的标准。不应鼓励大型管理数据库的数据挖掘[67],这种研究既快速又不干净,特别强调的是后者。正如 Altman 在一篇开创性的论文中指出的那样[68],现在需要的是"少做研究,做更好的研究,以及出于正确的理由而开展的研究"[69]。此建议在今天仍然适用。

（金雪娟　译,王吉耀　校）

参考文献

1. Young, S.S., Karr, A., 2011. Deming, data and observational studies. A process out of control and needing fixing. Significance 8, 116–120. https://doi.org/10.1111/j.1740-9713.2011.00506.x.
2. Ioannidis, J.P., 2005. Why most published research findings are false. PLoS Med 2, e124.
3. Ioannidis, J.P., 2008. Why most discovered true associations are inflated. Epidemiology 19, 640–648.
4. Lidegaard, O., Nielsen, L.H., Skovlund, C.W., Skjeldestad, F.E., Lokkegaard, E., 2011. Risk of venous thromboembolism from use of oral contraceptives containing different progestogens and oestrogen doses: Danish cohort study, 2001–9. BMJ 343, d6423.
5. Boyko, E.J., 2013. Observational research—opportunities and limitations. J. Diabetes Complicat. 27, 642–648.
6. Ioannidis, J.P., 2011. An epidemic of false claims. Competition and conflicts of interest distort too many medical findings. Sci. Am. 304, 16.
7. Albert, R.K., 2013. "Lies, damned lies …" and observational studies in comparative effectiveness research. Am. J. Respir. Crit. Care Med. 187, 1173–1177.
8. Crane, M., 1996. Is "junk science" finally on the way out? Med. Econ. 73, 59–61, 5–6.
9. Liviakis, V. Study: wearing high heels could lead to cancer. http://kron4.com/2017/03/06/study-wearing-high-heels-could-lead-to-cancer/.
10. Markel, H., 2010. Abraham Flexner and his remarkable report on medical education: a century later. JAMA 303, 888–890.
11. Luepker, R.V., 2005. Observational studies in clinical research. J. Lab. Clin. Med. 146, 9–12.
12. Ioannidis, J.P., 2007. Limitations are not properly acknowledged in the scientific literature. J. Clin. Epidemiol. 60, 324–329.
13. Ter Riet, G., Chesley, P., Gross, A.G., et al., 2013. All that glitters isn't gold: a survey on acknowledgment of limitations in biomedical studies. PLoS One 8, e73623.

14. Groenwold, R.H., Van Deursen, A.M., Hoes, A.W., Hak, E., 2008. Poor quality of reporting confounding bias in observational intervention studies: a systematic review. Ann. Epidemiol. 18, 746–751.
15. Groenwold, R.H., Hak, E., Hoes, A.W., 2009. Quantitative assessment of unobserved confounding is mandatory in nonrandomized intervention studies. J. Clin. Epidemiol. 62, 22–28.
16. George, B.J., Beasley, T.M., Brown, A.W., et al., 2016. Common scientific and statistical errors in obesity research. Obesity (Silver Spring, Md) 24, 781–790.
17. Horton, R., 2002. The hidden research paper. JAMA 287, 2775–2778.
18. Puhan, M.A., Akl, E.A., Bryant, D., Xie, F., Apolone, G., ter Riet, G., 2012. Discussing study limitations in reports of biomedical studies—the need for more transparency. Health Qual. Life Outcomes 10, 23.
19. Chauhan, S.P., Hammad, I.A., Weyer, K.L., Ananth, C.V., 2016. False alarms, pseudoepidemics, and reality: a case study with American College of Obstetricians and Gynecologists Practice Bulletins. Am. J. Perinatol. 33, 442–448.
20. von Elm, E., Altman, D.G., Egger, M., Pocock, S.J., Gøtzsche, P.C., Vandenbroucke, J.P., 2007. The Strengthening the Reporting of Observational Studies in Epidemiology (STROBE) statement: guidelines for reporting observational studies. Lancet 370, 1453–1457.
21. Guyatt, G.H., Oxman, A.D., Vist, G.E., et al., 2008. GRADE: an emerging consensus on rating quality of evidence and strength of recommendations. BMJ 336, 924–926.
22. Guyatt, G., Oxman, A.D., Akl, E.A., et al., 2011. GRADE guidelines: 1. Introduction-GRADE evidence profiles and summary of findings tables. J. Clin. Epidemiol. 64, 383–394.
23. Khoury, M.J., Ioannidis, J.P., 2014. Medicine. Big data meets public health. Science 346, 1054–1055.
24. Smith, G.D., 2001. Reflections on the limitations to epidemiology. J. Clin. Epidemiol. 54, 325–331.
25. Ioannidis, J.P., 2016. Evidence-based medicine has been hijacked: a report to David Sackett. J. Clin. Epidemiol. 73, 82–86.
26. Furedi, A., 1999. The public health implications of the 1995 'pill scare'. Hum. Reprod. Update 5, 621–626.
27. Brent, R.L., 1995. Bendectin: review of the medical literature of a comprehensively studied human non-teratogen and the most prevalent tortogen-litigen. Reprod. Toxicol. 9, 337–349.
28. Suissa, S., Garbe, E., 2007. Primer: administrative health databases in observational studies of drug effects—advantages and disadvantages. Nat. Clin. Pract. Rheumatol. 3, 725–732.
29. Grimes, D.A., 2010. Epidemiologic research using administrative databases: garbage in, garbage out. Obstet. Gynecol. 116, 1018–1019.
30. Food and Drug Administration, 2013. Best Practices for Conducting and Reporting Pharmacoepidemiologic Safety Studies Using Electronic Healthcare Data. Food and Drug Administration, Rockville, MD.
31. Dinger, J., Bardenheuer, K., Heinemann, K., 2014. Cardiovascular and general safety of a 24-day regimen of drospirenone-containing combined oral contraceptives: final results from the International Active Surveillance Study of Women Taking Oral Contraceptives. Contraception 89, 253–263.
32. Dinger, J.C., Heinemann, L.A., Kuhl-Habich, D., 2007. The safety of a drospirenone-containing oral contraceptive: final results from the European Active Surveillance Study on oral contraceptives based on 142,475 women-years of observation. Contraception 75, 344–354.
33. Severinsen, M.T., Kristensen, S.R., Overvad, K., Dethlefsen, C., Tjonneland, A., Johnsen, S.P., 2010. Venous thromboembolism discharge diagnoses in the Danish National Patient Registry should be used with caution. J. Clin. Epidemiol. 63, 223–228.
34. Schmidt, M., Schmidt, S.A., Sandegaard, J.L., Ehrenstein, V., Pedersen, L., Sorensen, H.T., 2015. The Danish National Patient Registry: a review of content, data quality, and research potential. Clin. Epidemiol. 7, 449–490.
35. Kern, D.M., Davis, J., Williams, S.A., et al., 2015. Validation of an administrative claims-based diagnostic code for pneumonia in a US-based commercially insured COPD population. Int. J. Chron. Obstruct. Pulmon. Dis. 10, 1417–1425.
36. Molnar, A.O., van Walraven, C., McArthur, E., Fergusson, D., Garg, A.X., Knoll, G., 2016. Validation of administrative database codes for acute kidney injury in kidney transplant recipients. Can. J. Kidney Health Dis. 3, 18.
37. Northam, S., Knapp, T.R., 2006. The reliability and validity of birth certificates. J. Obstet. Gynecol. Neonatal. Nurs. 35, 3–12.
38. Shapiro, S., Dinger, J., 2010. Risk of venous thromboembolism among users of oral contraceptives: a review of two recently published studies. J. Fam. Plann. Reprod. Health Care 36, 33–38.

39. Dinger, J., Shapiro, S., 2012. Combined oral contraceptives, venous thromboembolism, and the problem of interpreting large but incomplete datasets. J. Fam. Plann. Reprod. Health Care 38, 2–6.

40. Kaplan, R.M., Chambers, D.A., Glasgow, R.E., 2014. Big data and large sample size: a cautionary note on the potential for bias. Clin. Transl. Sci. 7, 342–346.

41. Martinez, M.E., Marshall, J.R., Giovannucci, E., 2008. Diet and cancer prevention: the roles of observation and experimentation. Nat. Rev. Cancer 8, 694–703.

42. Wood, L., Egger, M., Gluud, L.L., et al., 2008. Empirical evidence of bias in treatment effect estimates in controlled trials with different interventions and outcomes: meta-epidemiological study. BMJ 336, 601–605.

43. Boffetta, P., McLaughlin, J.K., La Vecchia, C., Tarone, R.E., Lipworth, L., Blot, W.J., 2008. False-positive results in cancer epidemiology: a plea for epistemological modesty. J. Natl. Cancer Inst. 100, 988–995.

44. Hill, A.B., 1965. The environment and disease association or causation. Proc. R. Soc. Med. 58, 295–300.

45. Vessey, M.P., Yeates, D., Flavel, R., McPherson, K., 1981. Pelvic inflammatory disease and the intrauterine device: findings in a large cohort study. Br. Med. J. (Clin. Res. Ed.) 282, 855–857.

46. Buchan, H., Villard-Mackintosh, L., Vessey, M., Yeates, D., McPherson, K., 1990. Epidemiology of pelvic inflammatory disease in parous women with special reference to intrauterine device use. Br. J. Obstet. Gynaecol. 97, 780–788.

47. Shapiro, S., 2008. Causation, bias and confounding: a hitchhiker's guide to the epidemiological galaxy Part 2. Principles of causality in epidemiological research: confounding, effect modification and strength of association. J. Fam. Plann. Reprod. Health Care 34, 185–190.

48. Khoury, M.J., Little, J., Gwinn, M., Ioannidis, J.P., 2007. On the synthesis and interpretation of consistent but weak gene-disease associations in the era of genome-wide association studies. Int. J. Epidemiol. 36, 439–445.

49. Egger, M., Schneider, M., Davey Smith, G., 1998. Spurious precision? Meta-analysis of observational studies. BMJ 316, 140–144.

50. Shapiro, S., 1997. Is meta-analysis a valid approach to the evaluation of small effects in observational studies? J. Clin. Epidemiol. 50, 223–229.

51. Silver, N., 2012. The Signal and the Noise. The Penguin Press, New York.

52. Silberman, G., Kahn, K.L., 2011. Burdens on research imposed by institutional review boards: the state of the evidence and its implications for regulatory reform. Milbank Q. 89, 599–627.

53. Jefferson, T., Rudin, M., Brodney Folse, S., Davidoff, F., 2007. Editorial peer review for improving the quality of reports of biomedical studies. Cochrane Database Syst. Rev. MR000016.

54. Smith, R., 2006. The trouble with medical journals. J. R. Soc. Med. 99, 115–119.

55. Moher, D., Altman, D.G., 2015. Four proposals to help improve the medical research literature. PLoS Med. 12, e1001864.

56. Stahel, P.F., Moore, E.E., 2014. Peer review for biomedical publications: we can improve the system. BMC Med. 12, 179.

57. Library of Congress, Revising himself: Walt Whitman and Leaves of Grass. https://www.loc.gov/exhibits/whitman/leavesofgrass.html.

58. Ioannidis, J.P., Tatsioni, A., Karassa, F.B., 2010. Who is afraid of reviewers' comments? Or, why anything can be published and anything can be cited. Eur. J. Clin. Investig. 40, 285–287.

59. Bohannon, J., 2013. Who's afraid of peer review? Science 342, 60–65.

60. Tijdink, J.K., Verbeke, R., Smulders, Y.M., 2014. Publication pressure and scientific misconduct in medical scientists. J. Empir. Res. Hum. Res. Ethics. 9 (5), 64–71. https://doi.org/10.1177/1556264614552421. Epub 2014 Oct 2.

61. Gross, C., 2016. Scientific misconduct. Annu. Rev. Psychol. 67, 693–711.

62. Fang, F.C., Steen, R.G., Casadevall, A., 2012. Misconduct accounts for the majority of retracted scientific publications. Proc. Natl. Acad. Sci. U. S. A. 109, 17028–17033.

63. Fanelli, D., 2009. How many scientists fabricate and falsify research? A systematic review and meta-analysis of survey data. PLoS ONE 4, e5738.

64. Stuart, G.S., Grimes, D.A., 2009. Social desirability bias in family planning studies: a neglected problem. Contraception 80, 108–112.

65. Ioannidis, J.P., 2014. How to make more published research true. PLoS Med 11, e1001747.

66. Smaldino, P.E., McElreath, R., 2016. The natural selection of bad science. R. Soc. Open Sci. 3, 160384.
67. Hauben, M., Reich, L., Van Puijenbroek, E.P., Gerrits, C.M., Patadia, V.K., 2006. Data mining in pharmacovigilance: lessons from phantom ships. Eur. J. Clin. Pharmacol. 62, 967–970.
68. Altman, D.G., 1994. The scandal of poor medical research. BMJ 308, 283–284.
69. von Elm, E., Egger, M., 2004. The scandal of poor epidemiological research. BMJ 329, 868–869.
70. Smith, G.D., Phillips, A.N., Neaton, J.D., 1992. Smoking as "independent" risk factor for suicide: illustration of an artifact from observational epidemiology? Lancet 340, 709–712.
71. Marshall, J.R., 1999. Beta-carotene: a miss for epidemiology. J. Natl. Cancer Inst. 91, 2068–2069.
72. Grimes, D.A., Lobo, R.A., 2002. Perspectives on the Women's Health Initiative trial of hormone replacement therapy. Obstet. Gynecol. 100, 1344–1353.
73. Spector, R., Vesell, E.S., 2000. The pursuit of clinical truth: role of epidemiology/observation studies. J. Clin. Pharmacol. 40, 1205–1210.
74. Bartholomew, L.L., Grimes, D.A., 1998. The alleged association between induced abortion and risk of breast cancer: biology or bias? Obstet. Gynecol. Surv. 53, 708–714.
75. Grimes, D.A., 1987. Intrauterine devices and pelvic inflammatory disease: recent developments. Contraception 36, 97–109.
76. Shy, K.K., McTiernan, A.M., Daling, J.R., Weiss, N.S., 1983. Oral contraceptive use and the occurrence of pituitary prolactinoma. JAMA 249, 2204–2207.

第 8 章
筛查试验的应用与滥用

　　尽管筛查试验在现代医学实践中被广泛应用,但临床医生和公众均对筛查的基本原则知之甚少。筛查是在外表健康的人群中检测出那些可能有某种疾病或异常的高危人群。虽然早期诊断通常直觉地被认为颇具吸引力,但并不是越早越好,或值得花费。四个指标描述了筛查试验的有效性:灵敏度、特异度、阳性预测值和阴性预测值。对于连续性变量的试验(如血糖),灵敏度与特异度成负相关,其异常临界值的设置应体现错误结果的临床效应。特定人群的疾病患病率影响筛查试验的性能:在低患病率人群中,即使非常好的试验,其阳性预测值仍非常低。因此,对疾病患病率的粗略了解是解释筛查试验结果的先决条件。筛查试验经常是按顺序进行的，例如梅毒和 HIV-1 感染。领先时间、病程长短以及其他的偏倚破坏了筛查项目的表面价值。随机双盲试验是唯一能避免这些偏倚的研究。STARD 声明规范了评价筛查试验所需的每个步骤。筛查能改善健康。例如，强的间接证据显示宫颈癌的死亡率下降与开展宫颈细胞学筛查项目有关。然而，不恰当的应用和解释筛查试验亦可能剥夺被检查的健康人的感受、启动有害的诊断试验以及浪费医疗卫生资源。卵巢癌的筛查是这方面值得注意的实例。

筛查（screening）是把"双刃剑"，有时意图是好的，但被挥舞得很拙劣。虽然筛查已在现代医学实践中非常普及，但经常被错误理解和错误应用。事实上，大多数临床医生对筛查的陷阱缺乏警惕。筛查是指"能快速筛检出未被识别的疾病或缺陷的试验、检查或其他策略"。筛查试验有助于在外表健康的可能没有病的人群中找出可能有病的人[1]。在有医学问题的人中找出有额外疾病的人称为病例发现[1]；筛查仅限于外表健康的人群。

关于筛查的一种谬论提到我们仅需要完成足够量的检测，就能消灭一种疾病如宫颈癌[2]。但鳕鱼的捕捞史解释了为什么这种乐观主义是天真的。鳕鱼盛产于北美大陆架的乔治海岸，早在公元 1000 年，西班牙的巴斯克人已建立了贸易路线[3]。在哥伦布巡游的数百年前，鳕鱼数量极为庞大以至于跨海贸易有利可图。捕鱼的费用可以忽略不计。经过被传统手钓、后来的商业拖网渔船过度捕捞几个世纪后，鱼群数量急剧下降。到了 20 世纪 90 年代，乔治海岸很少能见到鳕鱼的踪迹了（图 8.1）。相应地，捕鱼的费用显著上涨。因此鳕鱼（或某种疾病）出现的频率下降，则发现它的成本增加。为了捕获大西洋最后一条鳕鱼（或全世界最后一例宫颈癌患者），将动用超乎寻常的资源。

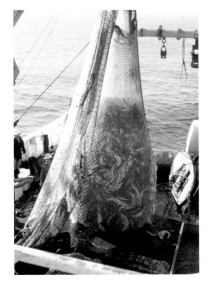

图 8.1 鳕鱼在商业拖网船渔网中。和筛查类似,当鳕鱼的数量减少时,发现每条鱼的成本增加

来 源:https://commons.wikimedia.org/wiki/File:Fish_on_Trawler.jpg,accessed July 3,2017.

需要筛查的人数(number needed to screen,NNS)反映了这方面的筛查效果。以肿瘤为例,NNS 是指为了减少 1 例因肿瘤过早死亡的患者,需筛查的人数(通常的规模为 500~1 110 人)[4]。在 >50 岁女性中进行乳腺癌钼靶检查,据估计 NNS 为 543 人。为识别结直肠癌进行的粪隐血检测,相应的人数范围为 600~1 000 人。对于罕见肿瘤,如发达国家的口腔恶性肿瘤,其 NNS 变得极其庞大。在英国,为减少 1 例死亡,估计 NNS>53 000 人,若为了减少 1% 的口腔癌死亡率,估计 NNS>1 125 000 人[5]。因此,当疾病变得更为罕见时,假阳性人数超过真阳性人数,势必造成追逐假阳性结果和浪费经费等危害[6]。换言之,发现任何肿瘤的最后一例患者(或大海里的 1 条鱼)将变得难以置信的昂贵。

筛查能改善健康。例如,用宫颈细胞学筛查宫颈癌,获得了强的间接证据支持。工业化国家一度未充分应用这种筛查方法,从而导致侵袭性宫颈癌占了较大比例[7]。其他有利的例证包括在成人中筛查高血压,妊娠妇女筛查乙型肝炎和丙型肝炎病毒抗原、HIV、衣原体和梅毒,孕 12~16 周常规进行尿培养,以及新生儿筛查尿苯丙酮[8]。然而,不恰当的筛查亦可危害健康人群和浪费宝贵资源。这里,我们将综述筛查目的、试验选择、有效性检验、患病率对试验结果的影响,以及一些可能导致错误解释试验结果的偏倚。

伦理学内涵

什么是筛查的潜在危害

筛查和传统应用的临床检测在几个重要方面存在着不同。通常,当患者向临床医生咨询不适症状或问题时,开具的检测有助于肯定或排除某种诊断。因为患者感觉不适和寻求帮助,这些检测的风险和费用往往最终能被患者接受。相反,筛查的对象是未寻求医学帮助的外表健康人群(他们可能更乐于不被打扰)。此外,由于筛查的需要产生的消费,如骨质疏松和卵巢癌等可能是无确切价值的昂贵项目[9]。因此,与筛查相关的费用、伤害和抱怨是极其重要的(虽然在热衷于早期诊断时,经常被忽视)。相应地,筛查的医学和伦理学标准应该比诊断试验更高[10]。坦率地说:筛查的任何一个不良事件都是医源性的,违背伦理的避害原则。

筛查的不足之处往往被忽视了。它可能是令人恶心(口服糖耐量试验筛查妊娠期糖尿病)、令人不愉快(结肠镜检查前肠道准备)以及既贵又不舒服(乳腺钼靶检查)。卵巢肿瘤筛查是典型例子。这种致死率最高的妇科肿瘤通常发现时已有转移,且 5 年生存率很低。然而,一些乐观主义者极力推进经阴道超声作为筛查项目,而不是等待有利的经验性证据[11]。幸运的是,一批应用超声和 CA-125 筛查卵巢癌的大样本随机试验陆续开展。在英国的研究中,通过筛查没有发现显著的生存获益[12]。在美国的研究中,纳入了 78 216 名 55~74 岁女性,没有改善肿瘤的死亡率,并且进一步被中位随访 15 年的结果证实[13]。筛查的倡导者[11]往往忽视了由筛查引起的弊端。美国的研究显示,3 285 名女性出现假阳性结果,其中,1 080 例最终接受了手术。而在这些接受手术的女性中,163 例存在一种或多种严重并发症,外科的致残率高达21%。换言之,对这个年龄组女性开展卵巢癌的筛查导致了净危害和浪费了资源。这是不道德的[14]。

　　虽然宫颈癌的筛查看上去是有用的,但同样存在重要的伤害。在20 世纪 90 年代后期,液态细胞学被发展起来,并且取代了值得尊敬的巴氏涂片法[15]。基于比巴氏涂片法更灵敏的不实宣传,这项新的、更贵的筛查试验很快占据了美国市场。虽然此后,这种比传统巴氏涂片法更有优势的说法被反驳了[16],但此时液态细胞学在临床实践中已经根深蒂固。转向液态细胞学检测增加了发现宫颈癌的成本,特别是公共卫生领域[17]。其他宫颈癌筛查的危害包括贴上标签的耻辱、对肿瘤和失去生育能力的焦虑、延伸和频繁的监测以及在子宫颈部进行手术。子宫颈切除术与妊娠不良结局相关[7]。一项报道估计了 2007 年,美国超过 400 万名女性的健康问题与宫颈癌筛查有关,80 万名经历了焦虑以及超过 300 万名有过与活检或治疗相关的不良事件。此外,宫颈癌筛查导致了约 5 300 例早产儿[18]。

　　尽管乳腺钼靶检查被广泛应用且增长迅速,但它的确切作用未被阐明[19]。评估美国 30 年的钼靶检查,其结果令人感到沮丧。在肿瘤早期阶段被检出率翻倍的同时,晚期阶段肿瘤仅下降 8%[20]。这项筛查的一个副作用是乳腺癌潜在的过度诊断。因为乳腺导管原位癌的自然病程仍不清楚,有推荐指出应从命名中将引起焦虑的"癌"字删除[21]。在发生转移前,它都不是恶性肿瘤。同样的情况也可见于前列腺的原位病灶。更多的男性并非直接死于前列腺癌,而是死亡时合并有前列腺癌。大约一半被诊断为前列腺癌的患者并没有从治疗中获益[22]。

　　产前胎儿染色体异常的检测是筛查实践中另一个新兴的危机。这种无创的检测方法应用的是孕妇血浆中游离的胎儿 DNA。2011 年,这些检测首次商业化,并极力在大众群体中推广[23]。以消费者为导向的广告标榜"近乎完美的准确性",因此,在缺乏充分评估和缺少关于基因检测结果咨询的背景下,这些检测的应用如火箭般极速增长。但消费者不清楚的是阳性预测值的结果,即使检测结果是准确的,但罕见病如染色体异常的阳性预测值仍很差[24]。基于这些检测结果,恐慌的孕妇们现在绕过必要的确诊试验,直接选择了流产。有报道显示,6%的女性被告知胎儿存在高危信息后,没有接受确诊的羊膜穿刺术和染色体核型检查而终止了妊娠[25]。引入无创筛查之后,诊断试验的应用骤降,结果导致了对临床医师完成羊膜穿刺术和绒毛取样技术退化的担忧[26]。

筛查引发最初的伤害后,还有第二波伤害。虽然标记正确的患者是能被接受的,但那些被错误标记为患者的健康人遭受了同样的折磨。例如,多产的炼钢工人一旦被标记为高血压,直接导致了缺勤增加和接受患者角色,且与治疗或疾病严重度无关[27]。一旦被标记为妊娠期糖尿病,即使诊断超过 5 年以上,这些妇女仍会认为自己及其孩子的健康状况是恶化的[28]。与忽视甲状腺功能减退、糖尿病和高血压不同,意识到有病与更差的自我报告健康状况有关[29]。对于一些疾病而言,"忽视是天赐之福"。

几十年前,氯贝丁酯治疗高脂血症是另一个发人深思的例子。针对胆固醇值(一个替代终点,而不是疾病本身)的治疗无意间导致了服药的中年男性死亡率增加 17%(第 18 章)。仅仅在美国,这场筛查事故夺走了超过 5 000 名男性的生命。由于这些不幸事件,因此筛查实践应更有选择性。

筛查的标准

如果有条件开展一项试验,那么它是否就应该被应用

即使有条件开展一项筛查试验,也并不意味着它就应该被应用。事实上,在筛查被执行前,其策略必须满足严格的标准。许多标准被纳入在国际卫生组织颁布的早期指南中[30]。可进行筛查的疾病应该是那些有明确定义的重大疾病,并且其患病率已非常清楚。自然病程也已被熟悉,且必须已有一项有效的干预措施。筛查项目必须经济有效、便于诊断。必须已经存在有效治疗。阳性结果的后续措施必须已形成共识,并被筛查者接受。

最后,筛查试验必须行之有效。它应该是安全的,有合理且明确定义的临界值,具有有效性(真实性)(validity)和可靠性(reliability)。后

两个名词经常被混淆使用,但存在本质差异。有效性(真实性)(validity)是指完成特定试验的实施能力,通常用于鉴别有病和无病。相反,可靠性显示的是可重复性。例如,浴室的体重秤比医院的("金标准")恒定重 2kg,这提供了不真实但可靠性高的结果。

虽然早期诊断通常颇具吸引力,但并不一定是越早越好。例如,在目前仍然缺乏有效治疗的阿尔兹海默病的早期诊断中将获得什么益处(以及花费多少)? 在发展中国家,如果尚不能提供治疗,那么早期诊断宫颈癌的优势是什么? 筛查的净效应将剥夺幸福感。Sackett 及其研究团队[31]提出了富有实效的条目清单来帮助决定什么时候(或是否)值得支付和费神寻找比通常情况更早的诊断。早期诊断是否真的有利于那些被筛查者,如生存或生命质量吗? 临床医生能否利用额外的时间来明确诊断和处理那些症状还没有出现的确诊患者? 那些被更早诊断的患者能否依从推荐的治疗方案? 有无实践证据而不是理论上证实筛查策略的有效性? 最后,试验的费用和准确性能否被临床接受?

试验效果的评估

试验是否有效

半个多世纪以来[32],四个代表试验有效性的指标被广泛应用:灵敏度(sensitivity)、特异度(specificity)、阳性预测值(predictive value positive)和阴性预测值(predictive value negative)。虽然在临床上很有用(比临床预感更有说服力),但这些术语是基于某种假设提出的,而这个特定的假设经常在临床上是不切实际的(如所有人群被二分为有病或健康)。事实上,对流行病学家的一种定义就是透过 2×2 格表观察整个世界的人。通常,受试者并不能简单且完美地适用这些名称:他们可能有病、早期患病、可能健康或其他一些不同的情况。适用于多分类(不仅是二分类)试验结果的似然比(likelihood ratio, LR),有助于改善临床医生对特定个体患病概率的判断(第 9 章)。

为了简单说明,现假设将已完成检测的人群分配到一个格与格之间互相排斥的四格表里(图 8.2)。灵敏度,有时被称为检出率,是体现一项检测能发现患者的能力。所有有病的人在左列。因此,灵敏度是被某项检测正确识别为患者的例数（a）除以所有患病的例数（a+c）。特异度显示的是一项检测识别无病状态的能力。然而，这个百分比的计算更应小心处理。一些假设（并不正确）将其与灵敏度相似地列式为 b/（b+d）。但是，特异度的分子是单元格 d（真阴性），除以所有健康人群（b+d）。

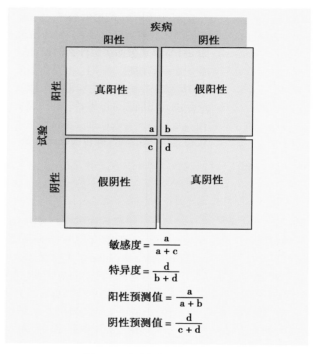

图 8.2　试验有效性的计算表格

传统的观点认为灵敏度和特异度不随着疾病的患病率变化而改变[33]。现在已有实证反驳了这个概念[34]。这证明了前段描述的简单算式是不正确的。随着疾病患病率变化的灵敏度和特异度可能反映了疾病的患者谱、参考研究的筛选、确认偏倚、参照标准的问题等，这些内容将在后面讨论[35]。meta 分析的证据显示高患病率的疾病,特异度似乎更低,而对灵敏度没有明显的影响[35]。对于临床医师来说,检测的有效性应参照与自己患者人群有相似患病率的研究。虽然公共卫生政策制定者对灵敏度和特异度很感兴趣,但临床医师对此却兴致索然。换言之,灵敏度和特异度(人群测量)是回顾性的(结果已采集)。

临床医生不得不对受试者解释检测结果。因此,临床医生需要知道的是检测的预测值(个体测量,前瞻性)。当考虑预测值时,需旋转 90° 的方向看图 8.2:预测值在水平(行)而不是垂直(列)方向上起作用。上面一行是检测结果阳性的人群,但只有单元格 a 是患病的,所以,阳性预测值是 a/(a+b)。阳性结果的比数(odds of being affected given a positive result,OAPR)是指真阳性与假阳性的比,或 a/b。OAPR 的倡导者认为比数要比概率(预测值)能更好地描述检测的效力。然而,大多数临床医生更熟悉百分率而不是比数[36]。

在图 8.2 的下面一行,在阴性结果的人群中,只有单元格 d 是真正无病的,因此,阴性预测值是 d/(c+d)。在临床培训中,记忆(和迅速忘记)这些公式对于我们中的大多数人来说都是每年例行的公事。如果读者理解了上述术语的定义,并能回想起 2×2 格表,那么在需要的时候,就能快速推导出这些公式。为了便于记忆,疾病出现在表格的顶部,因为这是我们最关心的,而检测被默认是在左侧。

在过去的几年里,研究者试图简化这四个试验有效性的指标,将它们浓缩成一个独立的术语。然而,没有人能充分地描述灵敏度和特异度之间的重要权衡。比如,体现诊断试验正确结果比例的指标是准确性,即被正确识别为患者和健康人群的例数总和除以所有受试者人数,或(a+d)/(a+b+c+d)。单元格 b 和 c 在体系中是干扰相。另一个早期尝试是约登指数 J(Youden index),简单地将灵敏度加特异度减 1[37],结果范围在 0~1.0 时,试验是完美的。

考虑选择哪些筛查试验时,一些标准是有用的。首先,一项好的试验的灵敏度 + 特异度应 ≥ 1.5(或 ≥ 150%)。一项非常好的试验的灵敏度加特异度应 ≥ 1.8(≥ 180%)。时髦的聚合酶链反应(PCR)对检测衣原体感染非常有价值,其灵敏度加特异度接近 2.0[38]。但电子胎儿监测仅为 1.3,说明这项试验很一般[39]。

灵敏度和特异度之间的权衡

异常临界值应设定在哪里

理想的试验应能完美区分有病和无病,两组人群的试验结果分布无重叠。但在人体生物学领域,更常见的现象是有病和无病组的试验结果经常重叠,有时甚至范围很广。定义正常或异常的临界值的设定决定了灵敏度和特异度。对于任何连续性结局变量的检测(如血压、眼内压或血糖),试验的灵敏度和特异度成负相关。图 8.3 显示异常血糖值设定在 X 点上产生了近乎完美的灵敏度,这个较低的临界值识别了所有的糖尿病患者。然而其代价是试验的特异度很差:那些出现在粉色和紫色区域中的健康人群同样被不正确地认为有异常的血糖值。血糖异常的临界值如果设定在 Z 点将产生相反的结果:所有健康人群都能被正确定义(近乎完美的特异度),但代价是将丢失相当一部分疾病人群(糖尿病患者分布图中的紫色和蓝色区域)。作为妥协,可以将临界值设在 Y 点,误诊一些正常人和一些糖尿病患者。

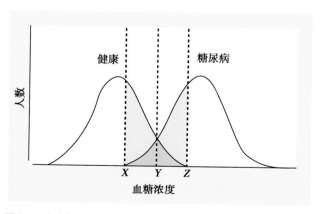

图 8.3 在有糖尿病和无糖尿病人群中血糖浓度分布的假设图。异常临界值设定在 X 产生完美的灵敏度但牺牲特异度。异常临界值设置在 Z 产生完美的特异度但牺牲灵敏度。临界值 Y 是一个折中点

临界值的设定应有赖于试验的临床意义,受试者工作曲线,将在第 9 章进一步介绍,对这项决定有一定帮助。例如,新生儿的苯丙酮尿症的筛查保证了灵敏度而不是特异度,错过一个病例的代价很高,而且存在有效的治疗。缺点是大量的假阳性,导致了痛苦焦虑和进一步检查。相反,乳腺癌的筛查应更偏向于特异度,因为阳性结果的人群必须进行价格较高、有创性的活检来进一步明确。但是,假阴性结果导致了后续筛查的延迟以及在晚期才被诊断[40]。

患病率和预测值

试验结果是否可信

筛查的一个很难被理解的特征是疾病患病率对预测值的剧烈影响。临床医生必须知道他们感兴趣的疾病状态在被检测人群中大概的患病率,否则,合理的解释是不可能的。考虑采用一种新的 PCR 法筛查沙眼衣原体,灵敏度为 0.98,特异度为 0.97(非常好的检测方法)。图 8.4 左侧表格显示的是医生在性传播疾病诊所中应用该项检测的数据,那里沙眼衣原体感染的患病率为 30%。在这个高患病率的场所中,阳性结果的预测值非常高,达到 93%(即有阳性结果的被检者中,93% 为真实的感染患者)。

因为对新的试验方法印象深刻,现在该医生将此方法在自己的郊区私人诊所中应用。那里的患者大多年龄超过 35 岁(见图 8.4,右侧表格),且沙眼衣原体感染的患病率仅为 3%。现在同样完美的试验,其阳性预测值只有 0.5。当检测结果为阳性时,医生应如何告诉患者? 接着,患者又将如何告诉其丈夫? 这种情况下,投掷硬币可以获得相同的阳性预测值(且更便宜、更简单,无需内窥镜检查)。这个信息很重要,但仍未被广泛认识。当在低患病率的情况下应用时,即使是非常完美的试验依然具有很差的阳性预测值。这就是为什么常规电子胎儿监测和更新的参数注定失败的原因:他们寻找的疾病(分娩中胎儿死亡或迟发的脑性瘫痪)太罕见以致不适合筛查。相反,阴性预测值是真实的,并近乎完美,见图 8.4。虽然没能诊断出性传播疾病可能有非常重要的健康隐患,但被错误地贴上感染者标签的人将面临婚姻破裂和生活危机。

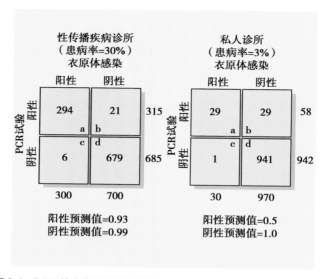

图 8.4　PCR 筛查沙眼衣原体感染在高患病人群和低患病人群中的预测值

联合试验

随访试验是否应该被执行

　　临床医生很少孤立地应用各种试验,也很少有试验具有足够高的灵敏度和特异度,因此,常用的策略是序贯地开展一些试验。以梅毒为例,一个灵敏的(但不特异的)抗体检测用于最初的筛查,结果阳性者将接受下一个更特异地诊断梅毒螺旋体的试验。只有两项试验均阳性的受试者才能被诊断。这样的策略与单个试验相比增加了特异度,并限制应用更为昂贵的梅毒螺旋体的检测。HIV 的传统检测采用了类似的二步法策略,即反复活性免疫检测后需要一项补充试验,如斑点印迹法或间接免疫荧光法检测等。其他 HIV 诊断方法还在研究中[41]。

　　另一种策略是平行试验(平行或同时进行试验)。例如,两种不同的试验可能都没有好的灵敏度,但其中一种能较好地捕捉疾病的早期状态,相反,另一种方法能更好地识别该病的晚期阶段。任何一种试验的阳性结果都预示了受试者需要进一步的诊断评估。与其中任何一个试验单独应用相比,这种策略产生了更高的灵敏度。

获利或偏倚?

一项筛查项目真的改善了健康吗

即使价值很小的筛查试验似乎也有益处。正因如此,许多不恰当的筛查项目至今仍被使用。两种常见的陷阱可能帮助得出筛查能改善健康的结论:一个是人为的,一个是生物学反应。

领先时间偏倚

领先时间偏倚(lead-time bias)是指与筛查相关的虚假的寿命延长。例如,假设乳房钼靶筛查能比通常情况早 2 年诊断肿瘤,但筛查本身并不能延长寿命。那么,经由筛查发现的乳腺癌妇女比常规诊断的患者平均多生存 2 年。生存的延长非常明显却不真实:筛查仅仅使患者早 2 年知道自己有肿瘤,但并没有延长生存。这是典型的零点时间移动。

卡通人物被束缚在火车轨道上等待行驶过来的火车(致命的疾病)形象地说明了这个偏倚。使用双筒望远镜(筛查试验)能更早地判断即将发生的致命事件。然而,除非这项认识能帮助逃逸,否则死亡仍将在火车准时到来时发生。筛查只是让这个人在活着的时候,更长时间知道即将到来的死亡[42]。这极可能增加了他被束缚在轨道上的不适感。

病程长短偏倚

病程长短偏倚(length bias)比领先时间偏倚更微妙:生存的延长是真实的,但是间接的。假设社区乳房钼靶筛查是 10 年进行 1 次。经筛查发现的乳腺癌妇女从肿瘤发现到死亡比一般方式发现的要多活 5 年。筛查与延长寿命的关系是显而易见的。但是,在这个假设的例子中,生存的延长体现的是肿瘤生长本身的内在变异性,而不是筛查的作用。一个无痛且生长缓慢的肿瘤能使妇女获得足够的生存时间来进行 10 年 1 次的筛查。相反,一个进展迅速的肿瘤患者可能无法存活到筛查的时候[42]。

避免这些偏倚的唯一途径是进行随机对照试验,然后比较不同年龄段筛查组和不接受筛查组的死亡率。此外,必须做好这些研究。已发表的关于乳房钼靶筛查研究的质量已经引发了对这个昂贵的巨大事业效用的严肃质疑。对女性健康的净效应比预期要小很多[20,43]。

其他的一些偏倚也可能损害试验的准确性[44]。合并偏倚(incorporation bias)发生于被考察的指标试验对标准参照试验的执行产生影响的时候。如果参照试验仅在指标试验阳性的患者中完成,那么这种情况会使指标试验的灵敏度偏高。同样,如果一个专家小组负责制订参考标准,且对指标试验的结果不设盲,那么会发生相同的偏倚。如果以临床医生的最终诊断为参考标准,而对指标试验的了解又影响了临床医生的最终诊断,那么将导致参考标准依赖于指标试验的结果。

当指标试验阳性的受试者更倾向于接受参照试验的检测,以及只有参照试验阳性的受试者被纳入研究的时候,就会发生差异核实偏倚(differential verification bias)。比如一个体征或症状作为指标试验,其阳性结果(如右下腹痛)促进了进一步的评估。再次,执行参照试验的决定并不独立于指标试验。

不完美"金标准"偏倚(imperfect gold-standard bias)反映的是参照试验的出错。假设 PCR 检测是百日咳杆菌感染的指标试验,细菌培养是参考标准。那么这个参考标准就会存在假阴性的隐患,而很少发生假阳性。以不完美的细胞培养来评估 PCR 这个指标试验时,会夸大它的灵敏度。

频谱偏倚(spectrum bias)反映的是在抽样人群中疾病和健康状态的多样性[45]。疾病的频谱会影响指标试验的灵敏度,而健康人群的频谱会影响试验的特异度。如果只有非常严重的病例被纳入研究中,那么这项试验的灵敏度将被夸大。类似地,如果只有最健康的人群被纳入研究中,那么特异度将被高估。

试验评价的指南

2015 年更新[34]了诊断准确性研究报告标准(Standards for Reporting Diagnostic Accuracy Studies, STARD)[46]声明。修订的清单中包括了 30 个被认定为评价要素的条目。这份清单和 STARD 声明在 EQUATOR 网

站上可被获取（http://www.equator-network.org，进入日期为 2017 年 5 月 8 日）。这些指南旨在改善试验评价体系的透明度和严谨性。为了研究者能开展诊断准确性的系统综述，诊断准确性研究的质量评估（Quality Assessment of Diagnostic Accuracy Study，QUADAS）工具列出了一份 14 个条目清单[47]。第 2 版 QUADAS 将条目分成四个模块：患者选择、指标试验、参照"金标准"、研究的流程和时间节点[48]。

结论

　　筛查是改善还是损害健康，取决于它的应用。与诊断试验不同，筛查试验被用于外表健康的人群，这就造成了独特的伦理道德的思考。灵敏度和特异度趋向于负相关。异常临界值的选择应该显示错误结果的含义。即使完美的试验，如果应用到患病率低的人群，其阳性预测值仍很差。领先时间偏倚、病程长短偏倚以及其他偏倚夸大了筛查项目表面上的益处，强调在群体中开展和推广筛查项目之前，必须有更加严密的随机对照试验对其进行评估。

（马莉莉　译，王吉耀　校）

参考文献

1. Porta, M., 2014. A Dictionary of Epidemiology. Oxford University Press, New York.
2. Ness, A.B., 2015. How We Can Eliminate Cervical Cancer Worldwide. http://www.gereports.com/post/123031815163/alicia-bonner-ness-how-we-can-eliminate-cervical-cancer/. Accessed 4 January 2016.
3. The sorry story of Georges Bank. http://www.amnh.org/explore/science-bulletins/bio/documentaries/will-the-fish-return/the-sorry-story-of-georges-bank. Accessed 4 January 2016.
4. Fields, M.M., Chevlen, E., 2006. Screening for disease: making evidence-based choices. Clin. J. Oncol. Nurs. 10, 73–76.
5. Petti, S., Scully, C., 2015. How many individuals must be screened to reduce oral cancer mortality rate in the Western context? A challenge. Oral Dis. 21, 949–954.
6. Petti, S., 2016. Oral cancer screening usefulness: between true and perceived effectiveness. Oral Dis. 22, 104–108.
7. Sawaya, G.F., 2009. Cervical-cancer screening—new guidelines and the balance between benefits and harms. N. Engl. J. Med. 361, 2503–2505.
8. US Preventive Services Task Force Guides to Clinical Preventive Services, 2014. The Guide to Clinical Preventive Services 2014: Recommendations of the US Preventive Services Task Force. Agency for Healthcare Research and Quality (US), Rockville (MD).
9. Andersen, M.R., Peacock, S., Nelson, J., et al., 2002. Worry about ovarian cancer risk and use of ovarian cancer screening by women at risk for ovarian cancer. Gynecol. Oncol. 85, 3–8.
10. Chiolero, A., Paccaud, F., Aujesky, D., Santschi, V., Rodondi, N., 2015. How to prevent overdiagnosis. Swiss Med. Wkly. 145, w14060.
11. Gosink, B.B., 1992. Ovarian cancer screening. Am. J. Obstet. Gynecol. 166, 1591–1593.
12. Jacobs, I.J., Menon, U., Ryan, A., et al., 2016. Ovarian cancer screening and mortality in the UK Collab-

orative Trial of Ovarian Cancer Screening (UKCTOCS): a randomised controlled trial. Lancet 387, 945–956.

13. Pinsky, P.F., Yu, K., Kramer, B.S., et al., 2016. Extended mortality results for ovarian cancer screening in the PLCO trial with median 15 years follow-up. Gynecol. Oncol. 143, 270–275.

14. American College of Obstetricians and Gynecologists, 2004. Ethics in Obstetrics and Gynecology, second ed. American College of Obstetricians and Gynecologists, Washington, D.C.

15. Sawaya, G.F., Grimes, D.A., 1999. New technologies in cervical cytology screening: a word of caution. Obstet. Gynecol. 94, 307–310.

16. Arbyn, M., Bergeron, C., Klinkhamer, P., Martin-Hirsch, P., Siebers, A.G., Bulten, J., 2008. Liquid compared with conventional cervical cytology: a systematic review and meta-analysis. Obstet. Gynecol. 111, 167–177.

17. Relman, A.S., 1980. The new medical-industrial complex. N. Engl. J. Med. 303, 963–970.

18. Habbema, D., Weinmann, S., Arbyn, M., et al., 2017. Harms of cervical cancer screening in the United States and the Netherlands. Int. J. Cancer 140, 1215–1222.

19. Myers, E.R., Moorman, P., Gierisch, J.M., et al., 2015. Benefits and harms of breast cancer screening: a systematic review. JAMA 314, 1615–1634.

20. Bleyer, A., Welch, H.G., 2012. Effect of three decades of screening mammography on breast-cancer incidence. N. Engl. J. Med. 367, 1998–2005.

21. Allegra, C.J., Aberle, D.R., Ganschow, P., et al., 2010. National Institutes of Health State-of-the-Science Conference statement: diagnosis and management of ductal carcinoma in situ September 22–24, 2009. J. Natl. Cancer Inst. 102, 161–169.

22. Jahn, J.L., Giovannucci, E.L., Stampfer, M.J., 2015. The high prevalence of undiagnosed prostate cancer at autopsy: implications for epidemiology and treatment of prostate cancer in the Prostate-specific Antigen-era. Int. J. Cancer 137, 2795–2802.

23. Meredith, S., Kaposy, C., Miller, V.J., Allyse, M., Chandrasekharan, S., Michie, M., 2016. Impact of the increased adoption of prenatal cfDNA screening on non-profit patient advocacy organizations in the United States. Prenat. Diagn. 36, 714–719.

24. Gekas, J., Langlois, S., Ravitsky, V., et al., 2016. Non-invasive prenatal testing for fetal chromosome abnormalities: review of clinical and ethical issues. Appl. Clin. Genet. 9, 15–26.

25. Daley, B., 2014. Oversold and misunderstood. Prenatal screening tests prompt abortions. https://eye.necir.org/2014/12/13/prenatal-testing/. Accessed 3 January 2017.

26. Warsof, S.L., Larion, S., Abuhamad, A.Z., 2015. Overview of the impact of noninvasive prenatal testing on diagnostic procedures. Prenat. Diagn. 35, 972–979.

27. Haynes, R.B., Sackett, D.L., Taylor, D.W., Gibson, E.S., Johnson, A.L., 1978. Increased absenteeism from work after detection and labeling of hypertensive patients. N. Engl. J. Med. 299, 741–744.

28. Feig, D.S., Chen, E., Naylor, C.D., 1998. Self-perceived health status of women three to five years after the diagnosis of gestational diabetes: a survey of cases and matched controls. Am. J. Obstet. Gynecol. 178, 386–393.

29. Jorgensen, P., Langhammer, A., Krokstad, S., Forsmo, S., 2015. Diagnostic labelling influences self-rated health. A prospective cohort study: the HUNT Study, Norway. Fam. Pract. 32, 492–499.

30. Wilson, J.M.G., Jungner, G., 1968. Principles and Practice of Screening for Disease. World Health Organization, Geneva.

31. Sackett, D., Haynes, R., Guyatt, G., Tugwell, P., 1991. Clinical Epidemiology. A Basic Science for Clinical Medicine, second ed. Little, Brown and Company, Boston.

32. Yerushalmy, J., 1947. Statistical problems in assessing methods of medical diagnosis, with special reference to X-ray techniques. Public Health Rep. 62, 1432–1449.

33. Streiner, D.L., 2003. Diagnosing tests: using and misusing diagnostic and screening tests. J. Pers. Assess. 81, 209–219.

34. Bossuyt, P.M., Reitsma, J.B., Bruns, D.E., et al., 2015. STARD 2015: an updated list of essential items for reporting diagnostic accuracy studies. Clin. Chem. 61, 1446–1452.

35. Leeflang, M.M., Rutjes, A.W., Reitsma, J.B., Hooft, L., Bossuyt, P.M., 2013. Variation of a test's sensitivity and specificity with disease prevalence. CMAJ 185, E537–44.

36. Grimes, D.A., Schulz, K.F., 2008. Making sense of odds and odds ratios. Obstet. Gynecol. 111, 423–426.

37. Youden, W.J., 1950. Index for rating diagnostic tests. Cancer 3, 32–35.

38. Dos Santos, C.G., Sabido, M., Leturiondo, A.L., Ferreira, C.O., da Cruz, T.P., Benzaken, A.S., 2017. Development, validation and testing costs of an in-house real-time polymerase chain reaction assay for the detection of *Chlamydia trachomatis*. J. Med. Microbiol. 66, 312–317.
39. Grimes, D.A., Peipert, J.F., 2010. Electronic fetal monitoring as a public health screening program: the arithmetic of failure. Obstet. Gynecol. 116, 1397–1400.
40. Dabbous, F.M., Dolecek, T.A., Berbaum, M.L., et al., 2017. Impact of a false-positive screening mammogram on subsequent screening behavior and stage at breast cancer diagnosis. Cancer Epidemiol. Biomark. Prev. 26, 397–403.
41. Detection of acute HIV infection in two evaluations of a new HIV diagnostic testing algorithm—United States, 2011-2013, 2013. MMWR Morb. Mortal. Wkly. Rep. 62, 489–494.
42. Hsu, J.L., Banerjee, D., Kuschner, W.G., 2008. Understanding and identifying bias and confounding in the medical literature. South. Med. J. 101, 1240–1245.
43. Gøtzsche, P.C., Jorgensen, K.J., 2013. Screening for breast cancer with mammography. Cochrane Database Syst. Rev., CD001877.
44. Kohn, M.A., Carpenter, C.R., Newman, T.B., 2013. Understanding the direction of bias in studies of diagnostic test accuracy. Acad. Emerg. Med. 20, 1194–1206.
45. Sica, G.T., 2006. Bias in research studies. Radiology 238, 780–789.
46. Bossuyt, P.M., Reitsma, J.B., Bruns, D.E., et al., 2003. Towards complete and accurate reporting of studies of diagnostic accuracy: the STARD initiative. Standards for Reporting of Diagnostic Accuracy. Clin. Chem. 49, 1–6.
47. Whiting, P., Rutjes, A.W., Reitsma, J.B., Bossuyt, P.M., Kleijnen, J., 2003. The development of QUADAS: a tool for the quality assessment of studies of diagnostic accuracy included in systematic reviews. BMC Med. Res. Methodol. 3, 25.
48. Whiting, P.F., Rutjes, A.W., Westwood, M.E., et al., 2011. QUADAS-2: a revised tool for the quality assessment of diagnostic accuracy studies. Ann. Intern. Med. 155, 529–536.

第9章
应用似然比优化临床诊断

似然比能够优化基于体征和症状的临床诊断,然而,很少被应用于患者医疗保健。似然比是指特定试验结果的患病人群百分比除以相同试验结果的健康人群百分比。理想状态下,试验异常的结果应该在患者中频率更高(高似然比),而试验正常的结果应该更多地出现在健康人群中(低似然比)。似然比接近 1 对决策制定没有帮助,相反,高或低的似然比(有时极大地)能左右临床医师对患病概率的评估。各种试验均能计算似然比,不仅仅是两种结果(阳性或者阴性)的试验,多种结果的试验也可以进行计算,如螺旋计算机断层成像(computerized tomography,CT)扫描。结合正确的临床诊断,辅助检查的似然比可以协同改善诊断的准确性。

框 9.1　二分类结果的似然比计算

如果灵敏度和特异度已经确定：

　LR+= 灵敏度 /（1– 特异度）

　LR−=（1– 灵敏度）/ 特异度

如果 2×2 格表的原始数据可以获取：

　LR+=［a/（a+c）］/［b/（b+d）］

　LR−=［c/（a+c）］/［d/（b+d）］

如果数学公式比较烦琐：

　LR+= 真阳性百分率 / 假阳性百分率

　LR−= 假阴性百分率 / 真阴性百分率

框 9.2　磁共振血管成像与参考标准比较

MRA 结果	参考标准		总体
阳性	59	2	61
阴性	17	201	218
技术不适宜	28	64	92
总体	104	267	371

框 9.3　磁共振血管成像与参考标准在充分接受检查的人群中的比较[5]

MRA 结果	参考标准		总体	似然比
阳性	59（0.776）	2（0.01）	61	78.8
阴性	17（0.224）	201（0.990）	218	0.226
总体	76（1.000）	203（1.000）	279	

为什么烦恼

　　既然大多数临床医师已经熟悉灵敏度和特异度[1,6]，是否值得进一步努力学习如何应用似然比？似然比具有某些吸引人的特点，是传统的试验有效性指标（第 8 章）所没有的。

　　首先，不是所有的试验都有二分类结果。当结果不仅仅是阴性或阳性时，试验有效性的方程式将无能为力。许多临床医学试验得出连续性结果（如血压）或者多层序数结果（如乳腺肿块的细针穿刺活检）。

公共模块软件可以计算基于 2×2 格表的有效性指数和似然比。对于 2×n 格表,软件可以计算分层的似然比,形成受试者工作特征曲线(receiver operating characteristic,ROC)以及测定 ROC 曲线下面积(the area under the ROC curve,AUC)(http://www.openepi.com/DiagnosticTest/DiagnosticTest.htm,进入日期为 2017 年 4 月 2 日)。另一个有用的计算工具可检索 http://ebm-tools.knowledgetranslation.net/calculator/diagnostic/,进入日期为 2017 年 4 月 21 日。

似然比显示了试验结果的丰富性,并可影响对患者的处理。将多项式结果降级为仅有阳性和阴性会牺牲很多信息。似然比能帮助临床医生解释和使用所有诊断试验结果,而不是强行改为二项式结果。虽然预测值将试验特征和人群联系起来,但似然比可以被应用于某个特定的患者。此外,和传统的有效性指标不同,似然比需合并 2×2 格表中所有单元格的信息(见框 9.1)。

依赖灵敏度和特异度经常会夸大试验的益处[7]。比较两种产科试验(胎儿纤连蛋白预测早产、子宫动脉多普勒波形分析预测先兆子痫),2/3 发表的报道高估了试验的价值。应用似然比,而不仅仅是灵敏度和特异度,将可能避免这种误解。

最后也是最重要的是似然比优化了临床判断。将似然比用到诊断过程中去,将改变诊断的概率——有时是相当明显的。

当试验按序执行时,第一个试验的验后概率成为第二个试验的验前概率,以此类推。例如,诊断肺栓塞时,继检测 D- 二聚体后,序贯开展通气灌注扫描或螺旋 CT 扫描[8]。

变化的发生

传统认为似然比是不变的(比如,不受疾病的患病率影响)[9]。根据定义,灵敏度、特异度和似然比应该不随着疾病患病率的不同而发生变化。然而,越来越多的例子反驳了这种不改变的观点[10]。这种变化可能反映了涉及的患者谱、不正确纳入患者、核实偏倚、错误的参考标准或其他临床事件。

似然比来源于灵敏度和特异度,已知后两者受疾病患病率影响而发生改变,相关讨论见第 8 章。因为由低患病率人群产生的似然比并不适合用于高患病率人群。灵敏度、特异度和似然比反映的是一项试验在一个特定人群中的表现,而不是成为固定数值[11]。相应地,临床医生应该寻找和自己患者类似人群的似然比。

选择临界值(cut-off)

对于连续性变量像血糖、眼内压和血压,ROC 曲线有助于确定临界值的位置。图 9.2 显示了 ROC 曲线的纵坐标为真阳性率(true-positive rate,TPR),横坐标为假阳性率(false-positive rate,FPR)。一个没有应用价值的试验所产生的曲线呈对角线,曲线下面积为 0.5。曲线越接近左上角,试验越好(曲线下面积越大)。总的来说,最好的临界值是曲线上最靠近左上角的那点[12]。

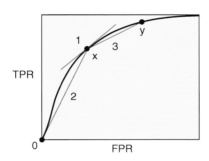

图 9.2　受试者特征工作曲线和似然比相关的斜率
来源:Redrawn,with permission,from Choi[14]

ROC 曲线斜率有一些与似然比有关的特征。首先,曲线上任何点的切线斜率(见图 9.2 中的斜线 1)均等于这个点试验结果的似然比[13];第二,从起点(左下角)到任何点的斜率(见图 9.2 中的斜线 2)代表了如果用这个点作为试验"阳性"的阈值时,试验的阳性似然比;第三,曲线上任意 2 个点(x 和 y)的连线斜率(见图 9.2 中的斜线 3)代表的是当试验存在多重区间时,这 2 个点定义的区间所产生的似然比[14]。

Fagan 列线图(Fagan nomogram)

试验并不是在真空中进行的。一名临床医师经常在进行任何试验前对某个特定疾病的可能性有所估计(虽然一般无法精确地定量)。按照贝叶斯定理,验前的疾病比数(odds)乘以似然比得到验后的疾病比数。例如,验前比数为 3/1 乘以似然比 2,将产生验后比数为 6/1。不像赌徒(或统计学家),大多数临床医生不会想到比数这个名称,我们通常应用百分率。例如,75% 的可能性(75% 是 /25% 否)等同于比数 3/1[15]。

虽然比数和可能性之间的相互转换涉及简单算术[15],但一种被广泛应用的列线图解法[16](图 9.3A)完全绕开了这步。列线图是解决特殊方程式的图表计算器。如果有 2 个已知的值,列线图可以计算出第 3 个值[17]。从左侧一列查出疾病的验前概率(pretest probability),将该点与中间栏的似然比相连,直线的延伸部分与右侧栏相交的点即为疾病的验后概率(post-test probability)。这个过程显示了试验结果改变了多少验前概率。例如,在图 9.1 下方的表格中,阳性试验的似然比是 13,阴性试验的似然比是 0.2。假设疾病的验前概率为 0.25,而且试验结果是阳性的。在列线图左侧缘

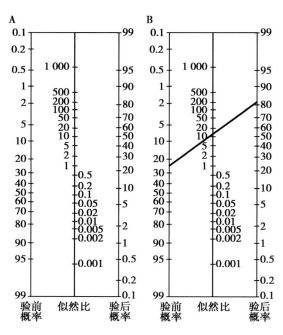

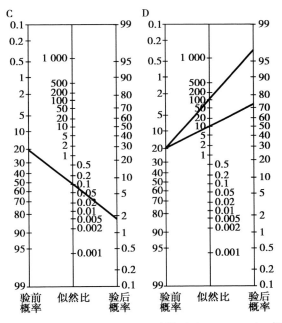

图 9.3　疾病可能性和似然比的列线图[16]。(A) Fagan 列线图[16]，经
马萨诸塞州医学会(Massachusetts Medical Association)许可重印。
(B)直线连接验前概率 0.25 和似然比 13。(C)直线连接验前概率 0.20
和似然比 0.1。(D)似然比 10 和 100 对验前概率 0.2 的影响

找到验前概率 0.25，截取似然比栏 13，连成一直线，并延长直线至
右侧栏找到验后概率大约为 0.8，诊断可能性发生了重大的改变(图
9.3B)。这个值非常接近于贝叶斯公式计算的验后概率 0.81。

　　一张 Fagan 列线图的卡片非常有用，值得放在白大褂口袋里。Fagan
列线图也能以 PDF 格式下载并打印出来(http://www.cebm.net/wp-content/
uploads/2014/02/likelihood-ratio.png，访问日期为 2017 年 4 月 2 日)。

两步法 Fagan 列线图(two-step Fagan nomagram)

　　贬低似然比的人理由充分地抱怨涉及的一系列计算对临床医

生来说乏味又冗长[18]。此外，一些试验的似然比并不容易找到。Caraguel 和 Vanderstichel 设计了一个非常精巧的替代方法[19]。他们在原有的 Fagan 列线图上为临近似然比的灵敏度和特异度各增加了一根标尺。新的灵敏度和特异度标尺在左侧阳性结果处为红色，右侧阴性结果处为蓝色(图 9.4)。修订的两步法列线图首先帮助临床

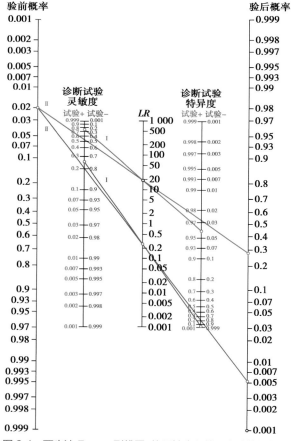

图 9.4　两步法 Fagan 列线图，从灵敏度和特异度计算似然比
来源：Redrawn, with permission from Caraguel and Vanderstichel[19]

医生通过试验的灵敏度和特异度确定似然比。接着,验后概率也和原有的 Fagan 列线图那样通过验前概率和似然比标尺计算获得。两步法列线图在网页(http://www.adelaide.edu.au/vetsci/research/pub_pop/2step-nomogram,访问日期为 2017 年 4 月 21 日)下载。Caraguel 还为 iPhone(DocNomo)提供了彩色的免费 app,计算起来更便捷(https://itunes.apple.com/us/app/docnomo/id901279945?mt=8,访问日期为 2017 年 4 月 21 日)。

替代列线图(nomogram alternative)的方法

列线图和计算机经常无法在床旁使用。推荐一种由 McGee 提出的记忆法[20],能简化似然比的应用。他指出验前概率通常情况在 10%~90% 之间,由一项试验或临床发现导致的概率变化近似一个常数。临床医生需要记住的是三个基准似然比:2,5,10(框 9.4)。这正好对应于 15% 的前三个倍数:似然比为 2,增加疾病可能性 15%,5 增加 30%,10 增加 45%。例如,验前概率是 40%,似然比为 2,那么验后概率为 40%+15% = 55%(非常接近用公式计算的 57%)。似然比 <1,规则相反。2 的倒数是 0.5,5 是 0.2,10 是 0.1。似然比为 0.5,那么减少验前概率 15%,当似然比为 0.1 时将显著下降 45%。另一种被推荐的似然比计算公式,则需要在大脑中重新排列 6 个数字(对此我们认为太过于烦琐,不予以赘述)[21]。

框 9.4 似然比和床旁估计	
	疾病概率的近似变化 /%
似然比在 0~1 之间,减少疾病的可能性	
0.1	−45
0.2	−30
0.3	−25
0.4	−20
0.5	−15
1.0	0

框9.4 似然比和床旁估计（续）	
似然比 >1，增加疾病的可能性	
2	+15
3	+20
4	+25
5	+30
6	+35
7	
8	+40
9	
10	+45

来源：Reproduced from McGee[20]with permission of Blackwell Publishing

比值大小的问题

不同数值的似然比有不同的临床意义。临床医师直觉地理解似然比为 1.0 对诊断没有帮助：从试验结果来看，患者和健康人群的百分比是相同的。试验结果不能鉴别疾病和健康，就算是复杂、昂贵的（可能存在风险）的试验，仍没有改变验前概率。

所有似然比的比值从 1 开始，向下延伸至 0，向上至无穷大。因此，似然比越远离 1.0，对疾病概率的影响越大。似然比从 2~5 使疾病验后概率轻度增加，从 5~10 中等增加，>10 显著增加。对于 <1 的比值，似然比越小，患病可能性越低。

只有极端数值将显著改变疾病概率。如果一位 28 岁男性有 20% 肺栓塞的验前概率，他的通气 - 灌注扫描是正常的，那么这个结果的阳性似然比为 0.1[22]。现将直线的起点放在列线图左侧 20% 的位置上，连线至中间的 0.1，延伸至右侧显示验后概率大约为 2%（图 9.3C）。

一些大的似然比

大的似然比(likelihood ratio, LR)非常有帮助,被用于评估可疑肺栓塞的诊断试验为此提供了一些实例。通气灌注扫描显示"高可能性"的结果,其似然比达到18。螺旋CT断层显像相应的"高可能性"似然比为24。因此,基于临床发现,有中等到高等的验前概率的患者,上述两种检查中任何一个出现阳性结果,都将使诊断肺栓塞的验后概率>85%[23]。当评估潜在的心肌梗死时,心电图上任意ST段抬高的似然比为11[24]。

用于评估可疑尿路感染,传统试纸法检测白细胞酯酶或亚硝酸盐具有不太高的阳性似然比,大约4[25]~7[26]。相反,琼脂平板浸渍接种培养的阳性预测值则高达225[26]。这个巨大的似然比使诊断概率发生显著的变化。换言之,高的似然比预示着阳性结果有助于确认诊断,相应地,低的似然比预示着阴性结果有利于排除诊断。

多种结果试验的似然比

瑞典的一项纵向研究调查了前列腺特异抗原(prostate-specific antigen, PSA)预测前列腺癌的似然比[27]。调查者计算了一组PSA临界值的灵敏度和特异度(框9.5)。就如本章先前的介绍,LR+的计算公式为灵敏度/(1-特异度),LR-的计算公式为(1-灵敏度)/特异度。

框 9.5 前列腺特异抗原(PSA)诊断前列腺癌的似然比[27]				
PSA 临界值 /(ng·ml⁻¹)	灵敏度	*LR+*	特异度	*LR-*
0.5	0.99	1.2	0.13	0.04
1	0.96	1.7	0.44	0.08
2	0.78	3.2	0.75	0.30
3	0.59	4.5	0.87	0.47
4	0.44	5.5	0.92	0.61
5	0.33	6.4	0.95	0.70
10	0.13	12.3	0.99	0.88
20	0.05	28.1	1.00	0.95

如第 8 章讨论,连续性变量的灵敏度和特异度成负相关。如 PSA 临界值升高,灵敏度下降,特异度上升。似然比 >10 有助于确认诊断,在本项研究中,PSA>10ng/ml 的阳性似然比符合这个范围。相反地,阴性似然比 <0.1 有助于排除诊断。PSA ≤ 1ng/ml 的阴性似然比可以达到这个水平。但通常使用的临界值为 4ng/ml,其灵敏度加特异度 <1.5,这解释了对于 PSA 筛查效用的持续质疑[28]。

准确的验前概率(pretest probability)的重要性

病史与体格检查一直都是非常根本和重要的。事实上,对疾病概率的精确判定比来源于昂贵的、有时是侵入性试验的似然比更重要[29,30]。一些疾病,如阿尔茨海默病和鼻窦炎等,临床所见即能产生一个相当准确的诊断。而对于其他疾病,临床医师缺乏体征和症状预测值的信息,他们必须依赖流行病学数据、教育和临床敏锐性。例如,患者既往史的补充使冠心病的验前概率从 75% 下降至 <5%,这样的改变对验前概率的影响超过一项阳性和阴性似然比为 3 和 0.5 的强化试验的影响。虽然病史和临床诊断没有必要比辅助试验更准确,但它们的精确性对后续任何试验结果的解释都将产生显著的影响[31]。但是当验前概率不清楚时,似然比的作用很有限[32]。有些方法可以被用来判断疾病验前概率不确定性的效应[33]。重点是,一个准确的验前概率和后续试验能很好地优化临床诊断。

诊断阈值(diagnostic threshold)

应该应用仅仅对临床处理有影响的试验。如果临床医师的疾病验前概率已经能有把握地肯定或否定诊断,那么进一步的试验是没有必要的。若存在临床不确定的灰色中间区域时,更多的试验才应该被考虑(图 9.5)。在试验进行前,应该明确检测阈值(test threshold)和治疗阈值(treatment threshold)[34](A 和 B)在连续的诊断概率上的位置。疾病概率低于 A 点可以有效地排除诊断,于是,A 就是进行试验的检测阈值:验前概率(pretest probability)>A 但 <B 有可能从后续试验中获益。B 是治疗阈值,疾病概率高于此点应判断可以给予治疗,不应再有任何延误。

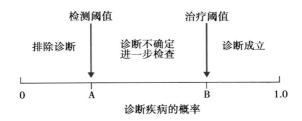

图 9.5　检测和治疗阈值,体现诊断概率的功能

这些决策阈值(decision threshold)(A 和 B)的位置应该个体化。运用列线图(见图 9.3 A),临床医生可以估计多大或多小的似然比使验前概率移动到 A 点以下(排除诊断)或 B 点以上(开始治疗)。临床医师可以参考已发表的似然比,确定相应的试验结果(http://www.lrdatbase.com/,访问日期是 2017 年 4 月 21 日)。如果试验结果不能实现疾病概率的这种变化,就不应该进行该试验——非常基本和重要的一点。因此,当临床医生的验前概率非常高时,任何阴性试验都可能是错误的(假阴性)。但验前概率特别低时,任何阳性试验都可能是假阳性[35]。

似然比的局限性

似然比(likelihood ratio,LR)对验前概率的影响不是线性的。似然比 100 是似然比 10 的 10 倍,但其并没有增加 10 倍的验前概率,如图 9.3D 所示。

多项结果试验的极端试验值产生不精确的似然比。有这些并不精确的高值或低值的患者数量很少。在这些单元格中,患病人数微小的改变就能产生非常不同的似然比。换言之,在最高和最低的试验值分布区,似然比的不精确性非常多见。合并连续性分布的试验结果可以提供更大的更精确的比值(如:更窄的置信区间)[36]。

相反,许多试验结果分布在中心区域。这里,似然比接近 1,因此帮助很小。重要的决定因素来源于高或低的似然比。另一个问题就是在三级医疗单位中产生的验前概率可能不能被采用,因为患者人群不同。框 9.6 提供一些关于以验前概率为基础进行试验的指南。

框9.6 试验要点

- 当验前概率高或低时,临床医师应谨慎安排试验。此时,试验不能改变患病的概率,只会导致情况更紊乱:因为意料外的结果通常是假阳性或假阴性。
- 当验前概率为 50% 时[37],试验将非常有帮助。起始点在验前概率栏 50% 的地方比其他任何位置的列线图验后概率的数值变化都要明显(见图 9.3)。
- 无论试验结果如何,患病的验前概率越高,其验后概率也越高。例如:高 3 倍的验前概率将比低值产生高出 3 倍以上的验后概率[37]。
- *LR+*>10 意味着阳性试验能很好地诊断疾病[35]。
- *LR–*<0.1 意味着阴性试验能很好地排除诊断[35]。
- 当序贯进行各项试验时,第一个试验的验后概率成为下一个试验的验前概率。按序进行每一个试验。

似然比在临床上被广泛应用,包括症状、体格检查、实验室检测、影像学检查和评分系统。基于正确的疾病验前概率,辅助检查的似然比往往能在许多重要方面优化临床判断。这对患者和临床医生来说,都有很大的好处。

结论

似然比是一个被忽视的临床工具。列线图和其他工具有助于床旁使用它们。似然比离 1.0 越远,对诊断概率的影响越大。应用似然比对后续试验进行仔细评估,能改善临床医生的诊断准确性。

（马莉莉　译，王吉耀　校）

参考文献

1. Whiting, P.F., Davenport, C., Jameson, C., et al., 2015. How well do health professionals interpret diagnostic information? A systematic review. BMJ Open 5, e008155.
2. Estellat, C., Faisy, C., Colombet, I., Chatellier, G., Burnand, B., Durieux, P., 2006. French academic physicians had a poor knowledge of terms used in clinical epidemiology. J. Clin. Epidemiol. 59, 1009–1014.
3. Reid, M.C., Lane, D.A., Feinstein, A.R., 1998. Academic calculations versus clinical judgments: practicing physicians' use of quantitative measures of test accuracy. Am. J. Med. 104, 374–380.
4. Steurer, J., Fischer, J.E., Bachmann, L.M., Koller, M., ter Riet, G., 2002. Communicating accuracy of tests to general practitioners: a controlled study. BMJ 324, 824–826.
5. Stein, P.D., Chenevert, T.L., Fowler, S.E., et al., 2010. Gadolinium-enhanced magnetic resonance

angiography for pulmonary embolism: a multicenter prospective study (PIOPED III). Ann. Intern. Med. 152, 434–443. w142-3.

6. Hubbard, T.W., 1999. The predictive value of symptoms in diagnosing childhood tinea capitis. Arch. Pediatr. Adolesc. Med. 153, 1150–1153.

7. Khan, K.S., Khan, S.F., Nwosu, C.R., Arnott, N., Chien, P.F., 1999. Misleading authors' inferences in obstetric diagnostic test literature. Am. J. Obstet. Gynecol. 181, 112–115.

8. Chu, K., Brown, A.F., 2005. Likelihood ratios increase diagnostic certainty in pulmonary embolism. Emerg. Med. Australas. 17, 322–329.

9. Scales Jr., C.D., Dahm, P., Sultan, S., Campbell-Scherer, D., Devereaux, P.J., 2008. How to use an article about a diagnostic test. J. Urol. 180, 469–476.

10. Leeflang, M.M., Bossuyt, P.M., Irwig, L., 2009. Diagnostic test accuracy may vary with prevalence: implications for evidence-based diagnosis. J. Clin. Epidemiol. 62, 5–12.

11. Bai, A.D., Showler, A., Burry, L., et al., 2017. Clinicians should use likelihood ratios when comparing tests. Eur. J. Clin. Microbiol. Infect. Dis. 36, 197–198.

12. Christensen, E., 2009. Methodology of diagnostic tests in hepatology. Ann. Hepatol. 8, 177–183.

13. Brown, M.D., Reeves, M.J., 2003. Evidence-based emergency medicine/skills for evidence-based emergency care. Interval likelihood ratios: another advantage for the evidence-based diagnostician. Ann. Emerg. Med. 42, 292–297.

14. Choi, B.C., 1998. Slopes of a receiver operating characteristic curve and likelihood ratios for a diagnostic test. Am. J. Epidemiol. 148, 1127–1132.

15. Grimes, D.A., Schulz, K.F., 2008. Making sense of odds and odds ratios. Obstet. Gynecol. 111, 423–426.

16. Fagan, T.J., 1975. Letter: Nomogram for Bayes theorem. N. Engl. J. Med. 293, 257.

17. Grimes, D.A., 2008. The nomogram epidemic: resurgence of a medical relic. Ann. Intern. Med. 149, 273–275.

18. Van den Ende, J., Moreira, J., Basinga, P., Bisoffi, Z., 2005. The trouble with likelihood ratios. Lancet 366, 548.

19. Caraguel, C.G., Vanderstichel, R., 2013. The two-step Fagan's nomogram: ad hoc interpretation of a diagnostic test result without calculation. Evid. Based Med. 18, 125–128.

20. McGee, S., 2002. Simplifying likelihood ratios. J. Gen. Intern. Med. 17, 646–649.

21. Sotos, J.G., 2007. Simplified calculations using likelihood ratios. ACP J. Club 146, A10.

22. Jaeschke, R., Guyatt, G.H., Sackett, D.L., 1994. Users' guides to the medical literature. III. How to use an article about a diagnostic test. B. What are the results and will they help me in caring for my patients? The Evidence-Based Medicine Working Group. JAMA 271, 703–707.

23. Roy, P.M., Colombet, I., Durieux, P., Chatellier, G., Sors, H., Meyer, G., 2005. Systematic review and meta-analysis of strategies for the diagnosis of suspected pulmonary embolism. BMJ 331, 259.

24. Soltani, A., Moayyeri, A., 2006. Towards evidence-based diagnosis in developing countries: the use of likelihood ratios for robust quick diagnosis. Ann. Saudi Med. 26, 211–215.

25. Moosapour, H., Raza, M., Rambod, M., Soltani, A., 2011. Conceptualization of category-oriented likelihood ratio: a useful tool for clinical diagnostic reasoning. BMC Med. Educ. 11, 94.

26. Mignini, L., Carroli, G., Abalos, E., et al., 2009. Accuracy of diagnostic tests to detect asymptomatic bacteriuria during pregnancy. Obstet. Gynecol. 113, 346–352.

27. Holmstrom, B., Johansson, M., Bergh, A., Stenman, U.H., Hallmans, G., Stattin, P., 2009. Prostate specific antigen for early detection of prostate cancer: longitudinal study. BMJ 339, b3537.

28. Eapen, R.S., Herlemann, A., Washington, S.L., 3rd, Cooperberg, M.R., 2017. Impact of the United States Preventive Services Task Force 'D' recommendation on prostate cancer screening and staging. Curr. Opin. Urol. 27, 205–209.

29. Phelps, J.R., Ghaemi, S.N., 2006. Improving the diagnosis of bipolar disorder: predictive value of screening tests. J. Affect. Disord. 92, 141–148.

30. Kent, P., Hancock, M.J., 2016. Interpretation of dichotomous outcomes: sensitivity, specificity, likelihood ratios, and pre-test and post-test probability. J. Physiother. 62, 231–233.

31. Summerton, N., 2008. The medical history as a diagnostic technology. Br. J. Gen. Pract. 58, 273–276.

32. Morgan, A.A., Chen, R., Butte, A.J., 2010. Likelihood ratios for genome medicine. Genome Med. 2, 30.

33. Srinivasan, P., Westover, M.B., Bianchi, M.T., 2012. Propagation of uncertainty in Bayesian diagnostic test interpretation. South. Med. J. 105, 452–459.

34. Pauker, S.G., Kassirer, J.P., 1980. The threshold approach to clinical decision making. N. Engl. J. Med. 302, 1109–1117.
35. Davidson, M., 2002. The interpretation of diagnostic test: a primer for physiotherapists. Aust. J. Physiother. 48, 227–232.
36. Sonis, J., 1999. How to use and interpret interval likelihood ratios. Fam. Med. 31, 432–437.
37. Sharma, S., 1997. The likelihood ratio and ophthalmology: a review of how to critically appraise diagnostic studies. Can. J. Ophthalmol. 32, 475–478.

第10章
提升随机试验中的受试者招募

招募是随机对照试验中的一个普遍需要考虑的问题。招募不力会导致试验把握度不足、研究对象没有代表性、放弃继续试验以及浪费资源。最重要的是，如果试验没有结果，患者可能会遭受不必要的痛苦。合格率和入组率是描述受试者招募过程的两个指标。为了应对招募困难，有一些替代传统临床试验设计的另类方案，包括：单组知情同意（Zelen 法）、双组知情同意、考虑患者偏好的部分随机试验，以及队列多重随机对照试验（cohort multiple randomised controlled trial，cmRCT）。在招募受试者时，老年人或少数民族等特殊人群可能难以招募到，通常需要特别的努力。

Cochrane 系统综述表明,有四种策略可以改善招募:开放标签设计(受试者不设盲)、选择性退出策略(除非明确拒绝,否则将与所有潜在参与者联系)、电话联系和财务补偿。采用社交媒体、智能手机的应用程序(APP)和商业模式,在将来可能会使招募受试者变得更为便利。

障碍越大,克服障碍就越荣耀。——Molière

　　对于世界各地的研究人员而言,不能够及时地招募到足够数量的受试者依然是一项令人生畏的挑战,因此关于如何克服这一难题的策略有大量的文献。本章描述该问题的普遍性;鉴别招募不力可能导致的一些不良后果;回顾传统临床试验设计的几种替代方法;总结可以改善招募的相关证据;并思考解决此问题的新方法。

问题的普遍性

　　未能达到预期的样本量使许多随机对照试验丢盔弃甲。有几项对试验注册数据的分析证明了此问题很普遍。在英国机构资助的 114 个试验中,只有 31% 达到了目标样本量,而 53% 的试验要求延长试验期,以招募更多的受试者[1]。在 114 个试验中,约 1/3 的试验修改了样本量,通常是减少了样本量(86%)。遗憾的是,延长试验期仍然难以实质性地改善受试者入组。大多数试验(63%)在早期就遇到了招募方面的问题。有 11% 的试验在预设的招募结束日期之前停止了招募,往往是由于入组速度缓慢。

　　该项英国研究[1]的最新情况是受试者招募有所改善[2]。有 55% 的公共资助试验项目达到了计划样本量,但是,接近一半(45%)的试验要求延期。对 6 种期刊既往 6 个月内发表的所有随机试验汇总分析发现,共 133 个试验中有 21% 未能达到预期的样本量[3]。

　　一项回顾性研究分析了超过 6 000 个各类心血管的临床试验,研究证实招募缓慢是试验提前终止的最常见原因。有 11% 的试验存在招募缓慢的问题[4]。美国联邦资助项目、饮食或行为干预研究以及没有设立对照组的试验,其试验过早终止的风险较低。

招募不力（poor recruitment）的后果

放弃试验

一些研究人员只是简单地"丢盔弃甲"放弃试验。对加拿大、瑞士和德国在 2000—2003 年间开展的随机对照试验的后续调查发现，有 25% 的研究被终止[5]。该调查再一次说明招募不力是试验终止的最常见原因。其中，达到样本量百分比的中位数仅为 41%。这些终止的试验不太可能被发表，因为试验终止本身不符合伦理[6]。与研究者发起的试验相比，厂商赞助的研究终止的可能性较小。少数研究者（38%）向机构审查委员会（IRB）报告了试验终止。来自其他国家的调查报告称，试验终止率在 11%~45% 之间[5]。

把握度（power）

受试者招募不力可能在方法学上和伦理上都有潜在的危害。未达到目标样本量通常意味着把握度比预期要小。第 Ⅱ 类错误的风险（即存在差异，但研究结果却认为无差异）增加了。或者说可能忽略了重要的临床发现。

尽管有些人声称把握度不足的试验是不符合伦理的[7]，但我们不认可（第 11 章）。如果试验没有偏倚，那么它们可以提供重要的信息，尤其在对替代方案疗效的安全性和有效性一无所知的情况下[8]。"新"不是"改进"的同义词。例如，在一个公共资助的临床试验样本中，仅有约一半的新疗法被证明比现有疗法更好[9]。

外部真实性（external validity）

随机对照试验（randomised controlled trial，RCT）不可避免地需要折中权衡。由于方法学严谨，在各种临床研究设计类型中，RCT 有最佳的内部真实性（避免了偏倚）。但是，由于 RCT 仅包括经过筛查并且获得知情同意的志愿者，因此可能需要关注其结果的普遍性（外部真实性）。招募有代表性的受试者，特别是老年人或视力障碍等特殊群体，往往充满了挑战性。

　　受试者的资格标准因试验目的而异。效力试验(efficacy trial)[也称为解释性试验(explanatory trial)],旨在明确某种治疗在最佳理想情况下是否起作用。相比之下,效果试验(effectiveness trial)[也称为实用性临床试验(pragmatic trial)],旨在确定某种治疗措施是否在现实情况中有效。后者使用的限制条件较少,以获得良好的外部真实性。

　　一些试验规定了严格的入选资格标准,以限定招募范围,但是这样做也就降低了外部真实性。极端地讲,这种试验方法纳入了经过选择产生的受试者,尽管试验结果内部真实性高,但是可能无法外推到其他人群。这种缺点在制药行业发起的试验中司空见惯,可能将年龄较大、肥胖或合并症的受试者排除在外。另外,在外科手术试验中,参与手术的外科医生技能水平可能很高,因而无法将结果推广到普通外科医生[10]。

　　为了招募受试者,一些试验在随机分组之前有一个入选阶段,用来识别出依从性差或保留率低的人,然后将其排除研究外。尽管这种方法可以提高试验的总体依从性或保留率[11],但是其结果可能与普通人群无关,因为其中包括许多坚持治疗、依从性和随访好的患者。与此类似的还有"浓缩(enrichment)"受试者,即优先招募那些对治疗反应良好的患者[10]。这也破坏了外部真实性,因为参与者不再代表一般人群。

伦理问题(ethical concern)

　　受试者入组缓慢会让所有研究人员感到沮丧,负责招募受试者的人员可能会气馁;资助机构可能不愿为陷入困境的研究团队再提供资助。

　　为达到目标样本量而要求补充资金,可能会转移支付可用于其他试验的资金。如果那些试验更重要,则转移支付会对健康产生净负面的影响。

　　试验进度延长会使挽救生命的新治疗方法识别延后。例如,一项链激酶试验,因受试者入组缓慢可能导致了美国 10 000 名患者的死亡,而这些死亡原本是可以预防的[12]。

寄予厚望?

　　研究人员通常会低估 RCT 受试者招募的难度。临床药理学先驱

Louis Lasagna 谈到他在招募外科患者接受单剂镇痛药的试验中所面临的挑战[13]。在招募阶段，有 8 000 多名外科患者接受了外科手术，然而成功入组仅 100 例。此后，这种对入组率盲目乐观的常见错误，有了一个非正式的称谓——Lasagna 定律（Lasagna's Law）。其他早期试验者指出，招募所需的时间比预期要长得多。Muench 第三定律（Muench's Third Law）提出，能招募到的受试者比较准确的估算值，应是潜在参与人数除以 10[14]。根据我们的经验（当然更好用），采用 π 规则：估计的招募期乘以 3.14。在发展中国家开展的试验，因在组织上的挑战更大，乘数应为 2π。这只是粗略估计，帮助研究新手进行实际测算。

招募术语（terminology）

RCT 仅纳入了目标人群的沧海一粟。在招募期间，目标人群的抽样比例逐渐减小（图 10.1）。在此文氏图（Venn diagram）中，从目标人群找到潜在的受试者子集（A），对其进行研究后筛选出有资格参加的子集（B），从中找到同意参加试验的子集（C）[15]。

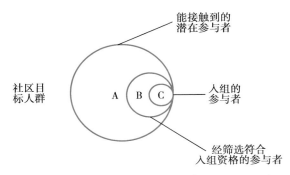

图 10.1　随机对照试验招募文氏图（Venn diagram）

描述该选择过程的几个术语。经筛选满足入组条件人数（B）与潜在参加者人数（A）的比例称为合格率（eligibility fraction）（图 10.2）。在图 10.2 中，找到的 1 000 名潜在参加者中有 700 名符合条件，则合格率等于 70%。同意参加的人数（C）与满足入组资格人数（B）的比例称为入组率（enrolment fraction）。在图 10.2 中，700 名符合资格标准的参加者中有 500 名同意参加了试验，则入组率等于 71%。招募率（recruitment fraction）是最后同意参加试验人数（C）与潜在参加者人数（A）的比例。在图 10.2 中，1 000 名潜在参加者中最终有 500 名参加了试验，总招募率等于 50%。

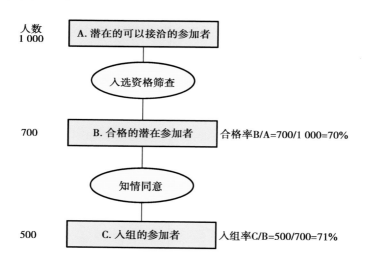

图 10.2　随机对照试验受试者招募相关术语

对 172 个随机试验报告的研究发现，仅有少数研究者提供了足够的细节可以计算上述三个率[15]。筛选一名受试者入组，所需的筛查人数的中位数为 1.8，范围为 1~68。换而言之，有的试验筛查的每一例都入组了；而另一些试验，需要筛查近 68 例才有 1 例入组。上述报告中，合格率中位数为 65%（四分位间距：41~82）。入组率的中位数为 93%（四分位数间距：79~100）。总招募率中位数为 54%（四分位间距：32~77）。应当谨慎查看这些数据，因为有 20 份报告声称纳入了所有符合条件的患者。这表明这些报告把拒绝参与的对象认定为"不合格"。通过使用 CONSORT 流程图[16]能更好地报告招募过程,从而有助于读者判断试验结果的外部真实性(external validity)。

密切关注

随着试验的推行,应监控招募进度。随时间推移,预期招募人数与实际招募人数之间的关系图,能使调查人员警觉到问题所在[17]。如果招募滞后,研究人员需要采取纠正措施(例如,增加新的研究中心,或将更多的受试者分配到能够快速招募的研究中心)。其他方法包括放宽资格标准,简化受试者和临床医生的工作,增加招募资金或延长招募期。烦琐的数据收集表和烦琐的知情同意文件(有些长达 20 页)是需要解决的常见问题。许多 IRB 并未意识到试验参与者经常不阅读或不能理解这些文件[18,19]。

传统随机试验的替代方法

已有一些替代性研究设计,以应对招募方面面临的一些问题。这些替代性研究设计在伦理和科学严谨性方面存在很大差异。

单组知情同意的随机试验(single randomised consent)

Zelen 引发了一场持续的争论,其建议:在随机分配之后获得受试者的知情同意[20],而不是之前。例如,患者将被随机分配到新疗法和标准疗法,只有随机接受新治疗的患者才能获知试验情况并征得其同意。如果他们拒绝参与,则将其改为接受标准疗法(图 10.3,上)。Zelen 声称,统计效率的损失(因为比较组间的样本量差异巨大,但是这并不重要)会被更容易招募到受试者而抵消。Zelen 洞悉试验的参加者更希望知晓治疗方法。

出于多种原因,这种单组知情同意的方法遭到了强烈的反对。首先,半数的参与者没有知情同意。其次,相当大的沾染(随机分配到新治疗方案中的参与者,转组接受标准治疗方案)会稀释意向性治疗分析中试验组的治疗效果。除非样本量得到补偿性增加,否则这将增加第Ⅱ类错误的概率。在癌症试验中观察到交叉(也称为"转组")率为 10%~36%[21]。最近报道交叉率为 0~74%[22]。此外,这种方法既没有进行随机分配隐匿,也不能对临床医生实施盲法[23]。

双组知情同意的随机试验(double randomised consent)

Zelen 设计的伦理缺陷无法克服。扣留参加者相关信息[24]违反了自主权(autonomy)和利益(beneficence)的伦理原则[25]。为避免此问题,Zelen 建议采用双组知情同意的随机试验(double randomised consent)(图 10.3,下)。该设计患者被随机分组,两个治疗组都了解该试验情况,并提供他们对于分组治疗的知情同意书。那些拒绝接受指定治疗的人可以选择转组,或者也可以选择其他治疗方法。自从引入 Zelen 方法以来的几十年中,这种方法很少被使用,一般说来是不恰当的[26],几乎没有被推荐过。

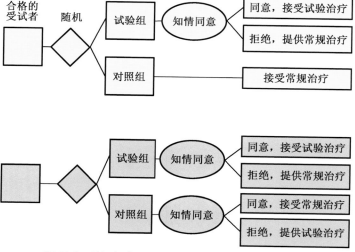

图 10.3 单组(上)和双组(下)知情同意的随机对照试验

考虑患者偏好的部分随机试验（partially randomised patient-preference trial）

20 世纪 80 年代中期,提出了一种混合方法来解决招募和外部真实性问题。该设计最初被称为综合队列研究（comprehensive cohort study）[27],设计结合了队列研究和随机对照试验。招募受试者并征得知情同意后,询问参加者是否愿意随机接受治疗（图 10.4,上）。如果同意,以常规方式随机化;如果不同意,则选择治疗方法（队列研究）。队列研究和随机试验的参与者接受相同的随访观察结果。这样可以直接比较队列研究和随机试验的结果。例如,在德国的一项乳腺癌治疗研究中,仅 35% 的女性愿意随机分配切除乳房,其余患者则与其医生一起决定选择治疗方法[28]。

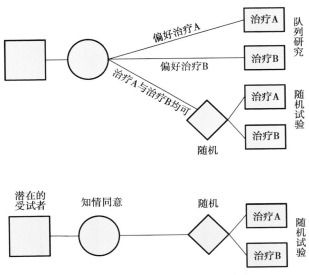

图 10.4　考虑患者偏好的部分随机试验

"考虑患者偏好的部分随机试验"是此设计的一个更具描述性术语:患者的偏好起着关键作用,只有部分参与者是随机的。这种方法既有优点也有缺点。在一项非盲法的随机试验(图 10.4,下)中,一些分配到标准治疗或对照治疗的参与者可能会感到得到新治疗希望破灭了。在只能通过试验获得新的治疗方法情形下,尤为如此。如果新疗法组受试者体验到的舒适性与依从性有关,或者主要结局令人满意,那么对照治疗组中"令人沮丧的士气低落"[22]可能会使结果产生偏倚[29]。研究的队列部分可能会提供更好的外部真实性。

考虑患者偏好的部分随机试验也有缺点。首先,如果在随机和非随机比较中需要相同的把握度,样本量将几乎增加 1 倍;其次,受试者如果压倒性地偏爱某一种疗法,可能会达不到队列比较的把握度要求。另外,队列比较中可能仍然存在未预料到的偏倚。

该方法已被用来研究生殖健康中的几个问题。在 20 世纪 90 年代初期,英国阿伯丁(Aberdeen)的研究人员比较了妊娠早期药物流产与手术流产的可接受性[30]。那些想要进行手术的女性接受手术流产;那些要求药物流产的女性接受药物流产;对那些处于"中间地带"没有偏好的女性进行随机分配。总体而言,女性喜欢自己选择的方法。在认为治疗方法并无不同的女性中,胎龄较大的手术流产耐受性较好。

另一项试验比较了月经大量出血的治疗方法[31]。希望进行内科治疗的女性接受药物治疗,希望进行经宫颈子宫内膜切除术的女性则接受手术治疗。那些没有明显偏好的患者则被随机分配,无论在随机还是非随机受试者中,经宫颈切除术均被证明更优越。有一项正在开展的类似研究比较女性的短效和长效可逆避孕的效果[32]。

队列多重随机对照试验(cohort multiple randomised controlled trial)

Relton 及其同事 2010 年在考虑患者偏好的部分随机试验中引入了一种变体[33]。其显著特征包括招募大量患有慢性病(例如类风湿性关节炎)的患者,前瞻性地随访并对患者进行定期的结局评估。在此队列中,将为符合条件的参与者提供随机新干预措施。然后将他们的结局与队列中接受常规治疗但仍未意识到新干预措施的患者进行比较。知情同意过程旨在模拟现实临床情景中,向患者咨询其偏好以及取得同意的方式。当然,这种设计不能与安慰剂一起使用。

假设有一项队列多重随机对照试验（cmRCT），在焦虑和抑郁症患者服务机构中，约有一半患者表示愿意参加一个队列研究，从该队列中他们可能受邀参加随机试验[34]。而另一方面，临床医生不太愿意讨论招募和知情同意。这表明 cmRCT 方法不会解决繁忙的临床医生不愿招募患者进行研究的问题。

这种方法的一个弱点是，如 Zelen 设计中所述，对试验干预的知情同意是在随机分配之后进行的[20]。这引入了参与者在随机分配后不同意参加引起偏倚的可能性。模型分析表明意向治疗分析会产生偏倚，在试验干预措施被拒绝情况下，偏倚会增加[回归稀释偏倚（dilution bias）][35]。

特殊人群：难以企及

无法招募到代表目标人群的所有人，将威胁到试验的外部真实性。可能会错过按年龄、性别、种族、饮食和地理位置划分的治疗反应差异[36]。排除在研究之外会失去临床试验中"难以企及（hard-to-reach）"[37]人群的个体获益信息[38]。鉴于此，美国国家卫生研究院（National Institutes of Health，NIH）在 1993 年和 1994 年提出倡议，要求少数族裔和妇女更多地参与研究[39]。尽管暂时已取得了一些进展，但要吸引和招募特殊人群仍然很困难。

招募少数族裔和穷人参与的障碍还很多。一项调查列出了招募少数族裔参加心理健康试验的 33 种困难[40]。找到能被前瞻性随访的参与者可能很困难，因为他们可能经常流动或者生活在农村地区[41]；那些无车或者居住地没有公共交通的人，可能无法将其送到研究地点；有语言障碍和文化水平低的人，可能难以理解知情同意书[42]；有些人担心签署知情同意书会放弃而不是保护患者权利；对医疗系统的恐惧和不信任可能会减少参与试验的意愿[39,43]；然而，对塔斯基吉梅毒研究（Tuskegee Syphilis Study）的认识似乎并未影响非洲裔美国人参与研究的意愿[44]*。

---

*译者注：塔斯基吉梅毒研究（Tuskegee Syphilis Study）是美国医学研究史上严重违背伦理准则的经典案例。

语言和文化障碍

严格的入组资格标准阻碍了少数族裔的招募。例如,非裔美国人合并症负担的增加幅度与潜在试验参与者的数量不成比例[39]。

影响非裔美国人参与癌症试验似乎与几个因素有关[44]。有些人对临床研究持负面看法,并担心被当作"实验对象(guinea pig)";另有一些人主要是对临床研究机构不熟悉;宗教信仰和宿命论阻止了某些人进入癌症试验。相比之下,已经有家人或朋友参加临床研究有助于招募。

高龄受试者的招募带来了其他挑战。老年人可能因行动不便、驾驶不便、视力和听力障碍或认知能力下降而不能参与试验[45]。另外,与衰老相关的合并症也可能会使他们不符合入组资格标准。此外,老年人的医疗保健的决定可能需要作为"看护人(gatekeeper)"的家人或朋友参与进来,这可能会进一步增加试验的复杂性。

未成年人还面临其他挑战和伦理考量。参加美国国家癌症研究所(National Cancer Institute)资助的癌症试验的概率与患者年龄成反比:年龄 >13 岁的患者比较小年龄患者参与的可能性要低[46]。一些试验的年龄限制受到质疑[47],诸如 Facebook 广告之类的社交媒体可能会方便接触年轻人[48]。

什么有效?

大量文献解决了改善试验招募的问题。遗憾的是,许多非常具有吸引力的常识性策略,在经过正规检验后均未确认[12]。未经科学验证的临床预感很容易犯错[49],这是在医学中反复出现的一个主题。提交了许多招募策略,经过测试,最后被否定[50]。本文不回顾大量的(且大体上令人沮丧的)文献,而将重点放在一些有益的经验性证据的策略上。

随机对照试验的 Cochrane 系统综述提供了有关干预措施的最佳证据。一些发表的 Cochrane 系统综述提供了一些有用的技巧。Treweek 及其同事们发表了综述全文[51]以及纳入 45 个试验的更新版摘要[52]。研究了如何改善随机对照试验招募策略的方法。值得注意的是,该系统综述还纳入了 4 项非随机的"准随机"试验,还有超过 1/3 的纳入试验没有描述随机方法,因此随机试验的实际数量可能少于所述数量。仅有 6 项是假设试验;许多试验规模较小;有 20 项试验有偏倚高风险。

该系统综述研究了六个主要策略[52],包括:试验设计类型、知情同意过程、与潜在参与者的联系方式、金钱激励措施、对招募人员的特别培训以及试验的整体协调。发现了四个有用的策略(框 10.1):开放标签设计,参与者知晓治疗分组;采用"选择性退出(opt-out)"的策略,以联系所有可能符合条件的人;发送语音或短信给无响应者以及金钱奖励。

框 10.1　经验支持下的增招受试者策略[52]
■　开放标签设计
■　潜在参加者的"选择性退出(opt-out)"策略
■　电话联络
■　金钱奖励

对试验设计类型而言,参与者知晓治疗分配的开放标签设计招募情况优于盲法安慰剂对照试验。参与者更愿意了解自己会接受何种治疗方法。然而,招募情况仅改善了 20%,RR=1.2(95% CI:1.1~1.4)。值得注意的是,该解决方案可能会在受试者保留方面出现更严重的问题(即失去后续随访工作),从而威胁到内部真实性。盲法安慰剂对照设计有助于保留受试者,而开放标签设计会影响保留受试者。

与患者"选择性加入策略(opt-in strategy)"相比,患者有"选择性退出策略(opt-out strategy)"要更好。通过"选择性退出"策略,除非明确拒绝,否则研究者将与所有符合条件的潜在参与者联系。同样,"选择性退出"策略的获益也是有限的:RR=1.4(95% CI:1.1~1.8),"选择性退出"发生在随机分组之前,所以不会影响内部真实性*。

有三项试验表明电话联系可以改善招募情况。其中两项试验显示,对书面信息进行电话提醒,可以改善招募(OR=2.0;95% CI:1.0~3.7);在第三项试验中,研究者向当前的和前瞻性的戒烟参与者发送了带有说明的短信。与仅发出书面邀请相比,发短信影响较大(RR=35.1;95% CI:2.1~581.5),但由于样本量小,此估计值不精确。

---

*译者注:"选择性加入(opt-in)"指除非明确同意,否则不能与潜在参与者联系;"选择性退出(opt-out)"指除非明确拒绝,否则将与所有潜在参与者联系。

一种更直观吸引受试者方法是给予他们经济激励(financial incentive),证据级别为 I 级。例如,在戒烟试验中,在获得研究信息和知情同意书时,加上 5 英镑的奖励后,招募人数增加了 13 倍。尽管 95% CI 很宽(1.7~98.2)。

另一项 Cochrane 系统综述回答了另一个相关的问题:参与者人选后,研究人员如何提升他们在试验过程中的继续配合[53]?这项系统综述共回顾了 38 项试验,这些试验关注了调查问卷的回复,而不是受试者回访——一个重要的提醒。经济激励似乎是提高邮件、电子调查表回复的最有用策略,然而,其获益比受试者招募中的货币奖励策略所获得的收益要低些[52]。

还有其他一些对改善招募随机对照试验的汇总分析。其中一项综述针对社会弱势人群的"难以企及"[37],其纳入了 9 个随机对照试验,然而未给出明确的建议。另一则综述侧重于对患有癌症或器官衰竭的患者的姑息治疗[54],提出的有用策略包括记忆辅助、提前联系潜在的参与者以及"选择退出"(opt-out)策略来联系患者进行试验。

有两项综述评价了临床医生招募参与者的意愿。其中一项 Cochrane 系统综述回顾了所有的激励和抑制措施,没有检索到一项相关的随机对照试验[55],找到了 11 项不同类型的观察性研究。临床医生抱怨试验增加了他们的工作负担。一些人觉得招募很尴尬,而另一些人则担心讨论会破坏医患关系。还有一项综述对曾参与过 6 项实用性临床试验的医生们开展调查[56],被调查的医生们认可在情感上与理智上,招募受试者都很困难。该研究报告提到,特别是外科医生在判断能否进行正式临床试验的临床不确定性上存在困难。

另一项系统综述分析了招募策略的成本 - 效果(cost-effectiveness)[57]。三种策略被证明是具有成本效果的:经济激励、与潜在参与者的直接联系以及参与试验能够提供医疗转诊。

未来之路

社交媒体(social media)和手持式设备(Hand-held device)彻底改变了当代人与人之间的交流方式。美国几乎所有成年人都使用互联网,而且大多数人都与 Facebook,Twitter,LinkedIn,Craigslist 或 Instagram

互动[58]。现在,利用这些媒体来加强对试验的招募。例如,Facebook 已成为在 HIV 患者中进行某些试验的主要招募工具。这种方法的一个吸引人的特点是成本低廉[59,60]。

研究人员正在开发可帮助潜在参与者找到相关试验的应用程序。有一个例子是美国国家医药药品开发库的临床试验应用程序(http://www.clinicaltrials.com/industry/clinicaltrials_mobile.htm,访问日期是 2017 年 5 月 16 日)。在苹果的应用程序商店中搜索"临床试验(clinical trial)"会得到许多由大学、政府机构和制药公司创建的众多 APP。在未来几年中,这类 APP 会迅速增多。

随机对照试验的招募可能太重要了,需要医学界以外的介入。有一种观点认为,用商业模式来指导招募流程[61]。作者以几个临床试验为例,解释了"建立品牌价值,产品和市场计划,进行销售并保持参与度"可能是紧密相关的。但是,他们指出需要经验证据来证明这种方法有用。

加拿大约克大学(York University)的研究人员提出了一种新颖的解决方案:将招募方法的研究纳入正在进行的随机临床试验中[62]。他们建议,与其抱怨不知道如何去做的不良状态,还不如利用大量正在进行的试验,将招募策略作为常规要素进行比较。尽管他们承认所涉及的样本数量可能不足以检测出微小但重要的改进,但即使不精确,无偏的评估也可以提供帮助。对这种方法的抵制包括:主要研究者不同意、增加了试验的复杂性以及分散了正在进行的试验的主要目标。英国医学研究理事会(UK Medical Research Council)正在赞助此类研究[63],我们认为这是未来的有希望的方向。

结论

随机试验的受试者招募缓慢是一个普遍的问题,导致许多试验无法达到预期样本量。为了解决这个问题,已经开发了替代方法,例如考虑患者偏好的部分随机试验。经验证据表明,开放标签设计、选择性退出(opt-out)策略,电话联系和经济激励措施可以提升招募。社交媒体和智能手机的使用可能会在将来成为重要的招募工具。

(金雪娟 译,王吉耀 校)

参考文献

1. McDonald, A.M., Knight, R.C., Campbell, M.K., et al., 2006. What influences recruitment to randomised controlled trials? A review of trials funded by two UK funding agencies. Trials 7, 9.
2. Sully, B.G., Julious, S.A., Nicholl, J., 2013. A reinvestigation of recruitment to randomised, controlled, multicenter trials: a review of trials funded by two UK funding agencies. Trials 14, 166.
3. Toerien, M., Brookes, S.T., Metcalfe, C., et al., 2009. A review of reporting of participant recruitment and retention in RCTs in six major journals. Trials 10, 52.
4. Bernardez-Pereira, S., Lopes, R.D., Carrion, M.J., et al., 2014. Prevalence, characteristics, and predictors of early termination of cardiovascular clinical trials due to low recruitment: insights from the ClinicalTrials.gov registry. Am. Heart J. 168, 213–219. e1.
5. Kasenda, B., von Elm, E., You, J., et al., 2014. Prevalence, characteristics, and publication of discontinued randomized trials. JAMA 311, 1045–1051.
6. Chalmers, I., 1990. Underreporting research is scientific misconduct. JAMA 263, 1405–1408.
7. Halpern, S.D., Karlawish, J.H., Berlin, J.A., 2002. The continuing unethical conduct of underpowered clinical trials. JAMA 288, 358–362.
8. Chalmers, I., 2013. Acknowledging and researching treatment uncertainties in paediatric practice: an ethical imperative. Arch. Dis. Child. Educ. Pract. Ed. 98, 132–133.
9. Djulbegovic, B., Kumar, A., Glasziou, P.P., et al., 2012. New treatments compared to established treatments in randomized trials. Cochrane Database Syst. Rev. 10, MR000024.
10. Rothwell, P.M., 2006. Factors that can affect the external validity of randomised controlled trials. PLoS Clin Trials 1, e9.
11. Ulmer, M., Robinaugh, D., Friedberg, J.P., Lipsitz, S.R., Natarajan, S., 2008. Usefulness of a run-in period to reduce drop-outs in a randomized controlled trial of a behavioral intervention. Contemp. Clin. Trials 29, 705–710.
12. Fletcher, B., Gheorghe, A., Moore, D., Wilson, S., Damery, S., 2012. Improving the recruitment activity of clinicians in randomised controlled trials: a systematic review. BMJ Open 2, e000496.
13. Lasagna, L., 1979. Problems in publication of clinical trial methodology. Clin. Pharmacol. Ther. 25, 751–753.
14. Ederer, F., 1975. Practical problems in collaborative clinical trials. Am. J. Epidemiol. 102, 111–118.
15. Gross, C.P., Mallory, R., Heiat, A., Krumholz, H.M., 2002. Reporting the recruitment process in clinical trials: who are these patients and how did they get there? Ann. Intern. Med. 137, 10–16.
16. Schulz, K.F., Altman, D.G., Moher, D., CONSORT Group, 2010. CONSORT 2010 statement: updated guidelines for reporting parallel group randomised trials. BMJ 340, c332.
17. Thoma, A., Farrokhyar, F., Mc Knight, L., Bhandari, M., 2010. Practical tips for surgical research: how to optimize patient recruitment. Can. J. Surg. 53, 205–210.
18. Robinson, E.J., Kerr, C.E., Stevens, A.J., et al., 2005. Lay public's understanding of equipoise and randomisation in randomised controlled trials. Health Technol. Assess. 9, 1–192. iii-iv.
19. Montalvo, W., Larson, E., 2014. Participant comprehension of research for which they volunteer: a systematic review. J. Nurs. Scholarsh. 46, 423–431.
20. Zelen, M.A., 1979. New design for randomized clinical trials. N. Engl. J. Med. 300, 1242–1245.
21. Altman, D.G., Whitehead, J., Parmar, M.K., Stenning, S.P., Fayers, P.M., Machin, D., 1995. Randomised consent designs in cancer clinical trials. Eur. J. Cancer 31A, 1934–1944.
22. Adamson, J., Cockayne, S., Puffer, S., Torgerson, D.J., 2006. Review of randomised trials using the post-randomised consent (Zelen's) design. Contemp. Clin. Trials 27, 305–319.
23. Ellenberg, S.S., 1984. Randomization designs in comparative clinical trials. N. Engl. J. Med. 310, 1404–1408.
24. Hawkins, J.S., 2004. The ethics of Zelen consent. J. Thromb. Haemost. 2, 882–883.
25. American College of Obstetricians and Gynecologists, 2004. Ethics in Obstetrics and Gynecology, Second ed. American College of Obstetricians and Gynecologists, Washington, D.C.
26. Schellings, R., Kessels, A.G., ter Riet, G., Knottnerus, J.A., Sturmans, F., 2006. Randomized consent designs in randomized controlled trials: systematic literature search. Contemp. Clin. Trials 27, 320–332.
27. Olschewski, M., Scheurlen, H., 1985. Comprehensive Cohort Study: an alternative to randomized consent design in a breast preservation trial. Methods Inf. Med. 24, 131–134.
28. Schmoor, C., Olschewski, M., Schumacher, M., 1996. Randomized and non-randomized patients in clinical trials: experiences with comprehensive cohort studies. Stat. Med. 15, 263–271.

29. Brocklehurst, P., 1997. Partially randomised patient preference trials. Br. J. Obstet. Gynaecol. 104, 1332–1335.
30. Henshaw, R.C., Naji, S.A., Russell, I.T., Templeton, A.A., 1993. Comparison of medical abortion with surgical vacuum aspiration: women's preferences and acceptability of treatment. BMJ 307, 714–717.
31. Cooper, K.G., Grant, A.M., Garratt, A.M., 1997. The impact of using a partially randomised patient preference design when evaluating alternative managements for heavy menstrual bleeding. Br. J. Obstet. Gynaecol. 104, 1367–1373.
32. Hubacher, D., Spector, H., Monteith, C., Chen, P.L., Hart, C., 2015. Rationale and enrollment results for a partially randomized patient preference trial to compare continuation rates of short-acting and long-acting reversible contraception. Contraception 91, 185–192.
33. Relton, C., Torgerson, D., O'Cathain, A., Nicholl, J., 2010. Rethinking pragmatic randomised controlled trials: introducing the "cohort multiple randomised controlled trial" design. BMJ 340, c1066.
34. Richards, D.A., Ross, S., Robens, S., Borglin, G., 2014. The DiReCT study — improving recruitment into clinical trials: a mixed methods study investigating the ethical acceptability, feasibility and recruitment yield of the cohort multiple randomised controlled trials design. Trials 15, 398.
35. Pate, A., Candlish, J., Sperrin, M., Van Staa, T.P., GetReal Work Package 2, 2016. Cohort Multiple Randomised Controlled Trials (cmRCT) design: efficient but biased? A simulation study to evaluate the feasibility of the Cluster cmRCT design. BMC Med. Res. Methodol. 16, 109.
36. Hughson, J.A., Woodward-Kron, R., Parker, A., et al., 2016. A review of approaches to improve participation of culturally and linguistically diverse populations in clinical trials. Trials 17, 263.
37. Bonevski, B., Randell, M., Paul, C., et al., 2014. Reaching the hard-to-reach: a systematic review of strategies for improving health and medical research with socially disadvantaged groups. BMC Med. Res. Methodol. 14, 42.
38. McCann, S.K., Campbell, M.K., Entwistle, V.A., 2010. Reasons for participating in randomised controlled trials: conditional altruism and considerations for self. Trials 11, 31.
39. Nicholson, L.M., Schwirian, P.M., Groner, J.A., 2015. Recruitment and retention strategies in clinical studies with low-income and minority populations: progress from 2004–2014. Contemp. Clin. Trials 45, 34–40.
40. Waheed, W., Hughes-Morley, A., Woodham, A., Allen, G., Bower, P., 2015. Overcoming barriers to recruiting ethnic minorities to mental health research: a typology of recruitment strategies. BMC Psychiatry 15, 101.
41. Tanner, A., Kim, S.H., Friedman, D.B., Foster, C., Bergeron, C.D., 2015. Promoting clinical research to medically underserved communities: current practices and perceptions about clinical trial recruiting strategies. Contemp. Clin. Trials 41, 39–44.
42. Paskett, E.D., Reeves, K.W., McLaughlin, J.M., et al., 2008. Recruitment of minority and underserved populations in the United States: the Centers for Population Health and Health Disparities experience. Contemp. Clin. Trials 29, 847–861.
43. Salman, A., Nguyen, C., Lee, Y.H., Cooksey-James, T., 2016. A review of barriers to minorities' participation in cancer clinical trials: implications for future cancer research. J. Immigr. Minor. Health 18, 447–453.
44. Rivers, D., August, E.M., Sehovic, I., Lee Green, B., Quinn, G.P., 2013. A systematic review of the factors influencing African Americans' participation in cancer clinical trials. Contemp. Clin. Trials 35, 13–32.
45. Ridda, I., MacIntyre, C.R., Lindley, R.I., Tan, T.C., 2010. Difficulties in recruiting older people in clinical trials: an examination of barriers and solutions. Vaccine 28, 901–906.
46. Whelan, J.S., Fern, L.A., 2008. Poor accrual of teenagers and young adults into clinical trials in the UK. Lancet Oncol. 9, 306–307.
47. Fern, L.A., Lewandowski, J.A., Coxon, K.M., Whelan, J., National Cancer Research Institute Teenage and Young Adult Clinical Studies Group, UK, 2014. Available, accessible, aware, appropriate, and acceptable: a strategy to improve participation of teenagers and young adults in cancer trials. Lancet Oncol. 15, e341–e350.
48. Cui, Z., Seburg, E.M., Sherwood, N.E., Faith, M.S., Ward, D.S., 2015. Recruitment and retention in obesity prevention and treatment trials targeting minority or low-income children: a review of the clinical trials registration database. Trials 16, 564.
49. Egger, M., Pauw, J., Lopatatzidis, A., Medrano, D., Paccaud, F., Smith, G.D., 2000. Promotion of condom use in a high-risk setting in Nicaragua: a randomised controlled trial. Lancet 355, 2101–2105.

50. Foy, R., Parry, J., Duggan, A., et al., 2003. How evidence based are recruitment strategies to randomized controlled trials in primary care? Experience from seven studies. Fam. Pract. 20, 83–92.

51. Treweek, S., Pitkethly, M., Cook, J., et al., 2010. Strategies to improve recruitment to randomised controlled trials. Cochrane Database Syst. Rev., MR000013.

52. Treweek, S., Lockhart, P., Pitkethly, M., et al., 2013. Methods to improve recruitment to randomised controlled trials: Cochrane systematic review and meta-analysis. BMJ Open 3, e002360.

53. Brueton, V.C., Tierney, J.F., Stenning, S., et al., 2014. Strategies to improve retention in randomised trials: a Cochrane systematic review and meta-analysis. BMJ Open 4, e003821.

54. Boland, J., Currow, D.C., Wilcock, A., et al., 2015. A systematic review of strategies used to increase recruitment of people with cancer or organ failure into clinical trials: implications for palliative care research. J. Pain Symptom Manag. 49, 762–772. e5.

55. Rendell, J.M., Merritt, R.D., Geddes, J.R., 2007. Incentives and disincentives to participation by clinicians in randomised controlled trials. Cochrane Database Syst. Rev., MR000021.

56. Donovan, J.L., de Salis, I., Toerien, M., Paramasivan, S., Hamdy, F.C., Blazeby, J.M., 2014. The intellectual challenges and emotional consequences of equipoise contributed to the fragility of recruitment in six randomized controlled trials. J. Clin. Epidemiol. 67, 912–920.

57. Huynh, L., Johns, B., Liu, S.H., Vedula, S.S., Li, T., Puhan, M.A., 2014. Cost-effectiveness of health research study participant recruitment strategies: a systematic review. Clin. Trials 11, 576–583.

58. Rosa, C., Campbell, A.N., Miele, G.M., Brunner, M., Winstanley, E.L., 2015. Using e-technologies in clinical trials. Contemp. Clin. Trials 45, 41–54.

59. Valdez, R.S., Guterbock, T.M., Thompson, M.J., et al., 2014. Beyond traditional advertisements: leveraging Facebook's social structures for research recruitment. J. Med. Internet Res. 16, e243.

60. Khatri, C., Chapman, S.J., Glasbey, J., et al., 2015. Social media and internet driven study recruitment: evaluating a new model for promoting collaborator engagement and participation. PLoS One 10, e0118899.

61. McDonald AM, Treweek S, Shakur H, et al., 2011. Using a business model approach and marketing techniques for recruitment to clinical trials. Trials 12, 74.

62. Adamson, J., Hewitt, C.E., Torgerson, D.J., 2015. Producing better evidence on how to improve randomised controlled trials. BMJ 351, h4923.

63. Rick, J., Graffy, J., Knapp, P., et al., 2014. Systematic techniques for assisting recruitment to trials (START): study protocol for embedded, randomized controlled trials. Trials 15, 407.

第11章
随机试验样本量的计算：强制性和神秘性

研究者应该在进行随机试验前正确计算样本量，并在他们的报道中充分描述细节。在这些前期计算中，疗效大小的确定（例如：治疗组和对照组的事件概率）反映了内在主观的临床判断。而且，这些判断对样本量的计算影响很大。我们质疑那些没有精确计算样本量的试验缺乏伦理性。如果研究者使用严谨的方法来消除偏倚、恰当的描述来避免误解、始终公布结果来避免发表偏倚，那些低把握度的试验（underpowered trial）是可以被接受的。从关注样本量转变到注重方法学质量，也许能使更多试验产生较少的偏倚。结果不精确但无偏倚的试验胜过一点结果也没有。

随机试验样本量的计算似乎无从下手。事实上，研究者应该正确计算样本量，并在发表的报告中充分描述关键细节。研究方法学家在相关文章和书籍中描述了步骤。协议起草委员会和伦理审查委员会要求附上相关内容。临床试验报告统一标准（Consolidated Standards of Reporting Trials，CONSORT）声明里详细说明了样本量计算的报告[1,2]。

所有人均赞同。早在四分之一个世纪前,一项重要的推动措施在医学界获得一致通过。Tom Chalmers 领导的研究小组发表了一篇里程碑式的文章,详细阐述了发表在顶级内科学杂志上的阴性结果的随机试验存在统计学把握度(power)的缺失[3]。Chalmers 在长期的职业生涯中,发表了数百篇文章。这篇关于样本量和把握度的文章被广泛引用。矛盾的是,他很困惑[4]。甚至把这篇合著的文章视为最危险的文章。为什么? 我们将在后面描述他的担忧。

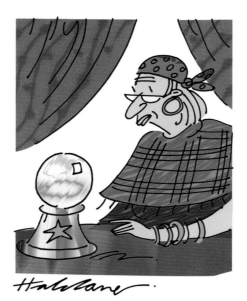

样本量计算(sample size calculation)的组成成分(component)

二分类结果的试验(如患病和健康)计算样本量的时候,要求四个组成成分:Ⅰ类错误(α)、把握度、对照组事件发生率以及所要研究的治疗效果(或近似的治疗组事件发生率)。除了其他必需的假设外,其他类型结果的试验同样运用这些基本的成分。例如,对于计量结果的试验及其典型的统计检验,研究者可能会假设均值及其方差之间的差异。
样本量计算的另一个成分是可能分配到治疗组的分配比例。纵贯本章
节,我们假设这个比例是 1:1,即分配到两组的概率是相等的。大部分
医学研究者选择 1:1 作为试验的分配比例。虽然 1:1 的分配比例通常
使试验把握度最大化,但比例达到 2:1 是降低把握度的最低限度[5-8]。
在第 12 章中,我将讨论调整分配比例对试验成本、把握度和样本量的
意义。

在临床研究中,假设检验冒着两个基本错误的风险(框 11.1)。第
Ⅰ类错误是,研究者得出两种治疗方法不同的结论,而事实上,它们是
没有差别的。Ⅰ类错误(α)估计了发生这种假阳性结论的可能性。按
照惯例,α 最常被设定为 0.05,意味着研究者希望发生假阳性结论的机
会 <5%。第Ⅱ类错误是当研究者得出两种治疗方法没有差别的结论,
而事实上这两种治疗方法是有差别的。这也就是假阴性结论。Ⅱ类错
误(β)估计了这种假阴性结论的可能性。通常,研究者将 β 设定为 0.20,
意味着他们期望发生假阴性结论的机会 <20%。

框 11.1　不同错误类型的定义

Ⅰ类错误(α)

　　当在治疗效果相同的真实情况下,检测出统计学显著差异的可能性(也
就是假阳性结果的机会)。

Ⅱ类错误(β)

　　当在给定量度的差异真实存在的情况下,没有能检测出统计学显著差异
的可能性(也就是假阴性结果的机会)。

把握度(1−β)

　　当在给定量度的差异真实存在的情况下,检测出统计学显著差异的
可能性。

把握度衍生 β 错误。把握度在数学上是 β 的补数(1−β),代表避免
假阴性结论的可能性。例如,β=0.20,则把握度就是 0.80 或 80%。换言
之,把握度代表了假设一定数量级的差异是真实存在的前提下,检测出
这种差异(显著时,P 值 <α)的可能性。例如,假定一定数量级的差异

在人群中是真实存在的,那么把握度为 80% 的试验就有 80% 的机会发现两种治疗方法的差别。

　　诚然,理解 α 错误、β 错误和把握度是具有挑战性的。但是,常规公式可以帮助研究者输入这些参数进行样本量的计算。其他需输入的参数很少有概念理解上的困难,但容易发生实际运用的问题[9,10]。研究者估计治疗组和对照组真实的事件发生率,并作为输入参数。通常,我们推荐估计整个人群的事件发生率,然后确定想要研究的疗效。例如,研究者估计对照组事件发生率为 10%。接着他们可能估计绝对变化(如绝对减少 3%),相对变化(相对减少 30%),或简单地估计治疗组事件发生率为 7%。研究者利用这些假设来计算样本量。标准文件描述了包括二分类的、连续的和时间事件测量的步骤[6,11,12]。通常研究者应用计算样本量和把握度的软件(更乐意在统计学家的辅导下)。大多数手工计算魔鬼般地挑战着人类的极限,即使是最简单的公式,例如我们在框 11.2 中提供的那些。在本章中,我们设法解决的是一种最常用的研究设计即平行组随机优效试验中的样本量和把握度。利用这种设计,研究者企图发现一种治疗是否优于另一种治疗。但如不能证明是优效,也不能说明就是等效的。相反,研究者可以进行非劣效试验,基于一个能容忍的值,证明一种新的治疗不比标准(参照)治疗差[13]。非劣于标准治疗的新治疗之所以使研究者感兴趣,是因为新治疗往往有一些优势,比如更容易获得、更低的成本、更小的侵袭性、更少的副作用或者更容易实施。非劣效试验在医学领域应用相对较少,我们在本章中没有描述针对这种设计的样本量计算。然而,我们向感兴趣的读者推荐 CONSORT 的扩展版本中有关等效和非劣效试验的相关内容[13]。

框 11.2　二分类结果试验最简单的样本量计算公式,假设 α=0.05、把握度 =0.90 及两组样本量相等

n　每组样本量

p1　治疗组的事件发生率(不在公式内,但隐含在估计的 *R* 和 *p2* 中)

p2　对照组的事件发生率

R　危险比(*p1/p2*):

$$n = \frac{10.51\left[(R+1)-p2(R^2+1)\right]}{p2(1-R)^2}$$

框 11.2　二分类结果试验最简单的样本量计算公式，假设 α=0.05、把握度 =0.90 及两组样本量相等（续）

举例，当 α=0.05，把握度 =0.90 时，估计对照组事件发生率为 10%（p2=0.10），为了达到临床重要的显著性差异，新治疗方法需减少 40% 的事件发生率（R=0.60）（注意：R=0.60 等于治疗组事件发生率 p1=0.06，也就是 R=6%/10%）。

$$n = \frac{10.51\left[(0.60+1)-0.10(0.60^2+1)\right]}{0.10(1-0.60)^2}$$

每组 n=961.665 ≈ 962［应用 PASS 软件版本 6.0（NCSS，Kaysville，UT，美国）中更准确的公式得出 965］

这个公式也适用于 α 和把握度的其他不同水平，只要将公式中的 10.51 用下表相应的值代入即可。

α（Ⅰ类错误）	把握度（1-β）		
	0.80	0.90	0.95
0.05	7.85	10.51	13.00
0.01	11.68	14.88	17.82

选择不同的 α 错误和把握度（selecting α error and power）所产生的效果

通常情况下，α=0.05 和把握度 =0.80 就足够了。然而，根据研究课题的不同，其他的假设也是合理的。例如，如果子宫切除术的标准预防性抗生素治疗是有效的且副作用很少，在一项研究新抗生素的试验中，我们可能为了减少假阳性结论的可能性将 α 错误设定得更低（如 0.01）。我们甚至考虑将把握度降到 0.80 以下，因为我们并不在意错过一个有效的治疗——有效而安全的治疗已经存在了。相反，如果研究者进行一项试验，比较标准预防性抗生素和一种既便宜又安全的维生素，那么平衡就改变了。犯 α 错误几乎不会带来什么伤害，所以可以设定在 0.10，这样可能更有意义[12]。如果这种便宜而简单的干预能带来益处，我们当然不想错过它。因此，研究者可能提高把握度到 0.99。

关于 α 错误和把握度的不同假设直接改变了样本量的大小。减少

α 和增加把握度均导致样本量的增多。例如,α 从 0.05 减少到 0.01 促使样本量在把握度 =0.50 的时候增加 70% 以及把握度 =0.80 的时候增加 50%(框 11.3)。当 α=0.05 的时候,把握度从 0.50 增加到 0.80,使样本量翻了 1 倍,从 0.50 到 0.99 则几乎有 5 倍的增加(见框 11.3)。因此,α 和把握度的选择决定了样本量和试验费用。

α(Ⅰ类错误)	把握度(1−β)			
	0.50	0.80	0.90	0.99
0.05	100	200	270	480
0.01	170	300	390	630
0.001	280	440	540	820

框 11.3 试验样本量在 α 和把握度不同水平上的近似值

一些研究使用 α 错误的单侧检验来减少对样本量的估计。我们不鼓励这种做法。迄今为止,就已知的生物学观点而言,除双侧假设检验外,单侧检验在一定程度上也是合理的。但是,这种决定不应该影响样本量的估计。我们建议无论是假设单侧或是双侧检验,应该是相同的标准[12]。因此,单侧检验 α=0.025 应该产生和双侧检验 α=0.05 有相同水平的证据。利用单侧检验来减少所需样本量的大小被过度轻信了。

人群参数(population parameter)的估计

对于一些研究者来说,人群参数的估计(例如,治疗组和对照组的事件发生率)有着非常神秘的寓意。某些研究者则嘲笑这种主张,因为估计参数是试验的目的,在试验前却需要进行猜测,多么滑稽可笑。然而,关键的一点是他们并不是去估计人群参数本身,而是估计他们认为值得发现的治疗效果。这是有巨大差别的。

通常,研究者从估计对照组的事件发生率开始。有时候不充分的数据导致不可信的估计。例如,我们需要估计肯尼亚内罗毕计划生育人群中使用宫内避孕器后盆腔炎事件的发生率。政府官方估计是 40%。医学中心的临床医师则认为估计得太高了,建议改为 12%。我们保守地计划定在 6% 上，但是在一项真实的随机试验中，安慰剂组的实际数据是 1.9%[14]。比第一个估计整整减少了 20 倍，如此极大影响了样本量的计算。

已经发表的文献可以提供对对照组终点的估计。但是，他们通常整合了一大堆有差别的资料，例如不同的居住环境、纳入标准、终点和治疗。虽然如此，关于对照组的一些信息往往是存在的。这成了起点。

在一项预防子宫切除术后发热的研究中，合理的假设是在应用标准的预防性抗生素后，10% 的妇女出现发热这个并发症。这就成了对照组的事件发生率。对所要研究效果大小的估计应该反映临床的敏锐性和潜在的公共健康效应。这个重要的方面不能缺少统计学家。决策过程的不断推行有赖于临床背景知识的积累。假设标准预防性抗生素的费用是 10 美元，副作用很少。新的预防性抗生素的费用是 400 美元，副作用更多，但抗菌谱广。所有这些可能更多的实际因素和临床因素均对决策过程施加了压力。考虑到对照组 10% 的发热发生率，了解了临床背景，我们将对什么样的研究结果感兴趣，从 10% 减少到 9%、20% 降到 8%、30% 到 7%、40% 到 6%、50% 到 5%，还是其他？决定对多大的差异进行检测反映了内在主观的临床判断，正确答案并不存在。我们只能说 30% 的减少量是值得研究的，但是其他研究者可能决定 50% 的下降幅度。

对感兴趣的治疗疗效大小的估计的重要性已经被充分认识到了。临床试验中差异获取（Difference Elicitation in TriAl，DELTA）项目致力于研究这个主题。形成的指南特别指出应使用系统综述及调查中的结果来设置两组平行随机试验的治疗疗效大小（DELTA 参考的是主要终点的目标差异）[15-17]。此外，还列出了试验草案和试验报告的报告条目清单[16]。迄今为止，项目组的所有努力都让他们意识到对研究者和赞助者来说，关于研究设计在这方面的规范和报告仍需要更好的指南[15]。

这些参数假设显著影响了样本量的计算[9]。保持对照组估计的参数为常量，疗效的减半必然使试验样本量增加 4 倍以上。类似地，疗效减到 1/4 要求试验样本量增加 16 倍以上。换言之，样本量的增加与疗效减少的平方成反比(统计学家称之为二次相关)。以我们最初的参数估计为例,对照组 10%,干预组 6%,α=0.05,β=0.90,那么每组必须有大约 965 名受试者(见框 11.2)。将疗效减半,调整干预组的参数估计为 8%,如此样本量需要 4 倍以上的增加,达到 4 301 人。疗效减低到 1/4,调整干预组的估计为 9%,那么试验规模必须有 18 倍以上的增加,达到每组 18 066 人。疗效的轻微改变造成试验规模的巨大变化。

巨大的研究样本量和低的事件发生率使研究者感到无比挫败。这种挫败感部分来源于缺乏对二分类终点试验的认识,是分子事件而不是分母推动了试验的把握度。例如,假设 α=0.05,希望结局事件的发生率下降 40%。一项 2 000 名参与者(1 000 名被分配到治疗组,1 000 名到对照组)、对照组事件发生率为 10% 的试验能提供的把握度等同于一项 20 000 名参与者(每组分配 10 000 人)、但对照组事件的发生率只有 1% 的试验所产生的把握度。这两项试验需要的分子数值是一样的,都为 160,大致满足 90% 的把握度。

可纳入受试者有限的低把握度(low power with limited available participant)

当样本量软件(考虑到研究者辛苦的估计)产生的试验样本量超过了可纳入的受试者人数的时候,会发生什么呢? 通常,研究者会逆向计算,为了能满足可纳入受试者的数量,他们使用低的把握度(如 0.40)来估计样本量。这种解决方法可能多是惯例,鲜有例外[18]。一些方法学家告诫临床医生放弃这种低把握度的研究。许多伦理审查委员会认为低把握度的试验(underpowered trial)缺乏伦理道德[19-21]。Chalmers 关于已发表试验缺乏把握度的早期文章促使了这些反应,并带我们回到本章节开始部分的疑问。他觉得是他的研究小组的文章引起了这些过度反应[4]。Chalmers 最后说明所谓的低把握度试验可以被接受,因为他们最后能通过 meta 分析整合起来[4,22]。但是许多统计学家似乎并不支持这个观点,甚至包括那些赞同小规模试验的[18]。然而,我们同意 Chalmers 的观点,这毋庸置疑会引起许多统计学家和伦理学家的不满。但我们的支持附带了三个条件。

首先,试验应该在方法学上非常严谨,如此可以消除偏倚。不幸的是,对足够的把握度的颂歌远超过对其他方法学方面的讨论。例如,不充分的随机化往往产生偏倚的结果,并且这些偏倚的结果不能被补救,即使是能产生非常精确结果的大样本量[23-26]。相反,如果研究者正确地设计和实施了试验,那么这个试验即使有低的把握度(和精确度),但在本质上能产生一个对效果没有偏倚的估计。此外,因为结果是没有偏倚的,所以该项试验可以和类似的没有偏倚的试验在 meta 分析中整合起来。事实上,特别是合并进入前瞻性的 meta 分析[27,28],这种做法等同于多中心试验(第 21 章)。

其次,作者必须正确地报道他们的研究方法和结果,以避免误解。如果他们在报道试验结果时使用了区间估计,那么宽的治疗效果估计的置信区间将准确地描述低把握度。置信区间(confidence interval)的报道是有价值的贡献,可以避免由简单的 $P>0.05$ 所带来的"证据缺失不是缺失证据"的问题[29-31]。

第三,低把握度试验无论结果如何必须被报道,才能被 meta 分析采用。发表偏倚(更准确地命名应为"不发表偏倚")构成了针对低把握度试验最强烈的争论[32,33]。发表偏倚(publication bias)是指发表的试验不能代表所有已开展的试验,通常是因为统计学显著的结果比不确定的结果更容易被接受和发表。低把握度试验易出现这样的问题,因为它们更容易产生不确定的结果。不发表已完成的试验被认为是不科学和缺乏伦理性[34-36]。但是,责难所有低把握度试验,并阻止它们实施都会妨碍重要的研究。杂志编辑直接解决了引起发表偏倚真正的罪魁祸首,因为现在他们要求在研究开始前必须注册[37]。这是解决发表偏倚较好的方法,因为通过研究注册可以制订所有在研项目的目录,这样的话,这些研究的结果不会被丢失掉[37]。此外,大型的系统综述研究机构,最著名的是 Cochrane 协作网,搜索未发表的工作以减少发表偏倚。

低把握度试验之所以被攻击其缺乏伦理性,至少有两个原因。第一,对样本量的偏见使较多消除偏倚的中肯意见黯然失色。第二,在伦理上,怎么能盛行一个带着主观色彩非黑即白的决策过程? 因为这种主观性,将试验伦理学建立于统计学把握度的基础上,这就显得过于简单和错位了。事实上,既然研究者估计样本量是以粗略猜测为基础,如果认为执行低把握度试验是不道德的,那么这就是一种逻辑的极端,也许我们的世界再也没有试验了,因为样本量的决定总是充满各种问题。"进行对照试验是不道德的,除非能够确保达到那个强制定义的统计把握度水平,这种声明一点意义都没有,如果代价是默许忽视医疗干预疗效的话[35]。"关于低把握度试验是不道德的宣告挑战了理性,此外,有时也忽略了渴望参加试验的潜在受试者[38]。

"样本量桑巴舞"

研究者有时会表演一段"样本量桑巴舞",以实现足够的把握度。舞蹈涉及了对可纳入的受试者参数估计的重新调整(特别是检验有价值的疗效)[39,40]。这种实践在我们和其他人的经历中经常发生[39]。因为,基金赞助机构、协议起草委员会甚至包括伦理审查委员会都鼓励这种回顾性的处理。这代表了一种对实际问题可行的解决方法。鉴于这种情况,我们不能严厉地批判桑巴舞,因为它可能使许多重要的研究得以顺利实施。此外,它如实描述了在给定假设的前提下,样本量估计的必要性。不管怎样,在"低把握度试验是缺乏职业道德的"争论中,这种方法强调了不一致性:在"桑巴舞"之前,一个计划好的试验不符合伦理,而在简单地调整对效应大小的估计后,就变得符合伦理原则了。所有试验都有无数个把握度,低把握度只是相对而言。

样本量调整(sample size modification)

由于额外的能纳入的受试者和资源的灵活性,研究者应该考虑样本量调整的策略,这样可以解决一部分因粗略猜测估算初始样本量而产生的问题。调整通常是增加样本量[41],所以研究者应有措施适应增多的受试者和研究经费。

实现调整的方法有赖于事件发生率的修正、终点或治疗疗效的改变[42-45]。重要的是,任何在试验中间阶段对样本量的调整都应该有规避偏倚的周密计划。发起者或指导委员会在草案中应该描述一个全面的计划,关于潜在调整的时间和方法[41]。

无效(futility)的 "试验后把握度计算(post hoc power calculation)"

一个试验得出治疗疗效及其置信区间(confidence interval)。置信区间体现了试验的把握度。因此,继续关注把握度不再有意义[9,12,39,46]。然而,某些研究者在试验结束后,利用观察到的结果作为估计参数对统计学不显著的试验进行把握度的计算。这种尝试有特殊的吸引力,但是会重复地得出低把握度的答案[12,39]。换言之,这种不值得推荐的尝试回答了一个已经被回答的问题。

如何看待样本量计算(sample size calculation)

读者应该对样本量进行预先估计。事实上,试验报告中的置信区间充分体现了把握度。然而,样本量计算仍提供了重要的信息。第一,他们规定了主要终点,这样可以防卫不断地去改变结局,并声称一个没有预设为主要终点的结局指标获得明显疗效[47]。第二,知道了计划好的样本大小可以使读者对潜在的问题产生警觉。试验是否面临了募集困难? 试验是否因统计学显著的结果提前终止? 如果是这样的话,作者应该提供正式的统计学终止标准[48](第20章)。如果他们没有使用正式的标准,那么多次查看数据就会加大 α[6,41]。类似的问题同样可以出现在比所计划的样本量大的试验中。提供预估的样本量,虽然专制,却是为了透明报道而做的基础工作。

报告低把握度或不报告样本量计算通常不是致命的错误。低把握度可能反映了方法学知识的缺乏,但也可能仅提示了潜在受试者并不充分的数量。即使是低把握度的样本量计算仍能提供先前提及的重要信息。

如果作者忽视描述样本量的预估计算(a priori calculation),或者提供了计算但忽视提供所有必要的假设,那么读者该怎么办? 不幸的是,这种不充分报道样本量的现象在文献中比比皆是。例如,发表在高影响因子医学杂志上的文献约一半左右发生了不充分报道[49],以及在超过 62% 的镇痛试验中[50]。由于缺少信息,读者应该谨慎地解释结果。此外,忽视或不完整报道样本量的计算反映了对方法学的无知,这可能成为其他问题的先兆。然而,读者应该最警惕被研究者隐藏的系统误差(偏倚)。作者不会报道拙劣的随机化、不充分的分配隐藏、失败的盲法或者缺失的受试者保持率,但这些隐藏可能导致重要的偏倚[51-55](第 12 章 ~ 第 17 章)。因此,基于以下两个主要原因,读者应该减少对样本量不足的担心:首先,样本量不足不会产生偏倚;其次,任何随机误差都能透明地体现在置信区间和 P 值上。对读者来说,最严重的问题应该是没有被揭示的系统误差。换言之,读者不应该简单地因为低把握度而完全否认一项试验,他们应该仔细地权衡它相应的价值,其价值存在于过去或者未来的其他研究的内容中[56]。

读者应该发现所有样本量计算背后的假设:Ⅰ类错误(α)、把握度(或 β)、对照组的事件发生率及感兴趣的疗效(或类似地,治疗组事件发生率)。"当 $\alpha=0.05$ 及把握度 $=0.90$ 时,我们计算必需的样本量为每组 120 人"的说法完全没有意义,因为忽视了对疗效大小和对照组的事件发生率的估计。即使是小规模的试验也能有高的把握度,并足以检验大的治疗疗效。

读者还应该检验样本量计算的各种假设。例如,他们可能相信更小的疗效大小比预期的疗效大小更有价值。因此,读者应注意与他们感兴趣的疗效大小相关的低把握度试验。

结论

统计学的把握度是重要的概念,但不应放在伦理学风向标的地位上。我们质疑试验缺乏伦理道德,是基于内在主观的、不精确的样本量计算过程。我们赞同设置适当的把握度,并向 ISIS-4 这类随机了58 000 例受试者这样的大规模多中心试验表示敬意[57]。事实上,更多大型试验应该被开展。然而,如果科学领域只局限于大型试验,许多不能回答的医学问题仍将继续没有答案。从关注样本量转变到注重方法学的质量也许能使更多试验产生较少的偏倚。结果不精确的无偏倚试验胜过一点结果也没有。

(马莉莉 译,王吉耀 校)

参考文献

1. Schulz, K.F., Altman, D.G., Moher, D., 2010. CONSORT 2010 statement: updated guidelines for reporting parallel group randomised trials. BMJ 340, c332.
2. Moher, D., Hopewell, S., Schulz, K.F., et al., 2010. CONSORT 2010 explanation and elaboration: updated guidelines for reporting parallel group randomised trials. J. Clin. Epidemiol. 63, e1–37.
3. Freiman, J.A., Chalmers, T.C., Smith, H.J., Kuebler, R.R., 1978. The importance of beta, the type II error and sample size in the design and interpretation of the randomized control trial. Survey of 71 "negative" trials. N. Engl. J. Med. 299, 690–694.
4. Sackett, D.L., Cook, D.J., 1993. Can we learn anything from small trials? Ann. N. Y. Acad. Sci. 703, 25–31. discussion 31–32.
5. Dumville, J.C., Hahn, S., Miles, J.N., Torgerson, D.J., 2006. The use of unequal randomisation ratios in clinical trials: a review. Contemp. Clin. Trials 27, 1–12.
6. Pocock, S., 1983. Clinical Trials: A Practical Approach. Wiley, Chichester, UK.
7. Torgerson, D.J., Campbell, M.K., 2000. Use of unequal randomisation to aid the economic efficiency of clinical trials. BMJ 321, 759.
8. Peckham, E., Brabyn, S., Cook, L., Devlin, T., Dumville, J., Torgerson, D.J., 2015. The use of unequal randomisation in clinical trials—an update. Contemp. Clin. Trials 45, 113–122.
9. Noordzij, M., Tripepi, G., Dekker, F.W., Zoccali, C., Tanck, M.W., Jager, K.J., 2010. Sample size calculations: basic principles and common pitfalls. Nephrol. Dial. Transplant. 25, 1388–1393.
10. Kelly, P.J., Webster, A.C., Craig, J.C., 2010. How many patients do we need for a clinical trial? Demystifying sample size calculations. Nephrology (Carlton) 15, 725–731.
11. Meinert, C., 1986. Clinical Trials: Design, Conduct, and Analysis. Oxford University Press, New York.
12. Piantadosi, S., 1997. Clinical Trials: A Methodologic Perspective. John Wiley & Sons, New York, NY.
13. Piaggio, G., Elbourne, D.R., Pocock, S.J., Evans, S.J., Altman, D.G., 2012. Reporting of noninferiority and equivalence randomized trials: extension of the CONSORT 2010 statement. JAMA 308, 2594–2604.
14. Sinei, S.K., Schulz, K.F., Lamptey, P.R., et al., 1990. Preventing IUCD-related pelvic infection: the efficacy of prophylactic doxycycline at insertion. Br. J. Obstet. Gynaecol. 97, 412–419.
15. Cook, J.A., Julious, S.A., Sones, W., et al., 2017. Choosing the target difference ('effect size') for a randomised controlled trial—DELTA2 guidance protocol. Trials 18, 271.
16. Cook, J.A., Hislop, J., Altman, D.G., et al., 2015. Specifying the target difference in the primary outcome for a randomised controlled trial: guidance for researchers. Trials 16, 12.
17. Cook, J.A., Hislop, J.M., Altman, D.G., et al., 2014. Use of methods for specifying the target difference in randomised controlled trial sample size calculations: Two surveys of trialists' practice. Clin. Trials 11, 300–308.
18. Matthews, J.N., 1995. Small clinical trials: are they all bad? Stat. Med. 14, 115–126.
19. Edwards, S.J., Lilford, R.J., Braunholtz, D., Jackson, J., 1997. Why "underpowered" trials are not necessarily unethical. Lancet 350, 804–807.
20. Halpern, S.D., Karlawish, J.H., Berlin, J.A., 2002. The continuing unethical conduct of underpowered clinical trials. JAMA 288, 358–362.
21. Lilford, R.J., 2002. The ethics of underpowered clinical trials. JAMA 288, 2118–2119.
22. Chalmers, T.C., Levin, H., Sacks, H.S., Reitman, D., Berrier, J., Nagalingam, R., 1987. Meta-analysis of clinical trials as a scientific discipline. I: Control of bias and comparison with large co-operative trials. Stat. Med. 6, 315–328.
23. Peto, R., 1999. Failure of randomisation by "sealed" envelope. Lancet 354, 73.
24. Schulz, K.F., Chalmers, I., Hayes, R.J., Altman, D.G., 1995. Empirical evidence of bias. Dimensions of methodological quality associated with estimates of treatment effects in controlled trials. JAMA 273, 408–412.
25. Schulz, K.F., 1995. Subverting randomization in controlled trials. JAMA 274, 1456–1458.
26. Savovic, J., Jones, H.E., Altman, D.G., et al., 2012. Influence of reported study design characteristics on intervention effect estimates from randomized, controlled trials. Ann. Intern. Med. 157, 429–438.
27. Walker, M.D., 1989. Atrial fibrillation and antithrombotic prophylaxis: a prospective meta-analysis. Lancet 1, 325–326.

28. Turok, D.K., Espey, E., Edelman, A.B., et al., 2011. The methodology for developing a prospective meta-analysis in the family planning community. Trials 12, 104.

29. Altman, D.G., Bland, J.M., 1995. Absence of evidence is not evidence of absence. BMJ 311, 485.

30. Detsky, A.S., Sackett, D.L., 1985. When was a "negative" clinical trial big enough? How many patients you needed depends on what you found. Arch. Intern. Med. 145, 709–712.

31. Lilford, R.J., Thornton, J.G., Braunholtz, D., 1995. Clinical trials and rare diseases: a way out of a conundrum. BMJ 311, 1621–1625.

32. Dickersin, K., 1997. How important is publication bias? A synthesis of available data. AIDS Educ. Prev. 9, 15–21.

33. Dickersin, K., Chan, S., Chalmers, T.C., Sacks, H.S., Smith, H.J., 1987. Publication bias and clinical trials. Control. Clin. Trials 8, 343–353.

34. Chalmers, I., 1990. Underreporting research is scientific misconduct. JAMA 263, 1405–1408.

35. Chalmers, I., 2002. Cardiotocography v Doppler auscultation. All unbiased comparative studies should be published. BMJ 324, 483–485.

36. Antes, G., Chalmers, I., 2003. Under-reporting of clinical trials is unethical. Lancet 361, 978–979.

37. De Angelis, C., Drazen, J.M., Frizelle, F.A., et al., 2004. Clinical trial registration: a statement from the International Committee of Medical Journal Editors. Lancet 364, 911–912.

38. Chalmers, I., 1995. What do I want from health research and researchers when I am a patient? BMJ 310, 1315–1318.

39. Goodman, S.N., Berlin, J.A., 1994. The use of predicted confidence intervals when planning experiments and the misuse of power when interpreting results. Ann. Intern. Med. 121, 200–206.

40. Peipert, J.F., Metheny, W.P., Schulz, K., 1995. Sample size and statistical power in reproductive research. Obstet. Gynecol. 86, 302–305.

41. DeMets, D.L., Ellenberg, S.S., Fleming, T.R., 2002. Data Monitoring Committees in Clinical Trials. John Wiley & Sons Ltd., Chichester.

42. Wang, S.J., Hung, H.M., Tsong, Y., Cui, L., 2001. Group sequential test strategies for superiority and non-inferiority hypotheses in active controlled clinical trials. Stat. Med. 20, 1903–1912.

43. Cui, L., Hung, H.M., Wang, S.J., 1999. Modification of sample size in group sequential clinical trials. Biometrics 55, 853–857.

44. Lehmacher, W., Wassmer, G., 1999. Adaptive sample size calculations in group sequential trials. Biometrics 55, 1286–1290.

45. Wittes, J., Brittain, E., 1990. The role of internal pilot studies in increasing the efficiency of clinical trials. Stat. Med. 9, 65–71. discussion 71–72.

46. Fayers, P.M., Machin, D., 1995. Sample size: how many patients are necessary? Br. J. Cancer 72, 1–9.

47. Chan, A.W., Hrobjartsson, A., Haahr, M.T., Gøtzsche, P.C., Altman, D.G., 2004. Empirical evidence for selective reporting of outcomes in randomized trials: comparison of protocols to published articles. JAMA 291, 2457–2465.

48. Schulz, K.F., Grimes, D.A., 2005. Multiplicity in randomised trials II: subgroup and interim analyses. Lancet 365, 1657–1661.

49. Charles, P., Giraudeau, B., Dechartres, A., Baron, G., Ravaud, P., 2009. Reporting of sample size calculation in randomised controlled trials: review. BMJ 338, b1732.

50. McKeown, A., Gewandter, J.S., McDermott, M.P., et al., 2015. Reporting of sample size calculations in analgesic clinical trials: ACTTION systematic review. J. Pain 16, 199–206.e1-7.

51. Schulz, K.F., Grimes, D.A., 2002. Unequal group sizes in randomised trials: guarding against guessing. Lancet 359, 966–970.

52. Schulz, K.F., Grimes, D.A., 2002. Sample size slippages in randomised trials: exclusions and the lost and wayward. Lancet 359, 781–785.

53. Schulz, K.F., Grimes, D.A., 2002. Blinding in randomised trials: hiding who got what. Lancet 359, 696–700.

54. Schulz, K.F., Grimes, D.A., 2002. Allocation concealment in randomised trials: defending against deciphering. Lancet 359, 614–618.

55. Schulz, K.F., Grimes, D.A., 2002. Generation of allocation sequences in randomised trials: chance, not choice. Lancet 359, 515–519.
56. Clarke, M., Alderson, P., Chalmers, I., 2002. Discussion sections in reports of controlled trials published in general medical journals. JAMA 287, 2799–2801.
57. ISIS-4 (Fourth International Study of Infarct Survival) Collaborative Group, 1995. ISIS-4: a randomised factorial trial assessing early oral captopril, oral mononitrate, and intravenous magnesium sulphate in 58,050 patients with suspected acute myocardial infarction. Lancet 345, 669–685.

第12章
随机试验中分配序列的生成：是机遇，不是选择

随机对照试验提供了临床研究的"金标准"。但是,随机化可能一直是试验中最不容易被理解的部分。此外,任何不恰当的随机化皆导致选择偏倚和混杂偏倚。研究者应摒弃所有非随机的系统性分配方法。受试者应该通过随机化步骤分配至比较组。简单(非限制性)随机法,类似重复直接掷币,是最基本的序列生成过程。此外,不论其他方法如何复杂精妙,在防止偏倚方面均不优于简单随机法。因而研究者应更多地使用这一方法而不是他们现在所用的方法,读者应期待并接受各组样本大小的不一致性。一些其他复杂的限制性随机化程序限制了在干预组间不可预期的样本量不平衡的可能性。最常用的限制性序列产生程序是区组随机化。如果应用这一方法,研究者应该随机改变区组的大小并使用较大的区组大小,特别是在非盲试验中。其他的限制性程序,如"瓮随机化法",将简单随机和限制性随机

178

法的好处结合起来，当达到某一平衡时最大程度地保护了不可预测性。分层随机化的有效性依赖于应用某一种限制性随机化程序以达到分配序列在各层之间的平衡。产生一个合适的随机序列表花费的时间和精力很小，但可获得很大的科学精确性和可靠性。研究者应致力于在合适的随机试验中用恰当的资源来生成序列，并清楚地报告他们所用的方法。

> ⋯⋯应用了随机分配后，当我们终于向发表文章冲刺时，最严格的评论家也不能说很可能由于我们的偏爱或者愚蠢导致了组间的差异偏倚[1]。

以前，研究者在设计试验时避开正式的对照试验（框 12.1）[2-5]。但是现在，随机对照试验成为医学研究的最佳方法学标准（框 12.2）[3,6]。随机对照试验减少偏倚的独特能力依赖于研究者能够实施减少偏倚的主要技巧——随机化。尽管随机分配参加试验的受试者是对照试验最主要的方面[7]，可遗憾的是，对这方面仍然理解得最少[8,9]。

本章我们讲述随机分配背后的基本原理及其有关的实施步骤。随机化首先取决于两个内在相关但彼此独立的步骤[即，产生一个不可预测的随机分配序列并隐藏此序列直至分配开始，即为分配隐藏（allocation concealment）]。本章我们着重于如何产生这样一个序列。在第 14 章我们介绍分配隐藏。

框 12.1　随机对照试验（randomised controlled trial, RCT）的历史

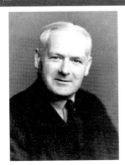

Austin Bradford Hill
爵士（1954）

20 世纪，作为评价保健措施和选择预防措施的最佳手段，对照试验获得了持续增长的认可。20 世纪 20 年代，R.A Fish[2]发展了随机化理论并将其作为试验设计的一个基本原则。这一技术主要用在农业研究中。20 世纪 40 年代后期，随机对照试验成功地应用于医疗保健。这很大程度上是因为 Austin Bradford Hill 爵士在伦敦卫生及热带病医学院（London School of Hygiene and Tropical Medicine）的倡议和发展工作[3]。他努力的最终成果是发表了首次应用随机数字分配受试者的试验[4-5]。此后不久，随机化成为保证无偏倚地比较各组的重要标准。

> **框 12.2   随机化的益处（benefit of randomisation）**
>
> 　　适当应用随机化方法至少可以带来三个主要益处：
>
> 　　**1. 它消除分配治疗方案时的偏倚。**
>
> 　　除非研究者审慎地确保试验包含的对照组在疾病预后方面无偏倚，否则比较不同的健康干预措施会引起误导。在预防或治疗的对照试验中，随机化通过避免选择偏倚和混杂偏倚产生无偏倚的比较组。这样的话，就避免了有意或无意将某个特别的患者纳入某一组继而接受某种干预措施。避免偏倚的要点包括从决定选择可以入组试验的患者，到当患者入选后分配入组均要避免偏倚。当受试者入选后，研究者需要立刻将每个受试者按照与试验相符的特征登记，但不知道分组信息。减少选择和混杂偏倚是随机化最重要的目的。随机化是小或中等效果研究的最好研究设计[6]。
>
> 　　**2. 它有利于对研究者、参加者和评估者实施治疗方法，包括可能使用安慰剂的设盲（屏蔽）**[3]。
>
> 　　盲法可在随机分配之后减少偏倚，但如果研究者用一个非随机化方案分配治疗方法，那么，盲法就会是困难的，甚至是不可能的。
>
> 　　**3. 它允许用概率论来表示各治疗组之间的结局差异仅仅是由机遇造成的可能性。**

生成序列（sequence generation）要寻找什么

伪装成随机化的非随机化方法

　　讽刺的是，许多研究者对随机化的印象显然是非随机化的[8-11]。他们经常错把随意法和交替指定法认为是随机化[11,12]。有的医学研究者甚至将与随机化法相反的方法认为是"准随机化（quasirandom）"[13]，比如根据干预前的检查结果决定是否进入干预组。然而，准随机化如同"准妊娠"，因为它们都回避了定义。确实，缺少恰当随机化导致可能出现无数的缺陷。随机化实施得不恰当，会在试验中渗入选择偏倚和混杂偏倚[7,14]。

　　研究者有时候可能是无意识地用随机化的外衣掩饰其非随机化的方法。他们认为已经用所描述的方法进行随机化了，但是此方法显然是非随机的。依据出生日期、病历记录号、交表日期进行分配或者交替分配的方法不是随机化的，而是系统性事件。我们的一项研究显示[10]，

5%（11/206）的报告中研究者声称他们对参加试验的受试者进行随机化分配，但实际用的是上述非随机化方法。此外，非随机化方法可能比我们所发现的使用得更多，因为 63%（129/206）的报告没有说明他们用以生成随机序列的方法[15]。

　　系统性方法在理论和实践方面都不能说成是随机化方法。例如，在某一人群中，一个小孩出生于某一周的某一天并不完全是一个机遇事件[16]。此外，系统性方法并不能做到分配隐藏。根据定义，系统性分组通常无法做到充分的隐藏，因为招募受试者参加试验的人在入组分配前预先知道如何进行治疗分组。如果研究者报告应用系统分组法，尤其假如其被伪装成是随机化的，读者应警惕其结果，因为这个错误意味着忽视了随机化过程。作者如能精确地报告其某一项研究为非随机化，并且解释他们如何控制混杂因素，那么我们更信任这样的研究结果。此时研究者们还应该讨论潜在的选择偏倚和信息偏倚，以便读者能考虑到其非随机研究的性质和偏倚，从而正确地判断其研究结果。

生成分配序列（allocation sequence）的方法

　　为了使偏倚最小化，参加试验的人应该根据某个机遇（随机）过程分配到各比较组中。研究者采用的随机化方法很多[17-21]，这里仅介绍最重要的方法。

　　在这些所有的方法中，各种分配比例均有可能。不过，通常用 1∶1（即分配到各组的可能性相同）分配比例得到近似相等的分组样本量[22,23]。尽管 1∶1 分配比例通常使试验把握度最大化，而将比例提高至 2∶1 降低把握度的程度最小[17,22]。

　　有充分的理由支持更普遍地使用不平均分配。最显而易见的原因是费用，因为在一个试验中每种治疗的费用通常是不同的。如果一项试验的经费是有限的，利用不平均分配让更多的受试者进入较便宜的治疗组有利于扩大样本量从而提高研究效能[23-25]。对于已限定总样本量的试验，不平均分配比例可以节省最多费用同时对统计学把握度的影响最小[22,23,25]。例如，在限定样本量的情况下，在斯堪的纳维亚的辛伐他汀预防冠心病的研究中，以 2∶1 分配比例代替 1∶1 比例可以节约 34% 的费用,而把握度仅适度减少了 3%[25]。

此外,不平均随机化有助于招募受试者。假设一组治疗组受潜在的参与者欢迎,这项试验采用不平均随机化审计,潜在参与者会有更多机会分入他们期望的治疗组,则招募结果更理想。

简单(非限制性的)随机化[simple(unrestricted) randomisation]

框 12.3 简练而优雅地描述了简单随机化[26]。类似于公平地掷币(coin-tossing),尽管是最基本的分组方法,但它保证了对每个受试者接受的干预分配的不可预知性。不论其有多复杂精妙,没有其他的分组产生法能优于简单随机化法的不可预知性和避免偏倚的效果[27,28]。但是,简单随机化方法的不可预测性也有缺点[29]。由于仅凭机遇分组,小样本中的简单(非限制性的)随机化[simple(unrestricted) randomisation](1:1 比例分组)可以形成各组之间完全不相同的样本大小。例如,总样本大小为 20,简单随机化方法生成的大约 10% 的分组为 3:7 的不均衡比例,甚至更糟[28]。这个难题随着总样本量的增长而减小。概率论确保了从长期来讲,各治疗组的样本量不会严重的不平衡。对于一个样本量 >200 的两组试验,其发生显著不平衡的机遇可以忽略[28]。但是,样本量 <200 的试验的期中分析可能导致组间样本量差别甚大。

框 12.3　简单随机化

在一个随机数字表的基础上,几乎有无数的方法可以生成一个简单随机序列[26]。比如,为了得到均等分配的两组,预先决定读表格的方向:上、下、左、右或者对角线。然后选择一个任意的起始点(即:第 1 行,第 7 个数):

56 99 20 20 52 49 05 78 58 50 62 86 52 11 88

31 60 26 13 69 74 80 71 48 73 72 18 60 58 20

55 59 06 67 02……

研究者可以将奇数和偶数分别视为干预组 A 和干预组 B,用于均等分配。因此一系列的随机数 05,78,58,50,62,86,52,11,88,31 等代表分配至干预组 A,B,B,B,B,B,B,A,B,A 等。也可以选择将 00~49 视为 A 而 50~99 视为 B,或者 00~09 视为 A 而 10~19 视为 B,忽略所有 >19 的数字。无数种选择中的任何一种都提供分组的可能性,研究者要严格遵照预先决定的方案执行。

掷币（coin-tossing）、掷色子（dice-throwing）以及分发事先洗好的牌是合理的生成简单完全随机序列的方法。所有这些手工抽签的方法理论上带来随机化分组的方案，但是在实践中经常变成非随机化的。对随机化概念的曲解破坏了良好的目的。例如，通过公平地掷币将受试者以相等的可能性随机分配到两个干预组，研究者会受到诱惑而改变某次或一系列掷币的结果（如一连串都是正面而无背面出现时）。许多研究者没有真正理解概率论，他们把随机性理解为非随机。举例来说，已故芝加哥棒球解说员 Jack Brickhouse 经常声称一个 0.250 击球员（每次击球有 1/4 的机遇成功的击球员）在垒板上闲逛四次，前三次放弃击球，第四次这个击球员就"注定"成功了（即这个击球员绝对会击中的）。但是，Jack 所说的"他注定成功"把随机性作了非随机的解释。类似地，一对夫妇有了三个男孩想要一个女孩，他们经常认为他们的第四个孩子当然会是一个女孩，但是实际上他们怀上一个女孩的概率还是 50%。

一个同事经常在他的研究生班上演示被误解了的随机化。他让班级里一半的学生按照恰当的随机化方法给出分组方案，让另一半学生按照他们个人所理解的随机化方法给出分组方案。使用真正的随机化方法分组的学生经常会长时间的连续执行某一种或者另一种治疗。相反，按自己判断进行分组的则不会。一个又一个班级的学生显示出他们对随机化的误解。

此外，手工抽签的方法更难于实施并且无法验证。尽管掷币、掷色子、抽扑克牌都是可以接受的方法，但由于它们可能对随机性造成损害，执行困难，且缺乏审计追踪，所以我们建议研究者避免使用。不过无论使用哪种方法，研究者的报告中都应该说明清楚。如果不作这样的阐述，读者应警惕这些研究结果。读者最信任作者描述的用随机数字表（random number table）或者电脑随机数产生器分配受试者的序列生成方法，因为它们是可以提供审计追踪的不可预测的、可靠的、简单的、可重复的方法。许多统计软件中包含随机数产生器，也有在线随机化工具。

限制性随机化

限制性随机化（restricted randomisation）程序控制了在研究组之间出现非期望样本量不平衡的概率[21]。换句话说，如果研究者希望各治疗组的样本大小相等,应该使用限制性随机化。

区组(blocking)

平衡的(限制性)随机化力争做到比较组之间无偏倚,也同时力争在试验全程中保证比较组之间样本量一致[29,30]。这种做法在研究者计划期中分析时候是有帮助的。有时,应用简单随机化也许会在早期的期中分析的时候产生完全不相同的样本大小。区组法解决了这一问题。

最常用的达成平衡随机化(balanced randamisation)的方法是通过随机排列区组(random permuted block)(区组法)[31]。例如,一个区组大小为6,依次纳入的每6个受试者为一组,通常3个被分配到一个治疗组,另外3个被分配到另一组。但是,分配比率可以是不平均的。如,按照2∶1比例分配的大小为6的区组中,其中4个人被分配到一个治疗组,2个被分配到另一治疗组。这种方法可以很容易扩展到两个以上的治疗方案。

有了区组法,区组的大小可以在试验的全程中固定或者随机的变化。当然,如果应用区组法的随机化研究不是双盲的,区组的大小应该随机变化以减少负责招募受试者的人员看到分配表的可能[18,31-33]。如果区组的样本量是固定的,特别是小样本量(≤6个受试者),则区组的大小在非双盲研究中能被破译。一旦分配的治疗组被知晓,就可以通过分组猜测出分配序列。之后的分组就会被精确地预测到,无论分配隐藏的效果如何都将导致选择偏倚。较大的区组(如10或20)比小的区组(如4或6)以及区组大小的随机变化有助于保持不可预测性[18,33]。进行随机对照试验的研究者经常使用区组法。研究者简单地报告说他们进行了区组化,然而,这必定引起读者怀疑。研究者们应该明确地报告如何区组化、分组比例(通常是1∶1)、选择的随机方法(如随机数表或者电脑随机数产生器),以及区组样本的大小(区组大小是否随机变化)。

随机分配规则

随机分配规则(random allocation rule)是限制的最简单形式。对某一特定的整体样本量,它仅确保在研究结束时样本量大小相等。通常,研究者定义一个整体样本量然后随机选择样本中的一个子集分配到A组,剩下的分配到B组。例如,总样本量大小为200,在一个帽子里放

100 只 A 组的球和 100 只 B 组的球,将它们随机拿出来并且不再放回帽子里,这就是随机分配规则的符号化。生成序列时会随机指定 100 个 A 组和 B 组的分配顺序,这个方法将整个研究总体当作一个大的排列区组,即平衡通常只在试验结束时达成,而非贯彻整个试验过程。

随机分配规则保持了简单完全随机的许多优点,尤其对统计分析而言,但是是更易出现变量不平衡的机会[机遇性混杂(chance confounding)]。值得牢记的是这种不平衡在大样本量时变得微不足道[28]。此外,随机分配规则相较于简单完全随机化,不可测性有所影响。特别是在一个非双盲试验中,通过猜测分配(序列)可导致选择偏倚(尤其在接近试验结束时)。但是这显然不会存在于区组较小的排列区组随机化方法中[28,34]。

研究者有时通过限制性洗牌法(restricted shuffled approach)执行随机分配规则,包括确认样本大小、按分配比率为每一治疗方案准备特殊的卡片、从中指定一个数字,将卡片放在信封里,打乱它们产生一个无替换的随机分组[29]。许多研究者可能使用这一手段,但很少称之为限制性洗牌法的或者随机分配规则。取而代之,他们报告说应用信封或洗牌法。的确,严格洗牌(shuffled card)(打乱)手段将分配序列生成和分配隐藏整合在一个过程里。洗牌法决定分配序列,这不是最主要的。最重要的是,用信封进行限制性洗牌法的能力是以分配隐藏为中心的[7,8]。

偏性掷币和瓮随机化

偏性掷币设计(biased coin design)设计可以达到与区组法相同的目的而无须强制严格平均[17,35]。因而它几乎完全保留了简单随机法的不可预测性。偏性掷币设计在试验过程中改变分配概率以纠正可能发生的不平衡(框 12.4)。研究最广泛的是将适应性偏性掷币设计(adaptive biased-coin design)和瓮随机化设计结合起来的方法,即基于不平衡性的程度改变分组的概率。

偏性掷币(biased coin)设计,包括瓮随机化(urn randomisation)设计,在报告中不常见,但它们可能使用得更频繁。利用电脑比真的从瓮中拿球更简单和更可行,正如使用电脑比掷币进行简单随机法更简单和更可靠一样。非盲法试验中的不可测性是最重要的,并且因需要样本大小平衡而排除了使用简单随机法，瓮随机化设计就变得尤其重要。无论排列区组法使用固定或随机改变区组样本大小的方式，瓮随机设计的不可测性均胜过排列区组法[35]。如果读者遇到一个偏性掷币或瓮随机设计，则应认为其具有恰当的序列生成过程。

框 12.4　偏性掷币和瓮随机化

　　偏性掷币在试验过程中通过改变分配概率从而在各组人数间纠正可能发生的不平衡性。例如：研究者们可能使用均等分组的概率来进行简单随机化（两组试验，0.50/0.50），直至分配到各组的数字差异性始终低于预设的限定值。如果差异性恰巧达到限定值，则研究者要提高人数较少那组的分配的概率（如 0.6/0.4）。恰当地执行偏性掷币设计能达到平衡同时保留与简单随机法有关的最大的不可预测性[17,35]。

　　动态偏性掷币设计，结合被研究得最为广泛的瓮随机化，是基于不平衡性的程度而改变分组概率的方法[35]。瓮随机化设计按 UD(α,β) 设计，最初的蓝色球和绿色球的数量都是 α，β 代表放到瓮里的与选到的球颜色相反的球的数目（α 和 β 是任何合理的非负数，注意，这和Ⅰ类、Ⅱ类错误无关）。例如 UD(2,1)，一个瓮里有 2 个蓝球和 2 个绿球——以 0.50/0.50 的概率开始分组（α=2）。随机地拿 1 个球并以它代替治疗方案分组：蓝色代表 A 治疗，绿色代表 B 治疗。每次额外放 1 个（β=1）和所选球颜色相反的球入瓮。如果先选到 1 个蓝球，则首次分组后瓮里有 2 个蓝球和 3 个绿球——按 0.40/0.60 进行下次分组。如果第二次再选到 1 个蓝球，则第二次分组后罐子里有 2 个蓝球和 4 个绿球——0.33/0.67 的概率进行下次分组。每次分组重复这种拿球程序。分配概率受之前的分组情况影响而波动。

替换随机化

　　替换随机化（replacement randomisation）重复简单随机分配方案直到达成某一预期的平衡。试验研究者应建立一个用于替换的客观标准。例如：一个 300 人参与的试验，研究者应注明假如各组间大小的差异超过 20，则会更换简单随机化方案。如果第一次生成的方案的差异 >20，研究者将生成一个全新的简单随机化方案以替换第一次的尝试并按照关于差异度的客观标准检查之。如此重复直至有一个符合标准的简单随机化方案。尽管替换随机化方法看上去有些武断，但只要是在实验开始前执行这个方法的，那么它就是适当的[17]。此外，它易于实施，能确保合理化的平衡，并产生不可预测性。其主要的缺陷是不能确保期中分析所需要的试验全程的平衡性。尽管使用得少，这个方法是有限制性随机化最早的形式[21,36]。

分层随机化（stratified randomisation）

随机化可以在治疗组间的基线特征上产生机遇不平衡性（chance imbalance）[37]。研究者有时对重要的预后因素进行预随机化分层以避免不平衡性，如年龄或疾病的严重程度。在这种情况下，研究者应注明限制性的方法（通常是区组法）。为了获得分层的好处，研究者必须使用一种限制性随机化形式，在各分层水平产生独立的随机化表格，作为按潜在的重要预后因素对受试者分层的分组方案。没有限制的分层什么也不能完成（即安慰剂分层）。

试验中的分层在方法学上是有效并有用的，但是理论和实用的问题限制了它在计划的新试验中的使用。在大型试验中，随机化总是能产生平衡的分组，而分层除了增加复杂性之外，并不能带来什么好处。此外，如果不平衡性增加，研究者可以用统计学的方法在预后变量上校正（最好预先计划好）[38-40]。最值得考虑的是分层增加的复杂性，或者是在繁忙的诊所内招募受试者，也或者是影响入组的任何情况都可能降低试验合作者的参与性。因此，在大型试验中进行分层带来的益处少，且同时有重要的实践上的缺点。但是注意一个重要的例外，在多中心研究中按中心分层既确保了有益之处，又不会增加各中心操作的复杂性。另外一种例外是在大型多中心试验中，试验者通过中央随机化来落实分配序列。中央随机化（central randomisation）减少了实践中分层的不利因素，且各中心可通过小样本量获得收益。

分层在小型试验中可能有用，因为它能避免有关预后因素的严重不平衡。它能提供足够的平衡性（有关分层因素的）和可能稍微提高一点统计学把握度和精确性[18]。但是一旦每组受试者超过50人，分层所获得的好处就减少了[18]。此外，如果研究者在各个亚层之间寻找精确的平衡性，分层可能直接导致负面效果。为了获得准确的平衡，研究者通常使用小的、固定的区组样本大小，其结果是损害了不可预测性。另一个考虑是由于分层过多或者由于相对于参加人数而言区组太大而损害了研究总体的不平衡[41],不过我们认为这是个次要因素。确实,不平衡有助于不可预测性。

最小化法体现了分层和限制性随机化的基本观念[17]。它可以使得不大的几个组之间在几个特征上非常接近。在严格意义上,最小化可被看作非随机法[26],但是在应用中,我们倾向于取其随机化的组成部分。最小化有支持者[42-44]有反对者[27,45,46],而其他人正在研究它,并提供实施的建议[47]。在任何情况下,使用最小化法的研究者都应防止试验执行者获知随后的分配信息及任何有助于猜测随后分组情况的信息[17]。但这可能是不可能的。此外,最小化法平衡了一组有限的已知因素。随机化法是平衡所有已知和未知因素的。和其他人一样,我们谨慎使用最小化法[27,45,46]。

将序列生成和序列实施分开

研究者经常忽略(通常不是故意的)随机对照研究设计和报告的另一个重要成分。在所有方法中,制订生成分配方案的人不应该参与确定受试者是否合适入选,也不参与实施治疗方案或者分析结果。否则,他通常有权限获得分配序列表并因此有机会导致偏倚[8]。试验中这个部分的错误可以导致偏倚乘虚而入。CONSORT 声明(CONsolidated Standards Of Reporting Trials Statement)的第 10 条(实施)提到了有关的内容[37,48-50]。因此,研究者应在报告中陈述"谁"生成了分配序列,"谁"入选受试者及"谁"分配入选的受试者。生成分配序列方案的人应与入选及分配受试者的人不同。然而,在某些情况下,研究者可能不得不既要制订生成分配序列,又要入选或分配受试者。在这种情况下,研究者需保证分配序列方案的不可预测性,并将之锁起来,防止他人尤其是自己拿到。

结论

随机对照试验建立了医学研究中最佳的理论标准。其关键词是随机化,并需要恰当实施。随机序列的生成花费的时间和精力很少,但是之后可获得极大的科学的精确性和可信性。研究者应该投入合适的资源以生成恰当的序列并清晰地报告他们的方法。

（张宁萍 译，王吉耀 校）

参考文献

1. Hill, A.B., 1952. The clinical trial. N. Engl. J. Med. 247, 113–119.
2. Fisher, R., 1966. The Design of Experiments. Oliver & Boyd Ltd, Edinburgh, Scotland.
3. Armitage, P., 1982. The role of randomization in clinical trials. Stat. Med. 1, 345–352.
4. Doll, R., 1998. Controlled trials: the 1948 watershed. BMJ 317, 1217–1220.
5. Medical Research Council, 1948. Streptomycin treatment of pulmonary tuberculosis. BMJ 2, 769–782.
6. Peto, R., 1987. Why do we need systematic overviews of randomized trials? Stat. Med. 6, 233–244.
7. Schulz, K.F., Chalmers, I., Hayes, R.J., Altman, D.G., 1995. Empirical evidence of bias. Dimensions of methodological quality associated with estimates of treatment effects in controlled trials. JAMA 273, 408–412.
8. Schulz, K.F., 1995. Subverting randomization in controlled trials. JAMA 274, 1456–1458.
9. Schulz, K.F., 1995. Unbiased research and the human spirit: the challenges of randomized controlled trials. CMAJ 153, 783–786.
10. Schulz, K.F., Chalmers, I., Grimes, D.A., Altman, D.G., 1994. Assessing the quality of randomization from reports of controlled trials published in obstetrics and gynecology journals. JAMA 272, 125–128.
11. Egbewale, B.E., 2014. Random allocation in controlled clinical trials: a review. J. Pharm. Pharm. Sci. 17, 248–253.
12. Grimes, D.A., 1991. Randomized controlled trials: "it ain't necessarily so". Obstet. Gynecol. 78, 703–704.
13. Grimes, D., Fraser, E., Schulz, K., 1994. Immunization as therapy for recurrent spontaneous abortion: a review and meta-analysis (letter). Obstet. Gynecol. 83, 637–638.
14. Altman, D.G., 1991. Randomisation. BMJ 302, 1481–1482.
15. Schulz, K.F., Chalmers, I., Altman, D.G., Grimes, D.A., Dore, C.J., 1995. The methodologic quality of randomization as assessed from reports of trials in specialist and general medical journals. Online J. Curr. Clin. Trials. Doc No 197:[81 paragraphs].
16. MacFarlane, A., 1978. Variations in number of births and perinatal mortality by day of week in England and Wales. Br. Med. J. 2, 1670–1673.
17. Pocock, S., 1983. Clinical Trials: A Practical Approach. Wiley, Chichester, England.
18. Meinert, C., 1986. Clinical Trials: Design, Conduct, and Analysis. Oxford University Press, New York.
19. Friedman, L., Furberg, C., DeMets, D., 1996. Fundamentals of Clinical Trials. Mosby, St. Louis.
20. Piantadosi, S., 1997. Clinical Trials: A Methodologic Perspective. John Wiley & Sons, New York, NY.
21. Lachin, J.M., 1988. Statistical properties of randomization in clinical trials. Control. Clin. Trials 9, 289–311.
22. Dumville, J.C., Hahn, S., Miles, J.N., Torgerson, D.J., 2006. The use of unequal randomisation ratios in clinical trials: a review. Contemp. Clin. Trials 27, 1–12.
23. Peckham, E., Brabyn, S., Cook, L., Devlin, T., Dumville, J., Torgerson, D.J., 2015. The use of unequal randomisation in clinical trials—an update. Contemp. Clin. Trials 45, 113–122.
24. Torgerson, D., Campbell, M., 1997. Unequal randomisation can improve the economic efficiency of clinical trials. J. Health Serv. Res. Policy 2, 81–85.
25. Torgerson, D.J., Campbell, M.K., 2000. Use of unequal randomisation to aid the economic efficiency of clinical trials. BMJ 321, 759.
26. Altman, D., 1991. Practical Statistics for Medical Research. Chapman and Hall, London.
27. Lachin, J.M., Matts, J.P., Wei, L.J., 1988. Randomization in clinical trials: conclusions and recommendations. Control. Clin. Trials 9, 365–374.
28. Lachin, J.M., 1988. Properties of simple randomization in clinical trials. Control. Clin. Trials 9, 312–326.
29. Schulz, K.F., 1998. Randomized controlled trials. Clin. Obstet. Gynecol. 41, 245–256.
30. Schulz, K.F., Grimes, D.A., 2002. Generation of allocation sequences in randomised trials: chance, not choice. Lancet 359, 515–519.
31. Higham, R., Tharmanathan, P., Birks, Y., 2015. Use and reporting of restricted randomization: a review. J. Eval. Clin. Pract. 21, 1205–1211.

32. Efird, J., 2011. Blocked randomization with randomly selected block sizes. Int. J. Environ. Res. Public Health 8, 15–20.
33. Kahan, B.C., Rehal, S., Cro, S., 2015. Risk of selection bias in randomised trials. Trials 16, 405.
34. Matts, J.P., Lachin, J.M., 1988. Properties of permuted-block randomization in clinical trials. Control. Clin. Trials 9, 327–344.
35. Wei, L.J., Lachin, J.M., 1988. Properties of the urn randomization in clinical trials. Control. Clin. Trials 9, 345–364.
36. Cox, D.R., 1958. Planning of Experiments. Wiley, New York.
37. Moher, D., Hopewell, S., Schulz, K.F., et al., 2010. CONSORT 2010 explanation and elaboration: updated guidelines for reporting parallel group randomised trials. BMJ 340, c869.
38. Moher, D., Hopewell, S., Schulz, K.F., et al., 2010. CONSORT 2010 explanation and elaboration: updated guidelines for reporting parallel group randomised trials. J. Clin. Epidemiol. 63, e1–e37.
39. Peto, R., Pike, M.C., Armitage, P., et al., 1977. Design and analysis of randomized clinical trials requiring prolonged observation of each patient. II. analysis and examples. Br. J. Cancer 35, 1–39.
40. Peto, R., Pike, M.C., Armitage, P., et al., 1976. Design and analysis of randomized clinical trials requiring prolonged observation of each patient. I. Introduction and design. Br. J. Cancer 34, 585–612.
41. Kundt, G., Glass, A., 2012. Evaluation of imbalance in stratified blocked randomization: some remarks on the range of validity of the model by Hallstrom and Davis. Methods Inf. Med. 51, 55–62.
42. Treasure, T., MacRae, K.D., 1998. Minimisation: the platinum standard for trials? Randomisation doesn't guarantee similarity of groups; minimisation does. BMJ 317, 362–363.
43. Taves, D.R., 2011. Minimization does not by its nature preclude allocation concealment and invite selection bias, as Berger claims. Contemp. Clin. Trials 32, 323.
44. Taves, D.R., 2010. The use of minimization in clinical trials. Contemp. Clin. Trials 31, 180–184.
45. Berger, V.W., 2010. Minimization, by its nature, precludes allocation concealment, and invites selection bias. Contemp. Clin. Trials 31, 406.
46. Berger, V.W., 2011. Minimization: not all it's cracked up to be. Clin. Trials 8, 443.
47. McPherson, G.C., Campbell, M.K., Elbourne, D.R., 2013. Investigating the relationship between predictability and imbalance in minimisation: a simulation study. Trials 14, 86.
48. Schulz, K.F., Altman, D.G., Moher, D., 2010. CONSORT 2010 statement: updated guidelines for reporting parallel group randomised trials. PLoS Med 7, e1000251.
49. Schulz, K.F., Altman, D.G., Moher, D., 2010. CONSORT 2010 statement: updated guidelines for reporting parallel group randomised trials. J. Clin. Epidemiol. 63, 834–840.
50. Schulz, K.F., Altman, D.G., Moher, D., 2010. CONSORT 2010 statement: updated guidelines for reporting parallel group randomised trials. BMJ 340, c332.

第 13 章
非双盲随机试验中分配序列的生成：防止猜测

普遍的观念认为随机试验需要产生样本量相等的比较组，对此我们深感不安。不幸的是，这种概念上的误解，可能会导致研究者强行达成样本量相等而产生偏倚，尤其是如果采用非科学手段。在简单非限制性随机试验（类似于重复掷币）中，各组的样本量应体现随机化变异性。换句话说，比较组之间样本大小数字的差异是可以预计到的。如果在简单随机对照试验中，有引人注目的相等的组间样本量，那是修饰过的，非科学所得。此外，其他随机化方案（称为限制性随机化）通过脱离简单随机化的束缚，来强制样本量相等。但是，强制各组人数相等可能会损害治疗方案分配的不可预测性（unpredictability），尤其是在非双盲试验中使用排列区组随机化（permuted-block randomisation）时。不可预测性的降低，会使偏倚逐渐蔓延到试验中。总体而言，目前研究人员未充分利用简单随机法，而过度采用了固定区组随机法。对于 >200 名受试者的非双盲试验，研究者应更多地使用简单随机法，并接受一定程度的样本量差异。这种不可预测性反映了随机法的本质。我们认同在组间样本量有轻度不等，鼓励赞同这种不等性。对于总体样本量或者主要分层或亚组内样本量 <200 的非双盲随机对照试验，瓮随机化（urn randomisation）设计比区组随机法更能增加随机序列号的不可预测性。我们提出的混合随机化方法是一种更简单的选择，它可以在目前理解的简单随机化和排列区组随机化方法的背景下，获得不可预测性。简单随机化提供不可预测性，而排列区组随机化提供了组间的均衡，但是避免了可能导致选择偏倚的完美平衡。

　　来了一个有趣的电话："我刚刚读完一份随机试验报告，发现了问题！"然而，讨论的往往是这样进行的："看一下各组的样本量，它们不相等，我对该试验感到怀疑。"又或者在试验规划阶段会问，"我们该怎么做才能得到相等的样本量？"的确，如果在组间样本量差异巨大不能够用机遇来解释，应该引起关注[1,2]，但是，许多研究者习惯于睨视一下临床试验报告，就看样本量是否存在一丝一毫的不同，认为随机试验需要样本量相等，我们对这种普遍现象深感不安。这种观念似乎以某种方式植根于许多医学研究人员的心灵之中。

　　这种概念上的误解，喧宾夺主地压倒了临床试验的重点：防止偏倚。随机对照试验中，完全相同的样本量对统计效能的贡献很小，并且可能损害随机的不可预测性，尤其在排列区组随机分配的非双盲试验中。不可预测性反映了随机化的要旨，所涉人员无法预测下一个治疗方案，而可预测性则会带来偏倚。

　　与样本量问题导致的可预测性相比，试验背离简单、不受限制的随机化，会导致更大的可预测性问题[3,4]，这种方案被称为限制性随机化（restricted randomisation）方案[5-7]。限制性随机化在整个试验过程中，限定治疗分配方案，以产生在组间接近或者相等的样本量（更常见）。假设最常见的期望分配比例为 1∶1，限制性随机化方案会牺牲不可预测性。在排列区组随机的非双盲试验中,则会增加可预测性(框 13.1)[3,4,8-10]。

　　试验者信赖分组序列的不可预测带来的安全性。过去,我们建议培养在简单的随机试验中,对组间样本量不等的接受能力[11,12]。现在,我们建议也要培养在限制性随机试验中,对不等的样本量的接受能力。

框 13.1　分配序列中的不可预测性

　　临床试验的可预测性会产生偏倚。如果试验研究者知道或可以预测下一个受试者的分组情况,他们就会引入选择偏倚。在受试者资格评估时,他们可以排除在他们看来指派到错误分组的受试者,甚至可以采用各种手段,引导预后较好的受试者分配到试验组,引导预后较差的受试者至对照组,反之亦然[5,10]。无论这样做的原因是什么,试验者使对比产生了偏倚,临床医生可能会在照料患者方面注重可预测性,但他们必须明白,这种可预测性在临床试验中会引起大量的偏倚。

　　试验研究人员可以通过破坏分组隐藏机制(如将半透明信封放在灯泡下查看)来猜测下一个受试者的分组情况[9,10]。适当的分组隐藏通常可以防止这种破坏。另一种情况是,试验研究者在排列区组随机分配中,有时可以通过观察前几位入组受试者的分组情况,来推测下一个入组受试者的分配情况[3,4,7,8,10]。例如,在一个区组长度为 4 的非双盲试验中,如果试验研究者观察到每四个受试者之后两组的样本量达到平衡,则可以预测许多接下来的分配[3,4,8]。举个例子,假设区组长度为 4 的试验,如果前三位已入组受试者的序列是 ABA,则下一位受试者就是 B;或者如果前两位受试者序列是 BB,则随后入组的两位受试者为 AA。

　　在非双盲试验中,即使有恰当的分组隐藏,所有的干预分配在分配后都会为人所知。因此,如果存在分配序列的固定模式,则试验研究者可以辨别并预测一些随后的序列分配。但是,如果不存在任何模式,或者模式不可识别,则分配顺序是不可预测的。因此,了解过去的入组情况将无助于预测未来的分配。在非双盲随机试验中,不可预测性至关重要[3]。

　　在分组前,进行恰当的分组隐藏;在分组后,对所有参与试验的人员适当设盲,使得以前的分组不可知,从而防止预测之后的分配。恰当的设盲可以减少对不可预测性的需求。然而,即使在本应是盲法的试验中,分组后的设盲并非总是能成功的。例如,如果试验研究者察觉病情进展很快,从临床角度来说显然是副作用所致,暴露了干预措施的分配,因而盲法也不可能防止预测。

强行修饰的可信度（forcing cosmetic credibility）

研究报告表明,随机试验的各组间样本量均等的情形比预期要更普遍[11-13]。在简单非限制性随机化（unrestricted randomisation）试验中,类似于重复掷币,各组的样本量应该显示出随机变异性,也就是说容易出现各组样本量不平衡的现象。但是,对普通医学和专科医学期刊上的试验报告分析表明,组间样本量大小均等（定义为组间样本量绝对均等,或在总样本量大小为奇数时的近似相等）的情况比比皆是[11,12]。在专科期刊中,组间样本量的差异偏离了预期($P<0.001$)。在简单随机（非限制）试验报告中,54%的组间样本量均等[11]。这个结果高于了区组法试验报告（36%）,而区组设计的目的是样本量均等。此外,对皮肤病学文献的类似分析结果表明,甚至高于71%的简单随机试验报告了组间样本量均等[13]。

为什么研究人员会在比较组中寻求相同或接近的样本量? 我们认为许多研究者都力争将样本量本身作为终极任务。样本大小相等的所谓修饰可信度（credibility）的诱惑似乎显而易见。可悲的是,这种修饰可信度也吸引了读者。但是,通过简单随机化来力求获得相等的样本量,反映了方法学上不合逻辑的推论。

以前注意到的组间样本量均等的比例非常之高代表了并非由机遇产生,提示是非随机操纵以迫使分组的样本量均等。有一些合乎逻辑的辩解,似乎也是合理的,但可能无法解释目睹到的、如此高比例的偏差[11,13]。篡改分组情况会将选择偏倚直接引入试验而造成难题,我们希望通过消除研究者对样本大小完全相等的误解,来解决其中的一些难题。

但是,除了分组的非随机操控问题外,我们将会关注由于采用了有效的限制性随机化（restricted randomisation）,主要是排列区组随机化（permuted-block randomisation）在平衡各组的样本量时带来潜在偏倚的情况。后者在整个试验中,产生各组间的样本大小相等。遗憾的是,用来确保在组间样本量相等的方法,有利于增加治疗分组的可预测性,从而引入偏倚。

限制性试验中不均等样本量分组（unequal group size in restricted trial）

限制性随机化（restricted randomisation）方法用于平衡各组间样本量。一般而言，均衡可以增强统计检验效能，并解决在试验过程中试验治疗效果和结局测量可能存在的时间趋势[14,15]。此外，分层内部的限制性随机化，对于研究者获得分层的益处至关重要[7,16]。因此，限制性有合理的科学依据支持。

但是，有效的限制不必产生完全相等的样本大小。试验的检验效能对样本大小均等性的微小偏差并不敏感[6]。因此，用限制性方法产生相似的样本量和用限制性随机化方法产生相等的样本量，其在检验效能（把握度）、时间趋势和分层获益上几乎一样。

绝对均等的样本量可能会带来负面影响。限制性随机化主要依靠随机排列的区组（blocking）来有效地实现总体比较组间（或各层内）样本量均等的目标。另外在每个区组，也有相等大小的样本。但由此会带来试验的可预测性缺陷[10,14]。

尤其在"非双盲"试验中，可预测性成为主要弱点。"双盲"试验指受试者、研究者和结局评估者对治疗方案均不知情。在几乎所有的"非双盲"试验中，有的研究者会知晓治疗的分配，因此即使有充分的分配隐藏，在受试者入组后，研究者仍可知道治疗的分配情况。有了这些信息，研究者就可以弄清固定的区块长度（推测组织者最初屏蔽了所有区组长度信息），然后预测何时将出现样本量相同（见框 13.1），从以前的分组特征中可以猜测出分组序列，然后精确地预知接下来的分配分组[3,4]。因此，无论分组隐藏是否有效，都会引入选择偏倚[3,4,7,10]。在"双盲"试验中，如果试验很快出现了特别明显的不良反应，也会出现相同的难题，但是程度会轻一些。

尽管经验证据表明，随机试验中存在选择偏倚[5]，但那些进行试验者是否真的试图预测随后的分配分组？有许多关于这种预期的轶事报道，有研究者还真的开展了一项这方面的研究。该研究发现，问卷调查中，有 16% 的临床医生和研究护士承认试图预测治疗方案的分配[17]。

正如预期的那样,他们是通过前面受试者的分配分组记录,来做到猜对随后的分组情况[17]。不止如此,怀疑 16% 只是最小的估计,实际的比例可能更高。

随机对照试验中,当整个试验的区组长度保持固定,尤其是如果区组长度较小(如 ≤ 6 个受试者)时,区组随机化就容易被破译。因此,如果研究人员使用区组随机化,应随机改变区组长度,以降低负责受试者招募和分配的人员推断出分配序列的概率[7,10,18]。

然而,随机改变区组长度也不是灵丹妙药。即使区组长度随机变化,在整个试验中,区组仍然会多次生成绝对相等的样本量。实际上,区组随机模型存在固有的局限性,即干预措施的可预测性,基于对模型的修改,随机改变区组长度充其量只能减少,但不会消除选择偏倚的可能性[14,19]。换而言之,随机区组有助于减小,但在某些情况下可能无法消除选择偏倚。排列区组随机化,即使是随机改变区组长度,还是会让试验招募者有隙可乘,猜测到随后的分配分组。

"非双盲"试验中的备选方案(alternative in non-double-blinded trial)

对于"非双盲"随机对照试验,当总样本量 >200(两组平均样本量为 100),以及预先计划进行的亚组分析或分层分析中,组内(或层内)样本量 >200,建议采用简单随机化[20]。简单随机化提供了完美的不可预测性,从而消除了由于分配系列生成而引入的选择偏倚。简单随机化在所有系列生成中的机遇偏倚概率最小[6]。而且,几乎所有的标准统计软件都可以做简单随机化。如果样本量 >200,那么简单随机分配通常只会在组间产生轻度的样本量差异。样本量 200 这个界值,只是总体准则。对于某些研究者可能需要确定可接受的样本量差别[21]。另一个值得注意的是,对于可能的期中分析,当样本量还 <200(即研究者在达到总样本量之前),这种情况下,会出现治疗组样本量差距相对较大。然而,我们认为简单随机化得到的不可预测性更多地补偿了这种损失。

对于"非双盲"随机对照试验,当总样本量 <200,或者在一个分层试验的任何一个主要分层或者亚组内)样本量 <200,建议采用限制性

随机化方法。瓮(urn)设计[7]的步骤尤其能够促进非强制化的均衡[22]。在试验重要的早期阶段,瓮设计使得各组纳入受试者例数趋于平衡,之后随着试验样本的增加,进行简单随机化。在受试者总样本量不确定的试验中,或者更常见的在分层分析的分层数不确定时,瓮设计的这种属性很有用。此外,在需要监测治疗效果来确定是否终止试验的设计中,瓮设计也很有用。瓮设计通常具有充分的均衡特性,同时比排列区组法(permuted-block)更不易受到选择偏倚的影响[7,20](第 12 章)。

　　这些理想的特性也带来了警告,有些统计学家建议在瓮随机化设计中采用排列检验(permutation test)。排列检验是对治疗效果相同的无前提假设进行的统计检验[6,22]。遗憾的是,在标准统计软件中,并没有对瓮设计提供这种检验[22],这增加了研究人员和统计学家进行分析的复杂性。然而,如果结果变量不存在重要的时间趋势,对于瓮设计的随机试验,可以采用常规统计软件进行标准统计分析,其结果通常与排列检验相似[22]。此外,通过标准的统计分析,研究人员很容易获得常见效果测量的置信区间。

　　令人感兴趣的是许多更复杂的设计表现良好。包括大棒设计(big stick design,BSD),带不平衡限制的偏性掷币设计(biased-coin design with imbalance tolerance,BCDWIT)和 Ehrenfest 瓮设计(Ehrenfest urn design),上述方法,在兼顾不可预测性和组间均等方面,都比区组设计好[23]。最大化过程在可预测性上也较保留均衡性的区组要少[24,25]。然而,上述性能良好的设计以及在后面提到的瓮随机化设计,在报告中不常见,或者根本没有。例如,有一项研究,对发表在 4 种高影响因子医学期刊上的试验进行了回顾,发现近 90% 采用了限制性随机化方法。在这些采用限制性随机化的试验中,有 90% 是用限制性方法,而其中的 90% 用区组设计,剩余的采用了最小化随机分组方法[4]。没有作者采用任何这些性能更好的复杂设计[4]。

　　阻碍这些设计广泛应用的原因,可能与瓮设计以及其他设计的概念复杂性有关,与简单或排列区组随机化法相比,这些方法更难理解。"虽然简便可能是一个重要因素,但尚不清楚为什么试验者会优先选择排列区组随机化(permuted-block randomisation)"[4]。无论出于何种原因,这些性能良好但更为复杂的设计都将在默默无闻中湮灭。

混合随机化（mixed randomisation）

在"非双盲"试验中，研究者应采用不可预测的随机方法，直到他们对瓮随机化或其他增强不可预测性的方法感到满意为止[26]。基于试验研究人员对简单随机化和区组方面的已有知识，本文提出一种限制性随机化，该方法既能在总体上满足瓮随机化的不可预测性，又能在小样本量时其不可预测性超过瓮设计，而且实际应用时不复杂。我们设计的方法促进样本量均衡，但不会产生导致可预测性和选择偏倚之间的完美平衡。

这个解决方案整合了简单随机化与排列区组随机化。简单随机化为该方法带来了不可预测性，而排列区组随机化则为该方法带来了样本量等。我们的混合方法以替换随机程序生成的不均匀区组开始（框13.2 和框 13.3）[27-30]。然后，以最简单的形式，使用大小可变的标准排列区组。替换随机序列将开始时建立样本量不均等，在余下的试验过程中，不可能进行任何预期的分配分组。

框 13.2　混合随机化的步骤

步骤 1：用替换随机化为第一批受试者生成一个不均等的区组。

A. 确定第一个不均等区组的区组长度。区组长度奇数或偶数均可；或者任何合理的数目，通常取 5~16。

B. 给第一个不均等区组的分组样本量，选择一个预设组间的不等度。

C. 生成简单的随机序列（例如，使用随机数表或计算机随机数生成器）。

D. 检查由此产生的分配序列，是否满足或者超过 1B 所希望的预定的不等度。

E. 如果得到的"A 例数"和"B 例数"分布不均等（满足了 1B 预设条件），执行步骤 2；否则，返回步骤 1C（重复）。

步骤 2：为后续受试者生成随机排列的区组。

A. 选择排列区组的区组长度。区组长度长（如 10~20）比区组长度短（如 2~4）更难以猜出分组结果。除非研究者在小型试验或者小型试验分层中，需要组间样本量大致相等，否则应首选较长的区组长度。例如，研究人员可以选择 8，10，12 和 14 的区组长度。

B. 生成随机排列的区组，按文献所述[27-30]，随机改变区组长度。

C. 确定在试验中，是否插入额外的不均衡区块或简单随机区块。如否，全部采用随机排列区组完成要求的样本量；如是，确定要插入不均衡区块或简单随机序列的时间点。

框 13.2 混合随机化的步骤(续)

D. 如果插入不均衡区块,请返回步骤 1。如果插入简单随机序列,请转到步骤 3。

步骤 3:生成一组在排列区组后插入一个简单的随机序列。

A. 确定此简单随机序列长度,奇数或偶数均可,长度只要合理都可以,通常在 5~16 范围内。建议使用奇数以确保某些不平衡。

B. 按以前建议[7,30]选择的样本大小,生成简单随机序列。

继续执行步骤 2B。

框 13.3 混合随机化的案例

根据把握度计算结果,随机化方案(图 13.1)要求总样本量为 100。首先,研究者确定的第一个不规则区组长度为 10,并预设此区组中,治疗 A 组和治疗 B 组不均衡,受试者人数至少相差 4 例;其次,采用简单随机序列大小为 10 进行替代随机化,直到产生 10 例的分配序列,或者是 A,或者是 B,A 组和 B 组相差至少 4 例。结果序列为 B,A,B,B,B,A,B,B,A,B(A 组 3 例,B 组 7 例);接下来,如许多文献描述那样[27-30],研究者决定在 6、8、10 和 12 之间随机改变排列区组的长度。接下去的随机序列号,可以按此简单地重复执行。然后,该研究者决定,在第 40 位受试者后,在排列区组中,插入大小为 5 的简单随机序列。随机选择的区组大小依次为 12,8 和 10。从第 41 位受试者开始的简单随机序列为 B,A,B,A,A。在该简单随机序列之后,研究者再次进行随机排列区组法,区组大小为 6,8,10 或 12,,第一个随机选择的区组大小为 8。图 13.1 描述了前 53 个受试者分组的情况,包括分配顺序和最后的分组方案。

替换随机化基本上就是简单的随机化,但有一些轻微的改动(第 12 章)。因为研究者应该力求一个不均等区组,他们会事先对各个分组的样本量中设定一个不等值。然后,用简单的随机化准备分配序列,检查样本大小的不一致性与他们预设的不等值之间的差异。如果样本量的差异达到或超过其预先指定的值,则对于第一个不均匀区组,简单的随机分配序列就足够了。如果不是,则将生成一个全新的简单随机

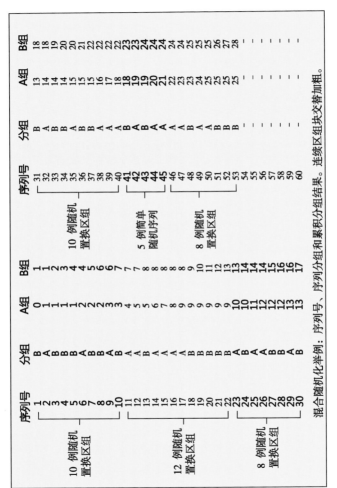

序列号	分组	A组	B组	序列号	分组	A组	B组
1	B	0	1	31	B	13	18
2	A	1	1	32	A	14	18
3	B	1	2	33	B	14	19
4	B	1	3	34	B	14	20
5	A	2	4	35	A	15	20
6	B	2	5	36	B	15	21
7	A	2	6	37	A	16	22
8	B	3	6	38	A	17	22
9	A	3	7	39	A	18	22
10	**B**	**4**	**7**	**40**	**B**	**18**	**23**
11	A	5	8	**41**	**B**	**19**	**24**
12	A	5	8	**42**	**A**	**19**	**24**
13	B	6	8	**43**	**A**	**20**	**24**
14	A	7	8	**44**	**A**	**21**	**24**
15	A	8	8	**45**	**A**	**22**	**24**
16	B	8	9	46	B	22	24
17	A	9	10	47	A	23	25
18	B	9	11	48	B	24	25
19	B	9	12	49	A	24	25
20	B	9	13	50	B	25	26
21	B	10	14	51	B	25	27
22	A	10	14	52	B	25	28
23	**B**	**10**	**14**	53			
24	**A**	**11**	**15**	54	—	—	—
25	**B**	**12**	**16**	55	—	—	—
26	**A**	**12**	**17**	56	—	—	—
27	**B**	**12**	**18**	57	—	—	—
28	**A**	**13**	**19**	58	—	—	—
29	**A**	**13**	**20**	59	—	—	—
30	**B**	**13**	**21**	60	—	—	—

10 例随机置换区组 —— 序列号 1–10
12 例随机置换区组 —— 序列号 11–22
8 例随机置换区组 —— 序列号 23–30

10 例随机置换区组 —— 序列号 31–40
5 例简单随机序列 —— 序列号 41–45
8 例随机置换区组 —— 序列号 46–53

混合随机化举例：序列号、序列分组和累积分组结果。连续区组共交替加粗。

图 13.1 混合随机化案例

列表来替换先前的序列，进行迭代，直到简单的随机序列达到或超过其预先指定的差值（见框 13.2）。第一个不均匀区组的总区组大小可以是奇数，也可以是偶数，甚至可以是总样本量内的任何合理整数，尽管通常设定在 5~16 的范围内。

此基本方法建立了试验初始样本量的不平衡。替换随机化只是创建失衡的其中一种方法；另一种方法是从随机不平衡的排列区组中进行选择；或者由这个主旨变化而来的一些变种（Douglas G. Altman，个人交流，2001 年）。如果研究人员可以接受样本量差距的变化，另一种极好的简便方法是将整个第一个块的大小设置为奇数，以确保至少有一定的差异，并且仅使用简单的随机化（无替换随机化）。

第一个区组预设的可接受不等度，对统计效能影响很小。在总样本量不变前提下，即使治疗组间样本量比例高达 2：1，把握度仍是稳健的[6,20]。研究者仅需产生比这个小得多的样本量不等度，特别是在分层试验中的较小分层内。确保在差异度小和差异度大的时候产生相同的不可预测性。此外，不均等除了提供增强的不可预测性之外，实际上还可以稍微提高检验效能（试验的把握度）。例如，在比例或寿命表检验中，治疗组的大小不相等时可达到最大的把握度[6]。

在第一个不均等区组后，研究者应进行常规排列区组随机化（见框 13.2 和框 13.3）。我们建议随机改变区组大小，并在可行的情况下，使用尽可能长的区组长度，以增加不可预测性[7]。为了增加不可预测性，研究人员还可以在整个试验中穿插由替换随机产生的额外的不均等区组。例如，在排列区组超过下一个 50 个受试者之后，可能会插入另一个不均等区组（从整体看，意味着下一个不均等区组可能会从 50 个受试者以后开始）。另一种选择是，对于这些插入的区组，研究者可以只使用简单随机化。这会稍微容易一些，可能会提供额外的不可预测性，并且还会提供一组更丰富的潜在分配序列。对于这些穿插的不均等区组，还存在于其他可能的选择（如不平衡的排列区组），但超出了本章的范围。

统计分析方面，建议采用标准统计分析方法和现成的统计软件（即更简单的方法）。基于设计的排列检验可能会轻微提高假设检验的可信度[14]。然而，我们赞许采用标准统计分析，其可以得到置信区间的估计[20]。分析中的区组可以忽略,如果结果存在时间趋势,忽略区组变量会使试验结果稍微保守,否则其得到的结果与合并区组的分析结果相似[14]。

与缺少不可预测性所导致的选择偏倚对试验的潜在影响相比,上述问题微不足道。一旦选择偏倚渗透到试验中,就会埋置于试验中,通常不会被轻易发现,除非在少数情况下,研究人员可能会使用创新的方法检查到偏倚的存在[31],或者通过经验证据表明存在巨大的选择偏倚[5,10,32,33]。然而,在排列区组随机化中,讨论应该选择标准统计分析方法还是排列检验,或者讨论非区组分析还是区组分析,问题都集中于 P 值或把握度微不足道的增量。无论选择哪种分析方法,在许多情况下,对试验的解释都是相同的。更重要的是,与选择偏倚(selection bias)不同,上述问题研究者可以在事后直接补救。如果期刊编辑或统计审稿人坚持采用另一种不同的分析方法,则研究者通常可以再做一次区组分析或者排列检验。总之,研究人员应把精力集中在防止试验设计和实施过程中出现偏倚上,采用不可预测的分配顺序是防止偏倚不可或缺的一部分。

尽管混合随机化较瓮随机化以及其他设计复杂的随机化方法简单得多,而且更易于理解,但一些研究者并不认可混合随机化,甚至认为混合随机化太复杂[34]。有研究者采用 Blackwell-Hodges 模型(Blackwell-Hodges model)评估治疗分组的不可预测性后发现,当区组长度为 36 时,排列区组随机化与混合随机化的效能相似[34]。我们赞扬他们的工作,正如在第 12 章中明确指出的那样,肯定赞同增加区组长度以增加分组的不可预测性。我们也赞成简单性,并同意区组长度 36 适用于较大型的试验。但是,36 的区组长度不适用于小型试验,也不适用于需要分层,并且在较小的分层中需要平衡样本量的大型试验。混合随机方法的开发,可以满足上述需求。

因此,进行"非双盲"试验的研究人员应考虑使用本文提出的混合随机方法。该方法比瓮设计和其他更为复杂的设计在概念上更易于理解,并且在实用上更易于实现,这些设计和其他更复杂的设计,旨在防止采用限制随机而产生的选择偏倚。此外,研究者在使用混合随机化方面也已取得了成功[35-38]。在任何情况下,在"非双盲"随机试验中,都应采用某种方法来防止选择偏倚。不幸的是,最近对 4 种高影响因子的医学杂志上发表的"非盲"试验进行的审查发现，几乎没有应用能够降低选择偏倚风险的技术[3]。作者总结提到，"许多试验确实提供了随机程序细节，然而，由于随机方法选择不当，而有导致选择偏倚（selection bias）的风险。降低选择偏倚的技术应得到更广泛的应用"[3]。

在方案中完全披露？

在研究方案中提供随机化方案的明确细节可能会解密分配序列，从而破坏了随机隐匿过程。建议研究人员不要在研究方案和研究人员手册中充分描述随机化生成方案[39-41]。但是必须描述计划中的随机化分层，试验执行者不应知晓生成分配序列方法的全部细节。

一些资助机构要求提供更多的文件，以确保研究者了解正确的随机方法。提供适当的基本原理和参考文献可能就足够了。如果资助机构需要更多细节，则研究者应向资助者提供一份单独的序列分配计划，该计划不能与研究执行者共享。但是，试验总结报告中，研究者应完整地记录随机化过程[16,42-44]。

结论

研究人员未充分应用简单随机化，而过度应用了固定区组随机化方法。之所以这样做的原因，是因为研究者没有充分认识到不可预测性的重要性，以及高估治疗组间样本量均等的价值。简单随机化是完全不可预测的，并且易于实现，还可以使用标准的统计分析软件。对于>200 名受试者的"非双盲"试验，研究者应更多地使用简单随机化，并且容忍（甚或颂扬）组间样本量轻微的差异。这种不可预测性反映了随机化的本质。

对于总体样本量，或者主要分层或亚组样本量 <200 的"非双盲"随机对照试验，与区组设计相比，瓮设计可增加不可预测性。然而，我们的混合随机方法在目前可以理解的简单随机化和排列区组随机化的联合应用中获得不可预测性。我们极力主张研究人员使用我们的方法，至少在"非双盲"试验中。

为什么要增加试验执行的复杂性？答案在于保护随机化的完整性是压倒一切的关键所在。恰当的随机化，比其他任何方法更能够最大程度地减少试验的偏倚:"一旦随机化被泄密,就丧失了试验无偏倚的保证"[45]。参与试验者会不遗余力地破译随机方案。因此,设计试验的研究者必须同样付出极大的努力来挫败这类企图。

(金雪娟、张宁萍 译,王吉耀 校)

参考文献

1. Keirse, M.J.N.C., 1994. Electronic monitoring: who needs a trojan horse? Birth 21, 111–113.
2. Cates, W.J., Grimes, D.A., Schulz, K.F., Ory, H.W., Tyler Jr., C.W., 1978. World Health Organization studies of prostaglandins versus saline as abortifacients. A reappraisal. Obstet. Gynecol. 52, 493–498.
3. Kahan, B.C., Rehal, S., Cro, S., 2015. Risk of selection bias in randomised trials. Trials 16, 405.
4. Higham, R., Tharmanathan, P., Birks, Y., 2015. Use and reporting of restricted randomization: a review. J. Eval. Clin. Pract. 21, 1205–1211.
5. Schulz, K.F., Chalmers, I., Hayes, R.J., Altman, D.G., 1995. Empirical evidence of bias. Dimensions of methodological quality associated with estimates of treatment effects in controlled trials. JAMA 273, 408–412.
6. Lachin, J.M., 1988. Statistical properties of randomization in clinical trials. Control Clin. Trials 9, 289–311.
7. Schulz, K.F., Grimes, D.A., 2002. Generation of allocation sequences in randomised trials: chance, not choice. Lancet 359, 515–519.
8. Egbewale, B.E., 2014. Random allocation in controlled clinical trials: a review. J. Pharm. Pharm. Sci. 17, 248–253.
9. Schulz, K.F., Grimes, D.A., 2002. Allocation concealment in randomised trials: defending against deciphering. Lancet 359, 614–618.
10. Schulz, K.F., 1995. Subverting randomization in controlled trials. JAMA 274, 1456–1458.
11. Schulz, K.F., Chalmers, I., Grimes, D.A., Altman, D.G., 1994. Assessing the quality of randomization from reports of controlled trials published in obstetrics and gynecology journals. JAMA 272, 125–128.
12. Altman, D.G., Doré, C.J., 1990. Randomisation and baseline comparisons in clinical trials. Lancet 335, 149–153.
13. Adetugbo, K., Williams, H., 2000. How well are randomized controlled trials reported in the dermatology literature? Arch. Dermatol. 136, 381–385.
14. Matts, J.P., Lachin, J.M., 1988. Properties of permuted-block randomization in clinical trials. Control Clin. Trials 9, 327–344.
15. Peto, R., Pike, M.C., Armitage, P., et al., 1976. Design and analysis of randomized clinical trials requiring prolonged observation of each patient. I. Introduction and design. Br. J. Cancer 34, 585–612.
16. Moher, D., Hopewell, S., Schulz, K.F., et al., 2010. CONSORT 2010 explanation and elaboration: updated guidelines for reporting parallel group randomised trials. BMJ 340, c869.
17. Brown, S., Thorpe, H., Hawkins, K., Brown, J., 2005. Minimization—reducing predictability for multi-centre trials whilst retaining balance within centre. Stat. Med. 24, 3715–3727.
18. Efird, J., 2011. Blocked randomization with randomly selected block sizes. Int. J. Environ. Res. Public Health 8, 15–20.
19. Tamm, M., Cramer, E., Kennes, L.N., Heussen, N., 2012. Influence of selection bias on the test decision. A simulation study. Methods Inf. Med. 51, 138–143.
20. Lachin, J.M., Matts, J.P., Wei, L.J., 1988. Randomization in clinical trials: conclusions and recommendations. Control Clin. Trials 9, 365–374.
21. Lachin, J.M., 1988. Properties of simple randomization in clinical trials. Control Clin. Trials 9, 312–326.
22. Wei, L.J., Lachin, J.M., 1988. Properties of the urn randomization in clinical trials. Control Clin. Trials 9, 345–364.
23. Zhao, W., Weng, Y., Wu, Q., Palesch, Y., 2012. Quantitative comparison of randomization designs in sequential clinical trials based on treatment balance and allocation randomness. Pharm. Stat. 11, 39–48.
24. Berger, V.W., Ivanova, A., Knoll, M.D., 2003. Minimizing predictability while retaining balance through the use of less restrictive randomization procedures. Stat. Med. 22, 3017–3028.

25. Zhao, W., Berger, V.W., Yu, Z., 2018. The asymptotic maximal procedure for subject randomization in clinical trials. Stat. Methods Med. Res. 27 (7), 2142–2153

26. Berger, V.W., Ivanova, A., Wei, E.Y., Knoll, M.A.D., 2001. An alternative to the complete randomized block procedure. Control Clin. Trials 22, 43S.

27. Friedman, L., Furberg, C., DeMets, D., 1996. Fundamentals of Clinical Trials. Mosby, St. Louis.

28. Pocock, S., 1983. Clinical Trials: A Practical Approach. Wiley, Chichester, UK.

29. Meinert, C., 1986. Clinical Trials: Design, Conduct, and Analysis. Oxford University Press, New York.

30. Altman, D., 1991. Practical Statistics for Medical Research. Chapman and Hall, London.

31. Berger, V.W., Exner, D.V., 1999. Detecting selection bias in randomized clinical trials. Control Clin. Trials 20, 319–327.

32. Moher, D., Pham, B., Jones, A., et al., 1998. Does quality of reports of randomised trials affect estimates of intervention efficacy reported in meta-analyses? Lancet 352, 609–613.

33. Savovic, J., Jones, H.E., Altman, D.G., et al., 2012. Influence of reported study design characteristics on intervention effect estimates from randomized, controlled trials. Ann. Intern. Med. 157, 429–438.

34. Kundt, G., 2005. An alternative proposal for "Mixed randomization" by Schulz and Grimes. Methods Inf. Med. 44, 572–576.

35. Lee, C.E., Kilgour, A., Lau, Y.K., 2012. Efficacy of walking exercise in promoting cognitive-psychosocial functions in men with prostate cancer receiving androgen deprivation therapy. BMC Cancer 12, 324.

36. Simcock, R., Fallowfield, L., Monson, K., et al., 2013. ARIX: a randomised trial of acupuncture v oral care sessions in patients with chronic xerostomia following treatment of head and neck cancer. Ann. Oncol. 24, 776–783.

37. McCaskey, M.A., Schuster-Amft, C., Wirth, B., de Bruin, E.D., 2015. Effects of postural specific sensorimotor training in patients with chronic low back pain: study protocol for randomised controlled trial. Trials 16, 571.

38. Hafner, P., Bonati, U., Rubino, D., et al., 2016. Treatment with L-citrulline and metformin in Duchenne muscular dystrophy: study protocol for a single-centre, randomised, placebo-controlled trial. Trials 17, 389.

39. Chan, A.W., Tetzlaff, J.M., Altman, D.G., Dickersin, K., Moher, D., 2013. SPIRIT 2013: new guidance for content of clinical trial protocols. Lancet 381, 91–92.

40. Chan, A.W., Tetzlaff, J.M., Altman, D.G., et al., 2013. SPIRIT 2013 statement: defining standard protocol items for clinical trials. Ann. Intern. Med. 158, 200–207.

41. Chan, A.W., Tetzlaff, J.M., Gøtzsche, P.C., et al., 2013. SPIRIT 2013 explanation and elaboration: guidance for protocols of clinical trials. BMJ 346, e7586.

42. Schulz, K.F., Altman, D.G., Moher, D., 2010. CONSORT 2010 statement: updated guidelines for reporting parallel group randomized trials. Ann. Intern. Med. 152, 726–732.

43. Schulz, K.F., Altman, D.G., Moher, D., 2010. CONSORT 2010 statement: updated guidelines for reporting parallel group randomised trials. BMJ 340, c332.

44. Moher, D., Hopewell, S., Schulz, K.F., et al., 2010. CONSORT 2010 Explanation and Elaboration: updated guidelines for reporting parallel group randomised trials. J. Clin. Epidemiol. 63, e1–37.

45. Mosteller, F., Gilbert, J.P., McPeek, B., 1980. Reporting standards and research strategies for controlled trials: agenda for the editor. Controlled Clin. Trials 1, 37–58.

第 14 章
随机试验中的分配隐藏：对抗破译

　　正规的随机化有赖于充分的分配隐藏（allocation concealment）。分配隐藏程序使得临床医师和受试者不知道下一例的分组情况。没有它，即使已经正确地生成了随机分配序列也可能被推翻。实施分配隐藏的过程中，随机对照试验至关重要的无偏倚性质和实施遇到的棘手问题常产生冲突。正规的随机隐藏有给临床研究者增添麻烦的倾向，这会让研究实施者感到不高兴。随机对照试验对临床医师而言是一个诅咒。许多参与试验的人会试图破译分组的序列，这一行为违反了随机化。对于一些实施试验者而言，破译分配序列经常成为一项无法抗拒的智力挑战。无论他们的动机是单纯的或恶意的，这种意图都损害了试验的真实性。事实上，不充分的分配隐藏通常会导致高于预期的治疗效果，但偏倚在两个方向上均可出现。试验研究者会竭尽所能地努力破译分配序列，因而试验设计者必须在设计试验时也努力地、聪明地防止破译发生。研究者们必须运用正规的分配隐藏以有效地避免选择和混杂偏倚。此外，研究者应报告有关重要预后变量的基线比较。然而基线特征的假设检验是多余的，并且如果其导致研究者回避报告任何的基线不平衡则可能是有害的。

医学研究会关于使用链霉素治疗肺结核的对照试验被认为是里程碑的理由并不像通常所认为的那样是由于应用了产生分配顺序的随机数字表，而是因为其清晰地描述了用来向所有参与入选患者的人员隐藏分组顺序的防范方案[1]。

随机对照试验中第一个重要的随机化要素是生成一个不可预测的随机分配序列[2-5]。实施这个序列，至少直至患者被分配至各自的组之前保持其隐蔽[分配隐藏（allocation concealment）]是第二个重要元素[2-4,6,7]，如果缺乏分配隐藏，则试验中的随机化就会崩溃。

作为随机化的一个直接结果，许多随机对照试验的报告中的第一个表格描述了各个比较组之间的基线特征[8-11]。研究者们应该描述他们进行试验的人群并提供各个比较组之间的基线对照以使得读者评价其可比性[8-11]。本章我们着重阐述恰当进行分配隐藏和基线特征报告的方法。

分配隐藏（allocation concealment）

研究者对分配隐藏有很多错误的概念。正规的分配隐藏是严格执行某一随机分配序列而预先不知道分配治疗方案的保障。分配隐藏与实施分配序列的技术有关[2,3]，而不是生成分配序列的方法。然而有人在讨论分配隐藏的时候会离题万里地说到掷币法或使用随机数字表。这种离题话是方法学的非理性推论：分配隐藏和序列生成是完全不同的。此外，有的研究者会将分配隐藏和治疗方案的设盲混淆起来[2,3,6,7,12]。

没有充分的分配隐藏，即使随机化了，不可预测的分配序列也会被破坏[2,3,7,13,14]。如果事先知道下一个患者的分组方案，则可能导致根据预后排除那些认为不适合分配入组的患者。同样，预知下一个患者分组也可以将某些受试者分配至自认为合适的组，这很容易，通过推迟受试者入选直至下一次合适的分配出现就行了。防止预先知道如何分配治疗方案可以避免这些偏倚。分配隐藏防止那些招募受试者入组的人知道随后的分组。必须在不知道后续分组的情况下决定纳入或拒绝一个受试者并且获得知情同意书[2,15]。

分配隐藏的重要性

经验性研究结果[7,16-22]显示，与应用了充分隐藏的试验相比，那些应用不充分或不清楚的分配隐藏方法的试验，至少放大了 40% 的治疗效果。分配隐藏做得不好的试验多倾向于夸大治疗效果，当然相反的情况也有发生[7,21,22]。此外，隐藏得最差的试验在结果中产生更大的异质性（如，比起做得好的研究，差的研究试验的结果明显上下波动）[7]。这些发现提供了经验性证据，证实了不充分的分配隐藏将偏倚导入试验。

事实上，如果缺乏充分的分配隐藏，不管有没有一个随机（不可预测）序列都没什么不同了。假定研究者们用随机数字表生成一个合适的分配序列。但是，之后他们将这个序列贴在一个告示板上，于是任何一个参加此试验的人都能看到随后的分组。类似的事情还有通过将方法指导卡片放在一个半透明的信封中来实施分配顺序。拿着这个信封对着亮着的灯，这个不充分的分配隐藏程序就很简单地被破译了（图14.1）。有了告示板和信封，负责纳入受试者的人可以知道随后的治疗分组，随即将有较好的预后的人分至试验组，而预后较差的人分至对照组，反之亦然。即使有了合适的随机序列，试验中也易出现偏倚[2,3,13]。

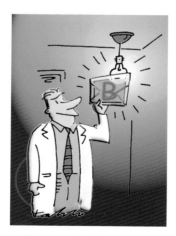

图 14.1　破译分配隐藏方案

研究者因此应确保在随机设计中有合适的序列生成和充分的分配隐藏[2,3,6-11]。这两方面的任意一个错误都将损害随机化，导致不正确的结果。例如，某试验的结果显示一种治疗的效果更好，然而这其实仅仅反映了分配过程的偏倚，或者试验显示无效而实际上治疗效果是有害的。此外，这种试验的结果可以比一个明晰的观察性研究所得出的类似结果更有毁坏性[23]。人们常假定并能意识到观察性试验中有偏倚，统计分析和最终解释时会对此加以考虑。相反地，贴着随机化标签的研究经常被认为是没有偏倚的，而不充分的报告通常会掩盖它们的不足[8-11]。

随机对照试验的可信度为临床和预防管理中更快更大程度的改变提供支持。如果不是基于最好的研究，结果则会是浪费有限的健康资源，甚至损害人们的健康。因此，有当之无愧可信度的随机对照试验有了一个间接的责任。不恰当的随机试验很容易造成错误判断。

破译（deciphering）的各种情况

经验性的研究提示研究者有时候会破坏随机化[7,16-22]，尽管他们几乎不记录这些行为。无论如何，当研究者不记名地在流行病学研讨会上回应质疑的时候，常常涉及分配方案被破坏的例子[13]。

此类例子的不同个案描述了从简单到复杂的操作过程[13]。大部分分配隐藏设计被研究者轻易破译是因为其方法不够恰当。例如，或是贴在告示板上，或是拿着半透明信封对着灯光可见而解码随后的分组，其后，研究者们允许改变入组或分配至特殊的研究组。有的则是打开未封口的分组信封，或感觉信封的不同重量或简单地打开未编号的信封直至找到他们想要的治疗方案。

研究者们破译一个较好的分配隐藏设计则比较困难[13]。然而，实际上总会有人描述其最终智取了（破译）某个方案。比如，某些医生依次拿着编号的、不透明的、封口的信封在放射科对着热灯（一种非常明亮的白炽灯泡）以试图破译分组。在使用中央随机化的研究中，试验研究者通过电话向中心一次性索要其后几个人的分组，他们至少在几种情况下能得到分组顺序。在使用依序编号的药物容器的试验中，有人依靠容器的外表标签来破译分组。某医师在半夜看见某个主治医师为了寻找分配列表搜遍了办公室里的主要研究者文件,于是她放弃了通过容器的外包装解码的方法。她首先想到的是:这个主治医师可真聪明！鉴于她在方法学上的天真和无知,她没有意识到这种行为会导致试验的偏倚。

尽管研究者理论上知道研究需要无偏倚,可一旦他们加入某试验有时会无法保持无偏倚。研究者可能希望某些患者从某种治疗中获益,或试验结果能证实他们的想法。正规地完成随机对照试验的程序会阻止这种临床倾向性,因而让研究者感到烦恼[13,24,25]。

有的科学家的目的是蓄意破坏他们的结果。然而,许多破译随机序列的意图直接表现出缺乏对这一行为科学细节的认知。此外,对于有的人,破译分配设计可能常常是一个无法抗拒的巨大的智力挑战。如 Oscar Wilde 所写,"消除诱惑的唯一方法是向其屈服"。然而无论他的动机纯洁与否,这种意图损害了试验的真实性。研究者必须认识到人性中的好奇心,设立方法学的安全防范,正规的分配隐藏会阻止对随机化的破坏,在实际上使试验避免选择和混杂偏倚[3,13,24,25]。

设计正规的分配计划要花时间、精力和思考。在全面地检查最后方案前,研究者不应该开始委派任务。研究实施者会竭尽所能地破译分配序列,所以试验设计者必须在设计试验时也努力聪明地防止破译发生。

分配隐藏关注什么

研究者认为按下列方法进行分配隐藏是恰当的:依序编号、不透明、封口的信封(SNOSE),药房控制,编号或编码药物容器,中央随机化(如电话告知研究办公室)或其他方法,描述包括了分配隐藏的可信元素,如一个可靠的计算机辅助方法(computer-assisted method)[6,7,26]。这些标准建立了最低的方法学标准,但仅约 1/4 的试验符合标准[6,26]。因此,通过从已发表的报告中评估分配隐藏,读者会很容易明白如何合理地达到这些标准(框 14.1)[27-36]。不过毫无疑问,那些最低标准是能被超越的,如果研究者提供的描述不仅结合了最低标准且有其他更严格标准的元素,那么读者更能相信试验已经防止了选择和混杂偏倚(框 14.2)。

框 14.1　描述分配隐藏（allocation concealment）

制备相同的安瓿，其中 1ml 含有 4mg 地塞米松（Krka，Vital Pharma Nordic，Novo Mesto，斯洛文尼亚）或 1ml 安慰剂（0.9% 的生理盐水），溶液是透明且相等的。根据计算机产生的区组随机列表，制备 120 个顺序编号的相同的容器，其中装有 2×1ml 4mg/ml 地塞米松或 2×1ml 安慰剂。随机编号独立保存在丹麦首都地区的医院药房[27]。

随机列表由一名不参与临床研究的人员保存，从而确保了分配隐藏。独立的药剂师根据随机列表将研究药物分配到相同的、顺序编号的容器中[28]。

中央随机化（通过电话）根据中心分配[29]。

消化系统疾病中心使用预先中央随机化方法计算机生成的随机列表，按照 1∶1 的比例把患者分入进行粪便微生物菌群移植或安慰剂组……[30]。

使用中央随机化系统，按照研究中心和过去是否吸烟进行分层（4 或 6 为一个区组），通过计算机生成随机列表，对患者进行中心分配（1∶1），分别进入阿奇霉素或外观相同的安慰剂组。Stenlake 制药公司（Bondi Junction，澳大利亚）配制了研究药物和匹配的安慰剂片剂。研究包装上标记有分配的随机数和瓶数[31]。

随机分组后当天和第 14 天，研究药剂师根据随机分组列表配制了不透明的米卡芬净或安慰剂袋，并将其提供给输注部门[32]。

使用药房控制的随机化来进行随机数字表的隐藏。这是由不同的小组参与者（BA，BS）执行的，他们既不直接参与患者登记，也不参与评估结果。在治疗结束后，所有参与研究的患者均完成了研究和获得了完整的结果，才打开编号[33]。

治疗组的分配方案由临床试验部门使用中央随机化方法进行隐藏。负责的高级统计人员未参与研究或监察。在研究期间，患者、研究者和实施人员都不知道治疗分组。我们使用了密封的、不透明的、顺序编号的信封，其中包含分组信息[34]。

随机化方法使用顺序编号，不透明的密封信封完成，以连续的顺序打开信封[35]。

研究人员（JR）对分配顺序进行了隐藏，采用按顺序编号、不透明、密封和装订的信封进行招募和评估受试者。信封内部使用铝箔使信封对强光不泄露。为了防止破坏分配顺序，将受试者的姓名和生日写在信封上，有受试者详细信息的录像带用密封的信封保存。信封内的复写纸将信息转移到信封内的分配卡上，第二位研究人员（CC）随后观看了录像带，以确保在将受试者的名字写在信封上时仍呈密封状态。只有在受试者完成所有基线评估并且是时候分配干预措施之时，才会打开相应的信封[36]。

框 14.2　最低及拓展标准（minimum and expanded criteria）:充分的分配隐藏设计

关于充分的分配隐藏设计的最低描述	附加描述提供更好的保证分配隐藏的措施
顺序编号、不透明、密封的信封（SNOSE）	将受试者的详细信息写在信封上之后才可以依次打开信封。 信封内面的压力敏感复写纸或碳纸可以将信息转录到分配卡上（形成监察痕迹）。 信封内放硬纸板或铝箔使得信封在强光下不透视。
顺序编号的容器	所有的容器都是防止拆封篡改、等重、外观相似的。
药房控制	文章中表明是由研究者建立或者至少是批准的给药房的一个正规的随机化方案。文章中表明研究者指导药房进行正规的分配隐藏。
中央随机化	联系方法（如:电话、传真、电子邮件），严格的程序确保在随机化前入选，以及对中央随机化办公室的每个人进行全面培训。
自动分组系统	有说服力的描述，说明系统是安全的、计算机辅助的、基于网络的，受试者入选前有严格的方法保证分配隐藏。

　　信封分配隐藏方法较其他的方法更易怀疑被人巧妙地操纵,因而是一个并不理想的隐藏方法[37]。如果研究者使用信封法,他们应严谨地设计并监察分配过程以确保序列隐藏。除了使用顺序编号、不透明、封口的信封外,他们应确保事先给信封编号,且只有在相应的信封上写上受试者姓名和其他细节信息之后才能按编号顺序打开[38]。我们也推荐在信封内面使用压力复写纸或碳纸,以便上述信息能留在分配表上,从而建立一个有价值的印迹用于稽查。在信封里放硬纸板或铝箔可以进一步避免通过热光源探知分组。

　　药房环节也可以造成分配隐藏和序列生成的困难。尽管提到由药房进行分组的报告通常已经被归入"此试验已经使用了一种可接受的分配隐藏机制"的范围内[6,7,26],但药剂师在试验中正规地应用随机方法的依从性如何并不清楚。研究者应该报告所采用的预防措施。我们知道药剂师违反分组时间表的例子[13]。例如，一个著名的美国医学院校的药房为一个药物试验进行随机分配。试验期间，在某一个周末，这家药房用完了两种比较药物中的一种，因此将所有新入组的受试者都分配至另一个药物组，以避免减慢入组速度。而另一家药房则用交替分组来随机化患者。研究者不应该假定药剂师和其他试验实施者都了解随机对照试验的方法。研究者必须确保他们的研究搭档坚持执行正规的试验程序。在最低标准外，如果研究者说明他们知道或核查药房的分配机制，读者能对其结果更有信心。

使用连续编号容器可防止预测治疗分组，但是这只有在研究者采用了正规防范时才成立。除最低标准外，报告的作者们还应该说明防范措施的进一步细节，确保所有的容器是防止拆封篡改的、等重的、外观相似的，并且建立某些稽查轨迹（如在空瓶或者容器上写受试者的姓名），这些可以帮助读者评估是否随机化已经被成功隐藏。同样，尽管中央随机化是一种优秀的分配隐藏方法，但仍需建立并执行有效的试验方法。研究者们至少应该说明联络的方法（如电话、传真、电子邮件），保证在随机化之前入选受试者的严格程序，且全面地训练中心随机办公室中的每个人，所有的细节在做试验和写试验报告时都要被考虑到[8-11,13]。

其他的方法也可能满足充分的分配隐藏。读者应该寻找描述中关于隐藏的可信成分。如：可靠的计算机辅助方法，可能是基于网络的，可以保护分组信息，直到受试者确认入选。确实，自动分组系统可能会变得更常见[39,40]。但是一个仅贮存或单纯地保护分组信息的简单的电脑系统会变得透明得如同把随机化列表贴在公告板上一样。在描述一个分配隐藏方法时，研究者应展示分配隐藏背后的合理性及它们是如何达到标准的。

研究者在报告中经常未能对分配隐藏进行哪怕是最少的描述，致使读者不能评估随机对照试验。在2000年之前发表的文章更是罕见相关的描述。例如，93%的皮肤病杂志[41]，89%的风湿性关节炎杂志[42]，48%的产科学和妇科学杂志[6]和45%的普通医学杂志[17]中的试验报告中都缺少分配干预措施的机制的描述。不幸的是,这些案例很常见。有 177 篇综述评价 1987—2007 年发表的 RCT 报告质量,发现都有缺陷[43]。有 2 个研究[44,45]具有很好的说服力,因为它们检索了发表在 PubMed 上所有临床试验,进行随机检查,发现 3/4 的试验没有报告分配隐藏。

幸运的是,自从更多的医学杂志开始采用随机对照试验的报告指南,情况开始在改善[8-11,46]。指南提高了报告质量。一个系统综述显示,有 50 个研究评价 CONSORT 声明(CONsolidated Standards Of Reporting Trials Statement)在提高 RCT 报告质量中的效果[47]。研究结果证明了 CONSORT 声明改善了报告的质量,但是改善的程度中等,以后还将有更大的提升空间(第 22 章)。此外,报告指南的重要副产品是报告指南促进了更多的研究者可以设计和实施更好的试验。

基线比较(baseline comparison)

尽管随机化避免了系统偏倚,但这不一定就会产生在预后因素方面完美平衡的分组。干预组间仍留有机遇所致的差异[如机遇分配不均(chance maldistribution)]。不过统计检验可以解释机遇差异。随机化的过程是显著性检验的基础,并且独立于已知或未知的预后因素[48]。无论如何,研究者应该在一个表格中按照治疗组别展示基线特征(框 14.3)。这些信息描述进行试验所在的假设人群,且让读者看到外推至其他人群的可能性[49]。此外,它可以让医师将结论推论至特定的患者[10,11]。

框 14.3 理想的基线特征报告表的例子		
特征	抗生素组 (*n*=116)	安慰剂组 (*n*=129)
年龄(平均值 ± 标准差)/岁	30.2 ± 5.2	31.1 ± 5.9
体重[中位数(25%,75%)]/kg	64(55,82)	65(56,85)
未经产的妇女(人数,%)	62(53%)	63(49%)
既往盆腔炎(人数,%)	24(21%)	28(22%)

基线特征表格也让读者们比较试验各组在基线时重要的人口学和临床特征。我们通常会不适当的使用假设检验[如，表中的 P 值（P value）]去比较我们所关注的特征[6,26,50,51]。然而，这些检验观察到的差异可能是因机遇产生的。但是，在正规的随机试验中观察到的差异按定义来说都是因机遇产生的。如 Altman 所言，"这个程序明显是多余的"[51]。

对基线特征的假设检验不仅是不必要的，还可能是有害的。研究者用假设检验比较基线特征，报告的显著结果比预计由机遇产生的差异要少[6,26]。关于这种差别的合理解释是：有的研究者可能决定不报告显著的差异，因为他们相信隐瞒了这个信息，能够增加他们报告的可信度。假设检验间接导致研究者们隐瞒基线不平衡，因而其除了是多余的，也是有害的。

基线特征关注什么

研究者应该报告关于重要预后变量的基线比较。读者应该在考虑所测得的变量预后强度和已经产生的机遇不平衡程度的基础上观察各组的可比性，而不要根据基线的统计学显著性检验来考虑组间的可比性[51]。框 14.3 提供了有效的格式来陈述基线特征[8-11]。对于连续变量，如年龄、体重，研究者应用一个均值和一种检测变异度的方法，通常是用平均值和标准差来描述。如果数据分布不对称，用中位值和百分位数范围（如四分位数间距）来描述更好。变异度不应该用标准误和置信区间来表述，因为它们是推论性的而不是描述性统计。数目和比例用于报告分类变量。

在分析中，对于结局的统计检验说明了任何的机遇所致的不平衡。然而控制机遇不平衡，例如正确地计划并实施试验，也许能产生一个更精确的结果[52]。研究者应该陈述任何校正分析，并描述他们如何以及为何要校正该协变量。

结论

正规的随机化是避免选择和混杂偏倚的唯一方法。事与愿违的是，随机对照试验重要的无偏倚性质与其在实施中令人厌烦的问题同时存在。随机对照试验阻止了人们的临床倾向,因此如果有机会破译分配方案,许多参与试验的人会试图破坏随机化。为了将人们的这种倾向控制到最小,试验者必须非常注重隐藏分配方案。正规的随机化与充分的分配隐藏密不可分。

(王小钦、张宁萍　译,王吉耀　校)

参考文献

1. Chalmers, I., 2001. Comparing like with like: some historical milestones in the evolution of methods to create unbiased comparison groups in therapeutic experiments. Int. J. Epidemiol. 30, 1156–1164.
2. Viera, A.J., Bangdiwala, S.I., 2007. Eliminating bias in randomized controlled trials: importance of allocation concealment and masking. Fam. Med. 39, 132–137.
3. Pandis, N., 2012. Randomization. Part 3: allocation concealment and randomization implementation. Am. J. Orthod. Dentofac. Orthop. 141, 126–128.
4. Pandis, N., Polychronopoulou, A., Eliades, T., 2011. Randomization in clinical trials in orthodontics: its significance in research design and methods to achieve it. Eur. J. Orthod. 33, 684–690.
5. Schulz, K.F., Grimes, D.A., 2002. Generation of allocation sequences in randomised trials: chance, not choice. Lancet 359, 515–519.
6. Schulz, K.F., Chalmers, I., Grimes, D.A., Altman, D.G., 1994. Assessing the quality of randomization from reports of controlled trials published in obstetrics and gynecology journals. JAMA 272, 125–128.
7. Schulz, K.F., Chalmers, I., Hayes, R.J., Altman, D.G., 1995. Empirical evidence of bias. Dimensions of methodological quality associated with estimates of treatment effects in controlled trials. JAMA 273, 408–412.
8. Schulz, K.F., Altman, D.G., Moher, D., 2010. CONSORT 2010 statement: updated guidelines for reporting parallel group randomised trials. BMJ 340, c332.
9. Schulz, K.F., Altman, D.G., Moher, D., 2010. CONSORT 2010 statement: updated guidelines for reporting parallel group randomized trials. Ann. Intern. Med. 152, 726–732.
10. Moher, D., Hopewell, S., Schulz, K.F., et al., 2010. CONSORT 2010 explanation and elaboration: updated guidelines for reporting parallel group randomised trials. J. Clin. Epidemiol. 63, e1–37.
11. Moher, D., Hopewell, S., Schulz, K.F., et al., 2010. CONSORT 2010 explanation and elaboration: updated guidelines for reporting parallel group randomised trials. BMJ 340, c869.
12. Schulz, K.F., Chalmers, I., Altman, D.G., 2002. The landscape and lexicon of blinding in randomized trials. Ann. Intern. Med. 136, 254–259.
13. Schulz, K.F., 1995. Subverting randomization in controlled trials. JAMA 274, 1456–1458.
14. Pocock, S., 1983. Clinical Trials: A Practical Approach. Wiley, Chichester, UK.
15. Chalmers, T.C., Levin, H., Sacks, H.S., Reitman, D., Berrier, J., Nagalingam, R., 1987. Meta-analysis of clinical trials as a scientific discipline. I: Control of bias and comparison with large co-operative trials. Stat. Med. 6, 315–328.
16. Armijo-Olivo, S., Saltaji, H., da Costa, B.R., Fuentes, J., Ha, C., Cummings, G.G., 2015. What is the influence of randomisation sequence generation and allocation concealment on treatment effects of physical therapy trials? A meta-epidemiological study. BMJ Open 5, e008562.
17. Savovic, J., Jones, H.E., Altman, D.G., et al., 2012. Influence of reported study design characteristics on intervention effect estimates from randomized, controlled trials. Ann. Intern. Med. 157, 429–438.
18. Moher, D., Pham, B., Jones, A., et al., 1998. Does quality of reports of randomised trials affect estimates of intervention efficacy reported in meta-analyses? Lancet 352, 609–613.
19. Kjaergard, L.L., Villumsen, J., Gluud, C., 2001. Reported methodologic quality and discrepancies between large and small randomized trials in meta-analyses. Ann. Intern. Med. 135, 982–989.
20. Jüni, P., Altman, D.G., Egger, M., 2001. Systematic reviews in health care: assessing the quality of controlled clinical trials. BMJ 323, 42–46.

21. Odgaard-Jensen, J., Vist, G.E., Timmer, A., et al., 2011. Randomisation to protect against selection bias in healthcare trials. Cochrane Database Syst. Rev. MR000012.

22. Kunz, R., Vist, G., Oxman, A.D., 2007. Randomisation to protect against selection bias in healthcare trials. Cochrane Database Syst. Rev. MR000012.

23. Torgerson, D.J., Roberts, C., 1999. Understanding controlled trials. Randomisation methods: concealment. BMJ 319, 375–376.

24. Schulz, K.F., 1995. Unbiased research and the human spirit: the challenges of randomized controlled trials. CMAJ 153, 783–786.

25. Schulz, K.F., 1996. Randomised trials, human nature, and reporting guidelines. Lancet 348, 596–598.

26. Altman, D.G., Doré, C.J., 1990. Randomisation and baseline comparisons in clinical trials. Lancet 335, 149–153.

27. Kleif, J., Kirkegaard, A., Vilandt, J., Gogenur, I., 2017. Randomized clinical trial of preoperative dexamethasone on postoperative nausea and vomiting after laparoscopy for suspected appendicitis. Br. J. Surg. 104, 384–392.

28. Siponen, M., Huuskonen, L., Kallio-Pulkkinen, S., Nieminen, P., Salo, T., 2017. Topical tacrolimus, triamcinolone acetonide, and placebo in oral lichen planus: a pilot randomized controlled trial. Oral Dis. 23, 660–668.

29. Sabate, M., Brugaletta, S., Cequier, A., et al., 2016. Clinical outcomes in patients with ST-segment elevation myocardial infarction treated with everolimus-eluting stents versus bare-metal stents (EXAMINATION): 5-year results of a randomised trial. Lancet 387, 357–366.

30. Paramsothy, S., Kamm, M.A., Kaakoush, N.O., et al., 2017. Multidonor intensive faecal microbiota transplantation for active ulcerative colitis: a randomised placebo-controlled trial. Lancet 389, 1218–1228.

31. Gibson, P.G., Yang, I.A., Upham, J.W., et al., 2017. Effect of azithromycin on asthma exacerbations and quality of life in adults with persistent uncontrolled asthma (AMAZES): a randomised, double-blind, placebo-controlled trial. Lancet 390, 659–668.

32. Timsit, J.F., Azoulay, E., Schwebel, C., et al., 2016. Empirical micafungin treatment and survival without invasive fungal infection in adults with ICU-acquired sepsis, Candida colonization, and multiple organ failure: the EMPIRICUS randomized clinical trial. JAMA 316, 1555–1564.

33. Kumar, R., Dogra, S., Amarji, B., et al., 2016. Efficacy of novel topical liposomal formulation of cyclosporine in mild to moderate stable plaque psoriasis: a randomized clinical trial. JAMA Dermatol. 152, 807–815.

34. Villiger, P.M., Adler, S., Kuchen, S., et al., 2016. Tocilizumab for induction and maintenance of remission in giant cell arteritis: a phase 2, randomised, double-blind, placebo-controlled trial. Lancet 387, 1921–1927.

35. Wachter, R., Groschel, K., Gelbrich, G., et al., 2017. Holter-electrocardiogram-monitoring in patients with acute ischaemic stroke (Find-AFRANDOMISED): an open-label randomised controlled trial. Lancet Neurol. 16, 282–290.

36. Radford, J.A., Landorf, K.B., Buchbinder, R., Cook, C., 2006. Effectiveness of low-Dye taping for the short-term treatment of plantar heel pain: a randomised trial. BMC Musculoskelet. Disord. 7, 64.

37. Meinert, C., 1986. Clinical Trials: Design, Conduct, and Analysis. Oxford University Press, New York.

38. Bulpitt, C., 1983. Randomised Controlled Clinical Trials. Martinus Nijhoff, The Hague, The Netherlands.

39. Dorman, K., Saade, G.R., Smith, H., Moise, K.J., Jr., 2000. Use of the World Wide Web in research: randomization in a multicenter clinical trial of treatment for twin-twin transfusion syndrome. Obstet. Gynecol. 96, 636–639.

40. Haag, U., 1998. Technologies for automating randomized treatment assignment in clinical trials. Drug Inf. J. 118, 7–11.

41. Adetugbo, K., Williams, H., 2000. How well are randomized controlled trials reported in the dermatology literature? Arch. Dermatol. 136, 381–385.

42. Gøtzsche, P.C., 1989. Methodology and overt and hidden bias in reports of 196 double-blind trials of nonsteroidal antiinflammatory drugs in rheumatoid arthritis. Control. Clin. Trials 10, 31–56.

43. Dechartres, A., Charles, P., Hopewell, S., Ravaud, P., Altman, D.G., 2011. Reviews assessing the quality or the reporting of randomized controlled trials are increasing over time but raised questions about how quality is assessed. J. Clin. Epidemiol. 64, 136–144.

44. Chan, A.W., Altman, D.G., 2005. Epidemiology and reporting of randomised trials published in PubMed journals. Lancet 365, 1159–1162.

45. Hopewell, S., Dutton, S., Yu, L.M., Chan, A.W., Altman, D.G., 2010. The quality of reports of randomised trials in 2000 and 2006: comparative study of articles indexed in PubMed. BMJ 340, c723.

46. Moher, D., Jones, A., Lepage, L., 2001. Use of the CONSORT statement and quality of reports of randomized trials: a comparative before-and-after evaluation. JAMA 285, 1992–1995.

47. Turner, L., Shamseer, L., Altman, D.G., et al., 2012. Consolidated standards of reporting trials (CONSORT) and the completeness of reporting of randomised controlled trials (RCTs) published in medical journals. Cochrane Database Syst. Rev. 11. MR000030.

48. Fisher, R., 1966. The Design of Experiments. Oliver & Boyd Ltd, Edinburgh, Scotland.

49. Lachin, J.M., 1988. Statistical properties of randomization in clinical trials. Control. Clin. Trials 9, 289–311.

50. Senn, S., 1997. Statistical Issues in Drug Development. John Wiley & Sons Ltd, Chichester.

51. Altman, D., 1985. Comparability of randomised groups. Statistician 34, 125–136.

52. Lavori, P.W., Louis, T.A., Bailar, J.C. 3rd, Polansky, M., 1983. Designs for experiments—parallel comparisons of treatment. N. Engl. J. Med. 309, 1291–1299.

第15章
随机试验中的剔除和失访：受试者的保留

如果研究者在主要分析中没有包括所有接受随机化分组的受试者，那么随机化就失去了意义。受试者可能不愿参加随访，离开了居住地，或者应服用阿司匹林却服用了对乙酰氨基酚。随机化之前剔除不合格的受试者不会在治疗组间产生偏倚，但会影响试验结果的外推性。一个试验在随机化前受试者的合格标准应该是清晰的、特定的、可执行的。读者需要评估这些标准中是否存在一些条款会使试验样本人群呈非典型性或不能代表所感兴趣的人群。原则上，对随机化之后剔除的评估非常简单：这样做是不允许的。在主要分析中，需要包括所有受试者，并且按原分组进行分析[意向治疗分析（intent-to-treat analysis，ITT）]。但实际中，常常会有失访，因此，研究者必须采取充分的措施尽可能留住受试者。此外，研究者还可利用试验档案等形式提供试验过程中被随机化分组的受试者的清晰详细的信息。在次要分析中，研究者可以按方案分析或按是否接受治疗分组分析。这些分析

应该被描述为次要分析,并注明是非随机化比较。对剔除的不恰当
处理会导致严重的方法学问题。然而,有些对不恰当剔除的解释吸
引了读者,掩盖了其问题的严重性。对剔除的不恰当处理会减弱研
究的真实性。

如果研究者在主要分析中没有包括所有接受随机化分组的受试
者,那么随机化就失去了意义[1,2]。因此,评价一个随机对照临床试验
的关键原则是评价其剔除(exclusion)、退出、失访以及偏离研究方案的
情况。那么研究者应该如何处理拒绝入组、忽视随访、离开居住地及应
服用阿司匹林却服用对乙酰氨基酚的这些受试者呢?遗憾的是许多处
理以上问题的方法貌似具有逻辑性和吸引力,但事实上都是不合适的,
因为这些方法会引入偏倚。这些方法所导致的偏倚深藏不露而不易识
别。以下,我们将分析随机化前后剔除受试者带来的不同影响。

随机化之前剔除受试者

研究者可以在随机化开始前剔除受试者(exclusion before
randomisation)。无论研究者剔除受试者的理由是充足的还是古怪的,
这对最终随机化后的治疗组间的比较不会产生影响(具有很好的内部
真实性)。但这一阶段排除受试者会影响研究结果的外推性(外部真实
性)。对于大多数研究者,我们建议在设计大型、单中心研究时尽量制
订最低的入选标准[3,4]。在某些情况下,剔除某些受试者是合理的。例
如,他们具有干预措施的禁忌证,或者被判断很有可能成为失访者。研
究问题决定了研究方法[5]。有时候,研究者制订了过多的合格标准以
致试验结果外推的人群极小,没人感兴趣。此外,也会使招募变得十分
困难。如果研究者排除了过多的受试者,或是有错误的受试者,尽管此
项随机对照临床试验进行得非常严谨,但是他们的研究结果不能代表
研究感兴趣的人群(即结果可能正确,但可能不相关)。

随机化之前剔除受试者应注意的问题

受试者的合格标准应该指明研究者希望外推研究结果的人群。在

判断一个试验的研究结果前，读者应首先确定标准是否清晰和特异。最重要的是在随机化过程之前应用这个标准。读者还应当评价是否有任何一条标准使研究样本不典型，不具有代表性，或与研究所感兴趣的人群不相关。但实际上，研究结果很少是完全不相关的："我们的患者和研究的受试者存在量的差异（他们的年龄、社会阶层、结局事件的风险或对治疗的反应程度不同）而不是质的差异（完全没有治疗反应或没有风险事件）"[6]。这种对治疗反应质的差异是很少见的。因此，临床试验还是趋于有很好的外部真实性的[6]。

随机化之后剔除受试者

在随机化之后剔除受试者（exclusion after randomisation）会使治疗组间的效果比较产生偏倚。随机化本身配置了无偏倚的比较组。在整个试验过程中，任何破坏因素可以使组间从起初没有偏倚到产生偏倚，除非这些因素是随机产生的，但这又不太可能。因此，在主要分析中，方法学家建议结果的分析必须包括所有参与随机化分组的患者，而且将他们归入最初分配的组别进行分析[3,4,7-8]。研究者都倾向于使用这种意向治疗分析（intent-to-treat analysis，ITT）的方法。简单来说，一旦受试者被随机化分组了，就应按照随机化时的分组进行分析。

随机对照试验进行主要分析时使用 ITT 原则可以避免那些与非随机丢失受试者相关的偏倚[7,9-13]。研究者也可以按照受试者是否完全遵从试验方案或接受了不管是否是随机指定的治疗来进行次要分析，一般称为按方案（per protocol，PP）分析 *，这样的次要分析最好是事先计划的。只要研究者表明这些是次要分析和非随机化的比较，次要分析就可以接受。但当研究者剔除受试者，把实际上是次要的、非随机化的比较当作主要的、随机化的比较来报道，就会产生问题。实际上，这种分析代表了队列研究，却被标榜为随机对照临床试验。在分析时剔除受试者可能会得到错误的结论（框 15.1）[14-17]。

＊译者注：也可译为符合方案分析。

> **框 15.1　一项比较磺吡酮和安慰剂预防心肌梗死复发的随机对照试验**
>
> 　　在这项试验中,研究者在主要分析中比较心源性死亡率,而非全因死亡率的差异[14,15]。在分析中,研究者因发现患者不符合研究入选要求而不恰当地剔除受试者,对试验结果造成了影响[16]:剔除了 7 名因过去接受过治疗的受试者,其中 6 名在治疗组,1 名在对照组,导致治疗组与对照组相比有更多死亡的患者被剔除。
>
> 　　此外,美国食品药品管理局(US Food and Drug Administration,FDA)对该试验的详细审核结果表明,按相似的标准,安慰剂组的一些患者可能也应宣布为不合格,但该试验并非如此[16]。而且,研究方案中也没有提到在入组后剔除不合格受试者,特别是已经死亡的患者。研究者还剔除了 2 例治疗组和 1 例对照组的死亡病例,理由是依从性差而无法分析。但在研究方案里却没有包括因依从性差而剔除受试者这一项。
>
> 　　另外,研究者还使用了 7 日原则,即如果一名患者至少 7 天未接受治疗或在治疗结束 7 天以后死亡均为不可分析的死亡病例。FDA 委员会并没有对此项操作提出强烈批评,因为在试验方案中描述了此项规则,而且该规则对总体结果影响很小。
>
> 　　总体而言,在这项试验中,对受试者的不恰当剔除最终影响了试验结果[16]。虽然研究者初次报道治疗组的心源性病死率下降了 32%(P=0.058),然而对研究重新分析的结果显示治疗效果要弱得多,当包括了未被纳入和未被分析的最初分组的所有受试者时,病死率下降仅 21%(P=0.16)。值得注意的是,这里使用了 P 值。
>
> 　　我们迫切要求在报道结果时使用置信区间(confidence interval)[17]。FDA确认了该试验不恰当剔除的影响,对试验结果产生怀疑。FDA 专家委员会宣布磺吡酮不能作为或宣传为发生一次心梗后数月内的关键期内预防死亡的药物。因为在最终的检查后,发现这些数据不像一开始那样可信了。

　　研究者常常不提供那些被剔除者的信息[7-8,18-19]。对 1997 年发表在主要医学期刊上一项较旧的 249 个随机对照临床试验的综述显示,只有 2%(5/249)的报道明确报道了所有参与随机化分组的受试者是根据原随机化分组进行分析的[20]。有约一半的文章(119/249)注明进行了意向治疗分析,却没有提供任何这方面的依据。

　　最近并不鼓励 ITT 分析的资料。在一份包含 50 项试验的疼痛模型中,没有一项研究(0)报道使用 ITT 分析[13]。另一份包括 123 个临床疼痛试验的模型中,47% 的报告使用 ITT 分析,还有 5% 报道使用经调整的意向治疗(modified ITT,mITT)分析[13]。此外还有一篇涉及 2 349 项试验的综述,其中 25% 归为 ITT 分析,14% 为 mITT 分析,61% 未报道 ITT 分析[7]。而且 mITT 的归类实际上属于用词不当,因为它明显与 ITT 分析存在区别。"不管是否使用 ITT 来定义这一分析方法,都不能掩盖 mITT 分析本质上是按方案(per protocol,PP)分析。研究者进行 mITT 分析时不恰当地采用了 ITT 分析的名称而实际上他们在使用 PP 分析,这会使读者感到困扰"[7]。PP 分析(有时也被称为按治疗分析)鉴于其非随机对照的特性,是典型的非意向治疗分析。mITT 试验比 ITT 试验会显示比较大的治疗作用,事实上,支持这样的观点,即 mITT 试验代表了非随机化和有偏倚的比较[9]。

此外,研究者常常不报道是如何剔除受试者的[8]。由于缺少这方面信息,读者误认为这些研究应用了 ITT 原则且没有任何受试者被剔除,我们称之为"无明显的剔除"。读者常认为没有明显剔除受试者的研究偏倚较少,但实际上可能存在相当多的没有报道的受试者剔除。这种没有明显剔除受试者迹象的试验在方法上要弱于那些至少报道了一些剔除方面信息的研究[8,21]。换句话说,有一些较多偏倚的研究被误解为没有偏倚,而许多较少偏倚的研究被误认为有偏倚,我们把这种不一致性称为剔除悖论(exclusion paradox)。在研究者全面报道随机化之后的受试者剔除情况前,读者应关注这一令人不安的悖论。

随机化之后剔除受试者应注意的问题

在开始讨论如何在随机化过程后正确处理剔除受试者这一问题之前,我们必须承认讨论这一问题的基础很薄弱。关于如何剔除受试者的报道很少,而且剔除受试者的悖论误导着读者。研究者应该提供临床试验中所有随机化受试者的清晰、详细的过程。当缺少这方面的报道时,读者要持怀疑的眼光。CONSORT 声明(CONsolidated Standards Of Reporting Trials Statement)中有专门的流程图提供了恰当的指导[22-25]。

最佳的情况是,研究者在随机化后没有剔除受试者并且应用 ITT 分析。评价随机化之后剔除受试者是否恰当的答案很简单:这样做是不允许的。所有入选的受试者应该包括在原随机分配的组别中进行分析。虽然临床试验通常并不简单，但必须掌握这一原则。一个可以减少随机化过程之后剔除受试者的实用方法是尽量在最后的时刻对受试者进行随机化分组。如果在确定受试者之后立即进行随机化分组，而不是在治疗开始前进行，那么任何发生在治疗开始前的剔除都将成为随机化之后的剔除。研究者可以通过推迟随机化分组过程到治疗开始前那一刻来解决这一问题[26]。

如果研究者报道了他们在随机化之后剔除了某些受试者，那么我们应该仔细审视这些剔除过程，因为这可以使治疗组间的比较产生偏倚。在随机化之后剔除受试者有很多原因，包括发现受试者不符合入选标准、在随机化之后治疗开始之前发生了结果事件、偏离研究方案、失访等。

发现不合格的受试者（participant ineligibility）

在一些试验中，受试者被入选了，之后却发现不符合入选条件。这种情况常不是随机发生的，所以在这一时刻，剔除入选者会造成结果严重偏倚。例如，研究者更容易关注那些对治疗毫无反应或发生副作用的受试者，因此他们比其他受试者更可能被判断为不合格。另一种情况是，如果一个医生认为某些受试者适合某项治疗，当他们被随机化分入他或她认为不适当的治疗组时，很有可能将他们从试验中撤出。

不符合入选条件的受试者应保留在试验中。有一种情况可以例外，即入选标准的确立存在困难时。此时，研究者应该在随机化时获得每个患者的相同信息并交由对治疗分组不知情的外部人员，无论是个人或一个团队，来判断他们是否符合入选标准，然后放弃那些不能满足入选标准的患者，假定使用一个没有偏倚的方法。

随机化之后、治疗开始前发生结局事件（post-randomisation, pretreatment outcome）

研究者有时报道，他们将那些在治疗开始前或治疗可能已经产生效果前发生结局事件的受试者剔除。例如，在一项研究某一特殊药物对死亡率影响的临床试验中，研究者将那些在随机化分组后治疗开始前或在接受至少 7 天药物治疗之前死亡的受试者作为不可分析的数据剔除。这种剔除很有吸引力，因为这些死亡不会被认为是治疗造成的。如果这一论证成立，那么在整个试验过程中，所有安慰剂组发生死亡的患者均可以被剔除，因为理论上，没有一例死亡和治疗相关。这一例子说明了随机化后治疗前剔除发生结局事件的受试者可能存在的问题。

随机化分组从长远来看，可以平衡各组间那些不可归因的死亡。在随机化后任何的亡羊补牢，哪怕是以最科学、最公正的方式进行，也不能提高（相反是损害）这种平衡。更加重要的是，有时这种做法服务于不适当剔除受试者的一条"后验"理论。

"后验"理论（posteriori rationalisation 或 post hoc rationalisation）是指研究者观察到结果后修改试验规则以利于他们的研究假设。假定一个研究者认为某种药物可以减少某一情况相关的死亡率。在数据分析之后，研究者注意到在开始药物治疗前或服用药物至少 7 天时，治疗组有14 例死亡而安慰剂组有 2 例死亡。然后研究者将这些死亡认定为与治疗无关，而从分析中剔除。在报道中把这种剔除说得再有逻辑性，也会严重偏倚研究结果。

如果是"先验（事先制订的）"规则（a priori rationalisation），仅仅使试验的执行复杂化；如果是"后验"的规则，则会导致偏倚和不真实的结果。在评估随机对照临床试验时，我们几乎不可能确定研究者在何时制订规则。因此，比较乐于观察到的现象是在随机对照临床试验中，研究者不允许在随机化之后受试者的脱落。所有被随机化分组的受试者的数据均应包括在分析中。在临床随机试验的分析中，不管是计划的还是非计划的，为了效率而剔除那些没有分析的结局事件在随机临床试验分析中通常是不能接受的[27]。

偏离研究方案（protocol deviation）

在很多试验中都会发生偏离所分配治疗的事件。有些研究者建议在最终分析时应剔除那些严重偏离所分配治疗的受试者，或者只包括偏离前的那部分数据。虽然这种方法看上去很有吸引力，但它存在一个很严重的缺点："偏离某一种治疗方案的人群和偏离另一治疗方案的人群是那么的不相同……，以至于留在原不同治疗组的患者间的比较存在严重偏倚"[4]。

例如,研究者想了解预防性口服阿莫西林是否可以降低口腔科手术并发症。研究者随机地将受试者分入抗生素组和安慰剂组(图15.1)。但在抗生素治疗组,25%的患者没有服用抗生素偏离了治疗方案。实际上这部分患者接受的治疗(没有任何治疗)和安慰剂组是相同的。那么,研究者在分析时应剔除这部分患者吗? 研究者是否又该将他们并入安慰剂组,与那些坚持接受治疗的抗生素组的患者进行比较? 一些研究者倾向于使用这些表面上看上去非常有吸引力的方法。

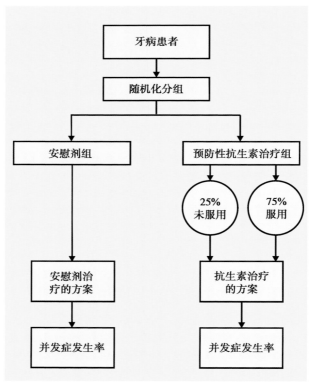

图 15.1   图解如何记录牙病患者随机化分组后的依从性情况

然而对于主要分析，这些方法都不可取。因为这使得两个治疗组不再具有可比性。没有服用抗生素的受试者可能是因为他们的健康状况更好或是对可能的手术并发症不甚在意。无论是以上哪一种情况，他们发病的可能性都更小。如果研究者将这部分偏离治疗的人剔除，那么抗生素组中剩余的是那些更易感者，因此对治疗的比较将会有偏倚。如果研究者把这些偏离治疗的人归入安慰剂组一起分析，那么不仅抗生素组中剩余者更易发热，而且安慰剂组将混入那些不易感的患者。那些偏离治疗方案的人可能是更健康的，这并不重要，要点是治疗组间的比较出现了系统性偏倚。

研究者应该随访所有偏离试验方案的患者，并且将他们的数据包括在原分配的组别中进行分析。在上面这个例子中，偏离抗生素治疗方案的患者应该保留在该组中进行分析。同样地，任何偏离安慰剂组治疗方案的患者也应该留在该组中进行分析。不管在试验过程中发生了什么状况，研究者都应该比较随机被分配为抗生素治疗和安慰剂治疗的两组人。这种方法可以为临床所感兴趣的问题（例如，在口腔科手术前预防性使用抗生素是否可以预防并发症？）提供非偏倚的切实的答案。因此，如果研究者报道剔除了偏离试验方案的受试者，或者报告将偏离某一治疗方案的患者移到另一组，这种合成治疗的比较是存在偏倚的，导致临床试验类似于观察性研究。

失访和受试者的保留

随机分组后失访（loss to follow-up）的原因可能最令人烦恼。受试者可能搬家或拒绝继续参加试验。如果失访者的结局信息可以通过其他渠道获得，如国家死亡登记系统，那么这些失访者仍可以包括在分析中。但是这种机会比较少。如果没有失访者结局事件的信息，研究者别无选择，只能将他们从分析中剔除。任何的剔除都会损害试验的内部真实性，但是比较组之间失访率的差异又会对研究造成主要的伤害。因此，研究者必须将失访减少到最低程度。随访率和保留率视同同一概念。

在某些试验中，使失访最小化显得很困难。研究者必须给予恰当的关注和资源来制订和采取避免失访的措施[12]。虽然很多措施有独特、特定场所的倾向，但也有一些适合许多其他环境的[28-32]。例如，研究者可以在随机化过程之前把那些看上去很可能会失访的患者剔除。另一种方法是通过获得联系信息找到失访者,以及雇用专人小组去拜访那些失访者。提供经济补贴不仅是出于伦理补偿的要求,而且可以提高保留率[33]。有明显充足的证据显示,临床研究人员应当尽可能地采取多种涉及几个不同领域的保留策略来保证留住受试者[32,34,35]。事实上产生高保留率的研究"……采用坚持不懈的专业团队和根据其队列及个体受试者量身定做的策略。发表的试验方案及手稿等通常不能反映整个研究过程中他们如何应用并调整不同的策略,恰当的保留率需要对文化知根知底"[36]。在外科领域应用的一个好的线路图可以用于许多其他专科[30],有时单一、不变通的方法往往收效甚微[37]。

　　某些研究者使用一些创新的方法来提高随访率。一种方法是使用多个地点能够方便随访的诊所[30,38]。然而,常见的情况是,研究者希望患者只去一家交通不便利的诊所。简化数据收集的步骤,在满足受试者的愿望和需求的范围内、研究者的随访不要过度加重受试者负担,这些方法不但可以提高随访率,还可以提高研究者所感兴趣的主要数据质量。在受试者没有手机的情况下,提供手机和发短信是重要的[39-41]。社交媒体可以起到重要作用[42],已经发现依托社区和创新的追踪受试者的方法非常重要[43]。完全没有失访是不可能的,不必过于强调无法克服的困难,研究者可以更加努力工作、更加聪明地获得更高的随访率(框 15.2)。

框 15.2　使随访率最大化的方法(approach to maximization of participant follow-up)

- 雇佣人员管理和跟进随访。
- 如果受试者没有回来随访,雇佣一组人员打电话或到受试者家中或工作单位拜访。
- 在随机化分组前剔除可能不愿意回访的受试者。
- 在随机化分组前剔除可能会搬家的受试者。
- 获得受试者的联系信息(如受试者、不与受试者住在一起的受试者亲朋好友、受试者家庭医生的邮箱、电话、电子邮箱等),促使他们参加随访,如果受试者没有回访,便于重新找到该受试者。
- 获得受试者的身份编号,如国家医保号码。
- 为受试者而不是为研究者和试验执行者挑选便利的地点(挑选更多的地点,而不是仅仅是中心诊所和医院。邻近受试者的居住地,易到达,关注受试者在随访时等待的时间)。

框 15.2　使随访率最大化的方法（approach to maximization of participant follow-up）（续）

- 随访时使试验流程流水线化，快速完成每一次随访。
- 让数据收集的过程尽量简短到不增加受试者负担的范围内。
- 提高优质免费的医疗服务。
- 提供资金资助，特别是受试者用于交通的时间和花费。
- 提供手机给没有手机的受试者。
- 考虑发短信给受试者。
- 考虑运用社交媒体。

什么样的失访率是可以接受的？只有一个答案，0，这样才能保证随机化的好处。很明显，很多时候这不现实。有的研究者建议使用 5 和 20 准则（five-and 20 rule），失访率 <5% 时，几乎没有偏倚，失访率 >20% 会严重影响试验内部真实性，5%~20% 之间导致中等程度的问题[44]。通过用最差的情况作敏感性分析，他们提出，当失访率超过 20% 时[6]，试验的真实性难以成立，我们对此也表示同意。事实上，有些杂志拒绝发表失访率超过 20% 的研究[6]。

虽然"5 和 20 准则"很有用，在那些结局事件较少的情况下，它会使问题过于简单化。对失访率的估计依据很多因素，如研究所需检查的项目、结局事件的发生率、随访的时间长度。例如，如果研究者研究的是在医院生产的妇女产后第 1 天内的结局事件，那没有人会失访。如果研究者研究非洲妇女（她们常常没有手机，有时没有住址）使用杀微生物制剂来预防艾滋病传播的情况，并随访 1 年，我们预期 5%~15% 的失访率，虽然希望失访率更低些。实际上，在这种情况下，很多研究者的结果更差、失访超过 50%。但经过近期不懈的努力，包括建立许多随访的设备，使失访率降至 1.5% 左右[38]。另外常用的一条经验法则是不要让失访率超过结局事件的发生率。举例来说，如果结局事件的发生率是 3%，那失访率应不超过 3%。

比失访率的绝对值更重要的是两组之间失访率的差异。研究者应该分析两组失访率的差异。如果失访与不快或不适感、毒性或治疗有效性有关，则会产生偏倚。在任何情况下，研究者都应该记录并分析失访者的数据至少到失访的那个时间点。

结论

研究者应尽量减少随机化分组之后剔除受试者并采用意向治疗分析。同时遵循 CONSORT 声明（CONsolidated Standards Of Reporting Trials Statement）来报道研究结果[18,19]。流程图（试验档案）可以帮助记录受试者在整个试验期间的去向和结局。

对于读者而言，不报告剔除情况令试验结果解读困难。剔除悖论会误导读者对试验质量的理解。进而，对剔除的错误处理可以造成严重的方法学问题。遗憾的是，在报告中对这些方法的某些解释又很有吸引力，从而掩盖了问题的严重性。读者必须同时与报道不充分和直觉作斗争，以发现会有损真实性的潜在威胁。

（陈世耀、顾迁　译，王吉耀　校）

参考文献

1. Schulz, K.F., Grimes, D.A., 2002. Generation of allocation sequences in randomised trials: chance, not choice. Lancet 359, 515–519.
2. Schulz, K.F., Grimes, D.A., 2002. Allocation concealment in randomised trials: defending against deciphering. Lancet 359, 614–618.
3. Peto, R., Pike, M.C., Armitage, P., et al., 1977. Design and analysis of randomized clinical trials requiring prolonged observation of each patient. II. Analysis and examples. Br. J. Cancer 35, 1–39.
4. Peto, R., Pike, M.C., Armitage, P., et al., 1976. Design and analysis of randomized clinical trials requiring prolonged observation of each patient. I. Introduction and design. Br. J. Cancer 34, 585–612.
5. Sackett, D.L., 1983. On some prerequisites for a successful clinical trial. In: Shapiro, S.H., Louis, T.A. (Eds.), Clinical Trials: Issues and Approaches. Marcel Dekker, Inc., New York, pp. 65–79
6. Sackett, D.L., Straus, S.E., Richardson, W.S., Rosenberg, W., Haynes, R.B., 2000. Evidence-Based Medicine: How to Practice and Teach EBM. Churchill Livingstone, Edinburgh.
7. Abraha, I., Cozzolino, F., Orso, M., et al., 2017. A systematic review found that deviations from intention-to-treat are common in randomized trials and systematic reviews. J. Clin. Epidemiol. 84, 37–46.
8. Schulz, K.F., Grimes, D.A., Altman, D.G., Hayes, R.J., 1996. Blinding and exclusions after allocation in randomised controlled trials: survey of published parallel group trials in obstetrics and gynaecology. BMJ 312, 742–744.
9. Abraha, I., Cherubini, A., Cozzolino, F., et al., 2015. Deviation from intention to treat analysis in randomised trials and treatment effect estimates: meta-epidemiological study. BMJ 350, h2445.
10. Lee, Y.J., Ellenberg, J.H., Hirtz, D.G., Nelson, K.B., 1991. Analysis of clinical trials by treatment actually received: is it really an option? Stat. Med. 10, 1595–1605.
11. Lewis, J.A., Machin, D., 1993. Intention to treat—who should use ITT? Br. J. Cancer 68, 647–650.
12. Lachin, J.M., 2000. Statistical considerations in the intent-to-treat principle. Control. Clin. Trials 21, 167–189.
13. Gewandter, J.S., McDermott, M.P., McKeown, A., et al., 2014. Reporting of intention-to-treat analyses in recent analgesic clinical trials: ACTTION systematic review and recommendations. Pain 155, 2714–2719.
14. The Anturane Reinfarction Trial Research Group, 1978. Sulfinpyrazone in the prevention of cardiac death after myocardial infarction. The anturane reinfarction trial. N. Engl. J. Med. 298, 289–295.

15. The Anturane Reinfarction Trial Research Group, 1980. Sulfinpyrazone in the prevention of sudden death after myocardial infarction. The anturane reinfarction trial research group. N. Engl. J. Med. 302, 250–256.
16. Temple, R., Pledger, G.W., 1980. The FDA's critique of the anturane reinfarction trial. N. Engl. J. Med. 303, 1488–1492.
17. Grimes, D.A., Schulz, K.F., 2002. An overview of clinical research: the lay of the land. Lancet 359, 57–61.
18. DerSimonian, R., Charette, L.J., McPeek, B., Mosteller, F., 1982. Reporting on methods in clinical trials. N. Engl. J. Med. 306, 1332–1337.
19. Meinert, C.L., Tonascia, S., Higgins, K., 1984. Content of reports on clinical trials: a critical review. Control. Clin. Trials 5, 328–347.
20. Hollis, S., Campbell, F., 1999. What is meant by intention to treat analysis? Survey of published randomised controlled trials. BMJ 319, 670–674.
21. Schulz, K.F., Chalmers, I., Hayes, R.J., Altman, D.G., 1995. Empirical evidence of bias. Dimensions of methodological quality associated with estimates of treatment effects in controlled trials. JAMA 273, 408–412.
22. Schulz, K.F., Altman, D.G., Moher, D., 2010. CONSORT 2010 statement: updated guidelines for reporting parallel group randomised trials. BMJ 340, c332.
23. Schulz, K.F., Altman, D.G., Moher, D., 2010. CONSORT 2010 statement: updated guidelines for reporting parallel group randomized trials. Ann. Intern. Med. 152, 726–732.
24. Moher, D., Hopewell, S., Schulz, K.F., et al., 2010. CONSORT 2010 explanation and elaboration: updated guidelines for reporting parallel group randomised trials. J. Clin. Epidemiol. 63, e1–37.
25. Moher, D., Hopewell, S., Schulz, K.F., et al., 2010. CONSORT 2010 explanation and elaboration: updated guidelines for reporting parallel group randomised trials. BMJ 340, c869.
26. Friedman, L., Furberg, C., DeMets, D., 1996. Fundamentals of Clinical Trials. Mosby, St. Louis.
27. Meier, P., 1981. Anturane reinfarction trial. N. Engl. J. Med. 304, 730.
28. Kuang, H., Jin, S., Thomas, T., et al., 2015. Predictors of participant retention in infertility treatment trials. Fertil. Steril. 104, 1236–1243.e1-2.
29. Jiang, L., Manson, S.M., Dill, E.J., et al., 2015. Participant and site characteristics related to participant retention in a diabetes prevention translational project. Prev. Sci. 16, 41–52.
30. Kaur, M., Sprague, S., Ignacy, T., Thoma, A., Bhandari, M., Farrokhyar, F., 2014. How to optimize participant retention and complete follow-up in surgical research. Can. J. Surg. 57, 420–427.
31. Koog, Y.H., Gil, M., We, S.R., Wi, H., Min, B.I., 2013. Barriers to participant retention in knee osteoarthritis clinical trials: a systematic review. Semin. Arthritis Rheum. 42, 346–354.
32. Robinson, K.A., Dennison, C.R., Wayman, D.M., Pronovost, P.J., Needham, D.M., 2007. Systematic review identifies number of strategies important for retaining study participants. J. Clin. Epidemiol. 60, 757–765.
33. Boucher, S., Grey, A., Leong, S.L., Sharples, H., Horwath, C., 2015. Token monetary incentives improve mail survey response rates and participant retention: results from a large randomised prospective study of mid-age New Zealand women. N. Z. Med. J. 128, 20–30.
34. Gappoo, S., Montgomery, E.T., Gerdts, C., et al., 2009. Novel strategies implemented to ensure high participant retention rates in a community based HIV prevention effectiveness trial in South Africa and Zimbabwe. Contemp. Clin. Trials 30, 411–418.
35. Olds, D.L., Baca, P., McClatchey, M., et al., 2015. Cluster randomized controlled trial of intervention to increase participant retention and completed home visits in the nurse-family partnership. Prev. Sci. 16, 778–788.
36. Abshire, M., Dinglas, V.D., Cajita, M.I., Eakin, M.N., Needham, D.M., Himmelfarb, C.D., 2017. Participant retention practices in longitudinal clinical research studies with high retention rates. BMC Med. Res. Methodol. 17, 30.
37. Severi, E., Free, C., Knight, R., Robertson, S., Edwards, P., Hoile, E., 2011. Two controlled trials to increase participant retention in a randomized controlled trial of mobile phone-based smoking cessation support in the United Kingdom. Clin. Trials 8, 654–660.
38. Roddy, R.E., Zekeng, L., Ryan, K.A., Tamoufe, U., Tweedy, K.G., 2002. Effect of nonoxynol-9 gel on urogenital gonorrhea and chlamydial infection: a randomized controlled trial. JAMA 287, 1117–1122.

39. Joseph Davey, D., Nhavoto, J.A., Augusto, O., et al., 2016. SMSaude: evaluating mobile phone text reminders to improve retention in HIV care for patients on antiretroviral therapy in Mozambique. J. Acquir. Immune Defic. Syndr. 73, e23–30.

40. McCallum, G.B., Versteegh, L.A., Morris, P.S., et al., 2014. Mobile phones support adherence and retention of indigenous participants in a randomised controlled trial: strategies and lessons learnt. BMC Public Health 14, 622.

41. Finocchario-Kessler, S., Gautney, B.J., Khamadi, S., et al., 2014. If you text them, they will come: using the HIV infant tracking system to improve early infant diagnosis quality and retention in Kenya. AIDS 28 (Suppl 3), S313–S321.

42. Mychasiuk, R., Benzies, K., 2012. Facebook: an effective tool for participant retention in longitudinal research. Child Care Health Dev. 38, 753–756.

43. Idoko, O.T., Owolabi, O.A., Odutola, A.A., et al., 2014. Lessons in participant retention in the course of a randomized controlled clinical trial. BMC Res. Notes 7, 706.

44. Sackett, D.L., Richardson, W.S., Rosenberg, W., Haynes, R.B., 1997. Evidence-Based Medicine: How to Practice and Teach EBM. Churchill Livingstone, New York.

第 16 章
随机试验中的盲法：盲法的对象及作用

　　盲法代表了一段跨越 2 个世纪的辉煌历史。虽然全世界大多数研究者都理解"盲法"这个术语，但在这一般性的理解当中还存在一些混淆。对不同的人来讲，单盲、双盲、三盲这三个术语代表着不同的事情。很多医学研究者还把盲法误认为就是分配隐藏。这种混淆表明了对这两个概念均存在误解。盲法是指让受试者、研究者（通常是医务工作者）、评估者（疗效考核者）不清楚谁接受了何种治疗，这样他们不会受影响。盲法可以减少对结局事件的差异性评估[信息偏倚（information bias）]，同时还可以提高受试者的依从性，留住（retention）他们，减少其他支持或治疗带来的差异（有时被称为共同干预）。很多研究者和读者天真地认为，随机对照临床试验的高质量仅仅因为它是双盲的，就好像双盲是随机对照临床试验的一个必要条件。虽然应用双盲（研究者、受试者和疗效考核者均被盲）是一种较强的设计，但没有应用双盲的临床试验不能想当然的就被认为是较差的试验。与其简单地写上双盲这样一个词，倒不如仔细地说明对谁盲和如何使之实现。除了在评估死亡(偏倚很小)这种客观的结局事件之外,研究设计中至少疗效考核者被盲时,其结果就较可信。如果研究者能正确地报道他们如何使用盲法,读者就可以进行评价。遗憾的是很多文章没有进行正确的报道。如果一篇文章写其应用了盲法,却没有任何相关的说明,那么读者仍应以怀疑的眼光来评价盲法对偏倚的减少作用。

盲法(blinding)在临床试验中的应用已跨越了两三个世纪[1]。多数研究者理解盲法这个术语,但在这一般性的理解当中还有一些混淆。对不同的人来讲,单盲、双盲、三盲这三个术语代表着三种不同的事情[2]。甚至,很多研究者将盲法误认为就是分配隐藏。这种混淆表明了对这两个概念均存在误解。这两者在概念上和实际操作上都不相同。盲法防止确认偏倚(ascertainment bias),确保治疗分配之后的分组序列隐藏[3,4]。与之相比,分配隐藏可以避免选择偏倚,在分配治疗之前隐藏分配的顺序。有些试验中,盲法是不可能实现的,但是分配隐藏却总是可以实现的[4,5]。

盲法是随机对照临床试验的一个重要而独特方面[3]。盲法是指让受试者、研究者(通常是医务工作者)、评估者(疗效考核者)不清楚谁接受了治疗,这样他们不会受其影响。盲法可以在临床试验的多个阶段控制偏倚,尽管其意义根据试验具体情况有所不同。盲法最初的确是用眼罩来遮眼[1],现在已经更加精心地制作了。这一章我们将重点介绍盲法的定义、作用和获益。在第 17 章我们重点介绍盲法的实施。

盲法的潜在作用

如果患者知道自己的治疗组别,可能会影响他们对治疗的反应[3]。如果患者知道他们被分配接受一种新的治疗方法,他们可能有着更好的期待,或者是有更多顾虑。而那些被分配接受标准治疗的患者,可能会觉得失去了接受新治疗的机会,或者因为接受的是标准治疗方法而感到宽慰。虽然有证据表明,新的治疗方法可能优于、也可能差于标准治疗方法[6]，但受试者通常假定新的治疗方法会优于标准治疗方法——新的意味着是更好的。患者一旦知道了接受何种治疗，而且对这种治疗有一定的想法，心理上和行为上的反应都会发生改变。对治疗分配的知晓也会影响依从性和参与者的去留（框 16.1）。

框 16.1　成功盲法对于不同对象的潜在益处	
被盲者	作用
受试者	对干预措施心理上或生理上的反应差异减少；
	更易遵守试验方案；
	减少寻求其他治疗措施；
	不容易失访，易得到终点事件资料。
研究者	不会把其倾向性意见传递给受试者；
	不会有区别地给予其他治疗；
	不会有区别地调整治疗剂量；
	不会有区别地剔除受试者；
	不会有区别地鼓励患者继续试验或劝其退出试验。
评估者	不会影响他们对结果的评估，特别是那些主观结局事件。

研究者被盲也非常重要——研究者指一个较广泛的团队，包括但不仅限于试验设计者、将受试者入组者、随机化执行者、医务工作者、干预咨询师及数据收集者[3]。特别应该被盲的研究者，包括医务工作者（如主治医师和护士）及试验干预的咨询师（如提供健康行为信息的人），他们在整个试验中与受试者接触。如果研究者不被盲，他们对某一干预支持或反对的态度会直接影响受试者[7]。他们的倾向性可以表现在辅助治疗或护理（共同干预措施）的差异性选择，或从试验中剔除受试者的决策不同，或对治疗剂量的差异性调整（见框 16.1）。当研究者知道了干预分组后，可能会鼓励患者继续或退出试验。

盲法更重要的一点是可以减少对结局事件的差异性评估［常被称为信息偏倚（information bias）或确认偏倚］（见框 16.1）。例如，如果疗效考核者知道干预分组且认为新的治疗方法优于传统治疗方法，他们可能会对该干预组记录更多的治疗反应。在一项安慰剂对照的关于系统性硬化的研究中，未被盲的神经科评估医师较被盲者明显给予干预组更好的评价[8]。

主观性的结局事件(如疼痛分数等)很容易受到影响出现偏倚[3]。一些看似客观的结局事件也可受主观因素(如忧虑)影响,如输卵管炎。一般来说,结局事件越是不主观,盲法用于减少观察性偏倚(observational bias)的作用就越少,因为客观结局事件(硬终点)发生偏倚的可能性很小。知道了干预措施将很少能影响对死亡这种硬终点的测定。

盲法的词典(lexicon of blinding)

没有应用盲法的试验[开放的试验(open trial)或开放标记的试验(open label trial)]是指在整个试验中,参与研究的所有人都知道什么患者接受什么治疗。盲法(blinding)是指受试者和/或研究者和/或疗效考核者对受试者的治疗分配不知情。

单盲(single blinding)通常是指这三方中的一方(多数是受试者而不是研究者)在整个试验中对试验的干预分组不知情[9]。一个单盲的临床试验有时候也指疗效考核者对试验分组不知情,而受试者和研究者知道谁接受干预。

在一项双盲(double blinding)临床试验中,受试者、研究者、疗效考核者在整个试验过程中均对试验分组不知情[3]。既然有三方均不知情,双盲这个词容易让人误解。然而在医学研究中,研究者通常就是疗效考核者,在这种情况下,双盲就很准确地描述了两方被盲。

三盲(triple blinding)是指在双盲的基础上,数据分析也采用了盲法原则[10]。然而有些研究者将以下情况称为三盲,即当有不同的人担当研究者和疗效考核者且连同受试者一起被盲时。研究者很少应用四盲(quadruple blinding)这个词,如果使用,是指受试者、研究者、评估者和数据分析者均被盲[11]。因此,五盲(quintuple blinding)想必是指治疗分组表丢失,没有任何人知道任何事。与 Mae West 的观点"好事越多越精彩"不同,盲法原则并不经常是这样的。

在文献中充斥着单盲、双盲、三盲等容易产生令人困惑的词汇[3]。有研究者调查医师对双盲的解释,以及教科书的定义后发现有 17 种不同的解释、9 种不同的定义[2]。另一些作者的调查发现有 15 种双盲的定义,而且大家都认为自己的定义是最广泛应用的[12]。研究者不仅不能前后一致的定义双盲，更糟的是，他们在研究报道中都不能清楚地进行描述。根据盲法最初的来源（戴上眼罩）[1]以及一度经常使用的"双眼罩法"的术语[13]，我们在照片里面提供了关于单盲和双盲的解释（图 16.1），以及关于双盲和三盲的解释（图 16.2）。言归正传，在本章节中，当我们使用双盲或其衍生词汇时，是指使受试者、研究者、评估者对治疗分组不知情的各个步骤。我们呼吁研究者在报道随机对照临床试验时，仔细阐述他们采用了何种步骤，对"谁"采用了盲法。

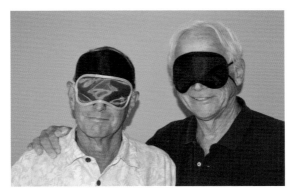

图 16.1　本书作者：双盲与单盲

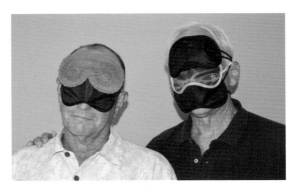

图 16.2　本书作者：双盲与三盲

　　然而,缺少对盲法的详细报道相当普遍。很多研究者忽略报道他们的研究是否采用了盲法。例如,关于囊性纤维化的506个试验中有51%[14],关于风湿性关节炎的196个试验中有33%[15],关于皮肤病的68个试验中有38%[16]都没有说明是否采用盲法。当研究者报道他们的试验采用盲法时,常没有报告施盲的方法。一项综述研究了在药物治疗和非药物治疗的随机试验中盲法报告情况,分别有42%[17]和25%[18]的研究报告了应用盲法,但是没有报告具体方法[17]。另外一项综述,包含了156个试验,写了"双盲",但是26%没有提供"谁被盲、如何盲"的任何有关信息[12]。

　　研究者报告了这项试验是盲法,但是经常不提供进一步的说明[15,19-21]。例如,31个有关妇产科的双盲临床试验中,只有14个(45%)报道写了治疗组和对照组的药物在外形、口感、给药方式上相同,仅有5个试验(16%)有盲法成功的叙述[21]。一项包含156个"双盲"研究的综述发现,只有2%的研究详细描述了受试者、医护、评价者的盲法,56%没有描述是哪一类盲,42%简单描述了谁盲、如何盲[12]。有一项研究随访了双盲临床试验的作者,文章中虽然写了双盲,但是19%的作者说并没有对受试者、研究者或者评价者(数据采集者)进行盲法(也就是说不是我们定义的双盲)[12]。

面罩法还是盲法?

　　有些人倾向于用面罩法(masking)而不是盲法来形容同一过程。如果在试验中有视力受损的受试者,面罩法这一词汇可能更合适;如果失明是研究的一项终点,那么用面罩法一词可以减少歧义[3]。然而,盲法传递了很强的防止偏倚的信号。显然,盲法这个词起源于本杰明·富兰克林(Franklin Benjamin)及其同事们[22],他们让受试者戴上眼罩,不让受试者看到什么,从而避免影响对"梅斯梅尔术(Mesmerism)"治疗作用的评估*。盲法(完全蒙蔽眼睛)比面罩法(眼睛没有被遮挡仍可以

----

　　*译者注:梅斯梅尔术,后世又称梅斯梅尔催眠术,18世纪后期非常流行的一种非常规治疗手段。其发明者Franz Anton Mesmer(1734—1815)认为他称之为"动物磁场(animal magnetism)"的一种"流体(fluid)"具有治疗作用。后来,本杰明·富兰克林等人被任命研究是否确有这么一种"磁力"的存在,还是受试者出现幻觉而产生的。当受试者戴上眼罩无法看到术者的操作后,他们再也不能准确定位这个"磁力"的来源。最终梅斯梅尔术得到否认。

看到东西）传递了更强的防止偏倚的信号（图 16.3）。盲法对某些人来说意味着更安全。例如，国际协调会议（International Conference on Harmonisation，ICH）的指南就首选盲法这一词汇[23]。（ICH 是一个协作组织，在欧洲、日本、美国的规则制定机构和制药公司一起来制定设计、执行、报告临床试验的指南。）我们喜欢使用盲法，因为这一词汇有着悠久的历史，广泛的认同，形象而生动，且渗透于 ICH 指南中[3]。

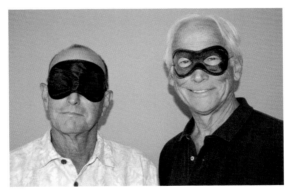

图 16.3　本书作者：盲法与面罩法

安慰剂和盲法（placebo and blinding）

干预措施（治疗）有时对所研究的结局事件没有作用[3]。当在一个设计良好的随机对照临床试验中应用一个实际无效的干预时，有时会对受试者的态度产生积极的效果，从而影响治疗效果[10]。研究者把这种现象称为安慰剂效应（placebo effect）。

安慰剂是指研究者在临床试验中给予对照组一个无活性作用的制剂[3]。在对照组中使用安慰剂可以平衡治疗组中的安慰剂效应，从而可以纯粹的评价治疗作用。安慰剂除了可能影响受试者的心理外，并没有其他任何活性作用。一个有活性的安慰剂是指可以产生类似的症状或副反应（如口干、出汗）的那些安慰剂，避免因为这些症状而使治疗分组被识别。在缺乏有效治疗措施时，多数研究者认为评估一项新的治疗方法的疗效应尽可能在对照组中应用安慰剂[9,10]。事实上，应用盲法时常常必须使用安慰剂。

然而当存在已被证实的标准有效治疗方法时，对照组常被给予这种标准治疗，与新的治疗方法进行比较[3]。此时研究者比较的是两种治疗方法而不需要用安慰剂组。但即便在这种情况下，为了实现盲法，研究者常使用一种双模拟（double-dummy）方法，即用两种安慰剂[11,24]。例如，比较两种药物，一种是蓝色胶囊，另一种是红色胶囊，研究者会分别准备蓝色和红色的安慰剂胶囊。这样两组均会服用一蓝、一红两种胶囊，一个有活性，一个无活性。第 17 章将讲述安慰剂和双模拟的详细方法，在医学文献中经常使用这些方法[17]。

盲法防止偏倚了吗

一些研究者、读者、编辑过分强调盲法在防止偏倚中的作用。有些人甚至认为只有使用双盲的随机对照临床试验才是高质量的（认为双盲是随机对照临床试验的必要条件）[3]。事实上科学研究远比此复杂。一项随机对照试验即便没有应用盲法，方法上也可以是完全正确的；相反，虽然应用了双盲，方法学上却不正确。Lasagna[13]很早就阐述了这一概念："我们应用更批判性的眼光来看待安慰剂。因为安慰剂和双盲已成为我们意识和文献所迷恋的对象。在某些情况下，很容易显示出它们并不应该得到许多人所认为的它们拥有的自动形成的受人尊敬的光环、绝对的可靠性和科学性"[13]。虽然双盲原则意味着科学性较强的试验设计，但它不是试验总体质量的主要指标，而且许多研究也无法采用双盲。这些研究应该从总体价值上进行评价，而不是仅看是否采用了无法施行的双盲原则。

然而，这并不是说盲法不重要[3]。凭直觉，盲法可以减少偏倚的发生，可提供的证据也证实了这种作用。方法学的研究倾向于表明，双盲可以防止偏倚[4,25-27]，但是，总体上，在防止偏倚方面，盲法没有充分的分配隐藏来得重要[4,26,27]。

描述盲法时应注意的问题

一般而言，当研究者报道他们在试验中应用了盲法，读者会设想他们避免了偏倚。经典的论据也支持这种推断。然而，CONSORT 声明（CONsolidated Standards Of Reporting Trials Statement）建议[28-31]，研究者不能仅仅使用单盲、双盲或三盲的名称，而是应该明确地说明他们使用什么方式，对谁采用了盲法。如果研究者报道他们对试验的研究者、受试者、评估者应用了盲法（如双盲），他们同时还应提供盲法实施的具体信息（如胶囊、药片、薄膜等包装的情况），治疗特征的一致性（药品的外观、口感、给药方式），以及对分配表的掌控（如，试验过程中这个分配表放在何处，何时为分析数据揭盲，在哪些情况下可为某个病例破盲）。这些额外的信息可能支持也可能不支持双盲的说法（框 16.2）[32-42]。

如果研究者正确报道他们为盲法所做的努力，读者也能进行判断。不幸的是，多数文章没有正确的报道。如果研究者陈述做了一项应用了盲法的研究，却没有提供相应的详细说明，这时读者应对其减少偏倚的作用持怀疑态度。例如，有一项关于预防性应用抗生素的临床试验[43]声明使用了盲法，但报告的方法学部分显示并没有实施盲法。

框 16.2　有关盲法的描述

在完成数据收集和分析之前，所有受试者和研究人员都对治疗分配一无所知…研究药物是外观和味道相同的硬明胶胶囊[32]。

将在 PacePlus 试验中使用的安慰剂在外观和口感上与试验药物相同，但不含活性成分。三个药物组之间的所有药物包装都是相同的，除了每个受试者有唯一随机编号[33]。

药物以起泡包装分发，标明治疗日期和时间。安慰剂和活性药物被封装在凝胶胶囊中，胶囊中的填充物具有相同的重量和外观。只有当受试者经历治疗失败或无法给予可接受的替代治疗的不良事件，并且临床护理需要了解治疗分配时，才能破盲[34]。

活性药物为 1ml 曲安奈德（Bristol-Myers Squibb），40mg/ml，注射。对照药物为 1ml 注射用 0.9% 生理盐水（Hosperia Inc）。两者均未与局麻药混合。两组均每 12 周给药 1 次，持续 2 年。注射前穿刺抽吸滑膜液（<10ml）[35]。

框 16.2　有关盲法的描述(续)

治疗组(维生素 D_3 + 钙)服用维生素 D_3(维生素 D_3 2 000IU 胶囊,每天 1 次)和碳酸钙(500mg 片剂,每天 3 次),安慰剂组服用相同的安慰剂。只有统计员和一名研究助理(不接触参加者)是非盲的。药品和安慰剂由 Tishcon 公司生产[36]。

126 名接受筛查的男性,有 112 名进入随机分配,接受阿仑膦酸钠,每周 70mg,或接受安慰剂(Merk&Co.Inc.,美国)……药剂师(与患者没有接触)向研究协调员提供指定的药品(研究药物或安慰剂),协调员把药品给患者[37]。

受试者、照护者和研究人员(现场调查员和试验协调中心工作人员)不知道治疗分组。通过"密封信封有限公司"可提供紧急破盲服务。试验中使用的氨甲环酸(氨甲环酸注射剂)由英国 Pfizer Ltd 制造。安慰剂(0.9% 生理盐水)由英国 South Devon Healthcare NHS Trust 制备。安瓿和包装外观相同。盲法由英国 Brecon Pharmaceuticals Limited 完成,包括去除原始制造商的标签,并替换为带有随机编号的临床试验标签,该标签用作包装标识。除了随机编号,氨甲环酸和安慰剂的所有包装标签文字相同。用高效液相色谱法对每批安瓿进行独立随机检测,以确定安瓿的内容物,从而检查安瓿的正确盲法和编码[38]。

在研究期间,ICU(重症监护室)的患者、研究护士、研究人员或任何其他医疗或护理人员均不知道治疗分组。所有的统计分析都是在盲法的情况下进行的。随机化机构报告任何疑似违反盲法程序的行为,但是没有这样的记录报告……药物或安慰剂(不含活性药物的载体)制备在不可区分的注射器或包装袋内,用注射泵或容积泵输入[39]。

这项研究是双盲的,也就是说,无论是妇女还是研究人员,包括家庭健康国际机构的生物统计学家,都不知道哪个组在使用壬苯醇醚 9 膜。壬苯醇醚 9 膜含有……安慰剂膜含有……这些膜在外观、包装和标签上是一样的[40]。

多西环素和安慰剂均为胶囊包装,外形一致……随机化分组号码保存在美国(研究是在肯尼亚进行的)。因此,所有的管理和评估是在不知道治疗分组的情况下进行的,研究者和受试者对试验结果均不知情。在数据收集结束后分组代码才被公布[41]。

参与者和研究医生都知道治疗分组,但两个终点委员会(一个用于判定心房颤动,另一个用于脑缺血事件)都是不知道的[42](仅对结果评价进行盲法)。

理想状况下,研究者也应该提及盲法是否成功实现。研究者可以通过调查受试者、医务工作者或疗效考核者对干预分组的识别在理论上来评估盲法的成功性(框 16.3)。原则上来说,如果盲法是成功的,那么这些人对干预分组的猜测应该不优于机遇。而现实情况下,盲法可能非常成功,但受试者、医务工作者、疗效考核者却可能因为一些辅助的信息猜到分组情况。不同比例的副反应程度暗示着其接受的是干预治疗。虽然尽力实行双盲,但某些干预带有非常易辨认的副反应,如果副反应发生了,受试者和研究者就会得知其接受了真正的治疗[11,30,31]。比副反应暗示作用更强的是临床终点。研究者喜欢看到显著的临床疗效(除了一些非劣效和等效性研究)。如果看到治疗效果,研究者和受试者通常会推断有疗效的患者接受的是有效的(新的)而不是对照组(标准疗法)。如果新的治疗确实更有效,那么他们推测出正确分组的机会就会高于机遇性猜中的比例[30,31,44]。不管是否怀疑,试验最后对盲法效果的测试实际上可能是对疗效或副反应预感的测试[45-47]。由于缺乏真实性,最新的 CONSORT 声明把盲法是否成功的测试从清单中删去了[28-31,47]。

框 16.3　评估盲法是否成功

采用混合的方法包括 Bang 盲法指数(Bang Blinding Index,BBI)和半结构式定性问卷,评估双模拟盲法是否成功。通过询问受试者他们认为他们自己被分配在哪一组,BBI 可以用来估计正确的猜测比例(超出机遇的预期水平)……双模拟盲法在所有患者中很成功。收集了 24 名患者的 BBI 数据,10 例也进行了问卷调查。两组非盲的比例没有差异。硬膜外麻醉组 BBI 分数为 0.15,伤口输注导管组(WIC)为 0.31,说明猜测分配在硬膜外麻醉组的人数超出预期机遇的 15%,WIC 组超出 31%(P=0.412)[48]。

此外,个体可能不愿意如实回答问卷,因为他们不想暴露他们对于非盲所做的努力。换句话说,如果他们破解了分组,他们可能会给出相反的回答来掩盖已知道分组的事实。这些情况带来的困难,加上副反应、成功的临床结局等带来的解释上的困难,让我们质疑在某些情况下对盲法评估的有用性。研究者需认真考虑评估盲法是否成功的有用性,但如果他们进行了此项评估,应该对评估的结果进行如实报道。最

起码要报告盲法措施失败的环节,例如安慰剂与治疗药物不一致。已发表的文章很少包含盲法的评估,但如果提供相关信息,读者应仔细审视。

在某些研究中,双盲是很难实行的。例如,关于手术的临床试验无法实行双盲。同样,如果有一项研究比较的是从耳朵取血或从拇指取血疼痛程度的差别,就不可能实行双盲[49]。如果研究者没有将他们的研究描述成双盲,在科学性上仍然是很强的。除了从试验的其他方面进行方法学的评估外,读者必须对缺少盲法可能带来多少偏倚进行评价。应该弄清在该试验中对谁使用了盲法,可能会有什么益处(见框16.1)。事实上,对结局测定者实施盲法常常是可行的,也是推荐的,哪怕是在开放的临床试验中[11]。例如,治疗前和治疗后的损伤可通过影像学方法记录,然后由一个和试验无关的人员进行评估[11]。由对治疗分组不知情的人员来评判结局变量是较可信的。

但这一推荐不是绝对的。就像前面提到过的,有些硬终点,如死亡,很少可能发生确认偏倚。换句话说,对疗效考核者实行盲法对硬终点的评估基本没有作用。

结论

盲法包含了一段跨越两个多世纪的历史。多数研究者了解盲法的定义,但在一般的理解上仍存在着混淆。在临床试验中,研究者必须清楚描述对谁使用盲法或没有使用盲法,而不是简单地标榜单盲、双盲、三盲。读者在阅读和评价临床试验报告时要注意这些说明。

(王小钦、张宁萍　译,王吉耀　校)

参考文献

1. Kaptchuk, T.J., 1998. Intentional ignorance: a history of blind assessment and placebo controls in medicine. Bull. Hist. Med. 72, 389–433.
2. Devereaux, P.J., Manns, B.J., Ghali, W.A., et al., 2001. Physician interpretations and textbook definitions of blinding terminology in randomized controlled trials. JAMA 285, 2000–2003.
3. Schulz, K.F., Chalmers, I., Altman, D.G., 2002. The landscape and lexicon of blinding in randomized trials. Ann. Intern. Med. 136, 254–259.
4. Schulz, K.F., Chalmers, I., Hayes, R.J., Altman, D.G., 1995. Empirical evidence of bias. Dimensions of methodological quality associated with estimates of treatment effects in controlled trials. JAMA 273, 408–412.

5. Schulz, K.F., Chalmers, I., Grimes, D.A., Altman, D.G., 1994. Assessing the quality of randomization from reports of controlled trials published in obstetrics and gynecology journals. JAMA 272, 125–128.

6. Chalmers, I., 1997. What is the prior probability of a proposed new treatment being superior to established treatments? BMJ 314, 74–75.

7. Wolf, S., 1950. Effects of suggestion and conditioning on action of chemical agents in human subjects — pharmacology of placebos. J. Clin. Invest. 29, 100–109.

8. Noseworthy, J.H., Ebers, G.C., Vandervoort, M.K., Farquhar, R.E., Yetisir, E., Roberts, R., 1994. The impact of blinding on the results of a randomized, placebo-controlled multiple sclerosis clinical trial. Neurology 44, 16–20.

9. Meinert, C., 1986. Clinical Trials: Design, Conduct, and Analysis. Oxford University Press, New York.

10. Pocock, S., 1983. Clinical Trials: A Practical Approach. Wiley, Chichester, England.

11. Day, S.J., Altman, D.G., 2000. Statistics notes: blinding in clinical trials and other studies. BMJ 321, 504.

12. Haahr, M.T., Hrobjartsson, A., 2006. Who is blinded in randomized clinical trials? A study of 200 trials and a survey of authors. Clin. Trials 3, 360–365.

13. Lasagna, L., 1955. The controlled trial: theory and practice. J. Chronic Dis. 1, 353–367.

14. Cheng, K., Smyth, R.L., Motley, J., O'Hea, U., Ashby, D., 2000. Randomized controlled trials in cystic fibrosis (1966-1997) categorized by time, design, and intervention. Pediatr. Pulmonol. 29, 1–7.

15. Gøtzsche, P.C., 1989. Methodology and overt and hidden bias in reports of 196 double-blind trials of non-steroidal antiinflammatory drugs in rheumatoid arthritis. Control. Clin. Trials 10, 31–56.

16. Adetugbo, K., Williams, H., 2000. How well are randomized controlled trials reported in the dermatology literature? Arch. Dermatol. 136, 381–385.

17. Boutron, I., Estellat, C., Guittet, L., et al., 2006. Methods of blinding in reports of randomized controlled trials assessing pharmacologic treatments: a systematic review. PLoS Med 3, e425.

18. Boutron, I., Guittet, L., Estellat, C., Moher, D., Hrobjartsson, A., Ravaud, P., 2007. Reporting methods of blinding in randomized trials assessing nonpharmacological treatments. PLoS Med 4, e61.

19. Mosteller, F., Gilbert, J.P., McPeek, B., 1980. Reporting standards and research strategies for controlled trials: agenda for the editor. Control Clin. Trials 1, 37–58.

20. DerSimonian, R., Charette, L.J., McPeek, B., Mosteller, F., 1982. Reporting on methods in clinical trials. N. Engl. J. Med. 306, 1332–1337.

21. Schulz, K.F., Grimes, D.A., Altman, D.G., Hayes, R.J., 1996. Blinding and exclusions after allocation in randomised controlled trials: survey of published parallel group trials in obstetrics and gynaecology. BMJ 312, 742–744.

22. Franklin, B., Bailly, J., Lavoisier, A., 1785. Rapport des commissaires chargés par le roi, de l'examen du magnetisme animal. A Nice: Chez Gabriel Floteron.

23. Department of Health and Human Services FDA, 1998. International conference on harmonisation: guidance on statistical principles for clinical trials. Fed. Regist. 63, 49583–49598.

24. Altman, D., 1991. Practical Statistics for Medical Research. Chapman and Hall, London.

25. Savovic, J., Jones, H.E., Altman, D.G., et al., 2012. Influence of reported study design characteristics on intervention effect estimates from randomized, controlled trials. Ann. Intern. Med. 157, 429–438.

26. Khan, K.S., Daya, S., Collins, J.A., Walter, S.D., 1996. Empirical evidence of bias in infertility research: overestimation of treatment effect in crossover trials using pregnancy as the outcome measure. Fertil. Steril. 65, 939–945.

27. Moher, D., Pham, B., Jones, A., et al., 1998. Does quality of reports of randomised trials affect estimates of intervention efficacy reported in meta-analyses? Lancet 352, 609–613.

28. Schulz, K.F., Altman, D.G., Moher, D., 2010. CONSORT 2010 statement: updated guidelines for reporting parallel group randomised trials. BMJ 340, c332.

29. Schulz, K.F., Altman, D.G., Moher, D., 2010. CONSORT 2010 statement: updated guidelines for reporting parallel group randomized trials. Ann. Intern. Med. 152, 726–732.

30. Moher, D., Hopewell, S., Schulz, K.F., et al., 2010. CONSORT 2010 explanation and elaboration: updated guidelines for reporting parallel group randomised trials. J. Clin. Epidemiol. 63, e1–37.

31. Moher, D., Hopewell, S., Schulz, K.F., et al., 2010. CONSORT 2010 explanation and elaboration: updated guidelines for reporting parallel group randomised trials. BMJ 340, c869.

32. Vaes, A.M.M., Tieland, M., de Regt, M.F., Wittwer, J., van Loon, L.J.C., de Groot, L.C.P.G.M., 2018. Dose-response effects of supplementation with calcifediol on serum 25-hydroxyvitamin D status and its

metabolites: a randomized controlled trial in older adults. Clin. Nutr. 37, 808–814.

33. Schreijenberg, M., Luijsterburg, P.A., Van Trier, Y.D., et al., 2017. Efficacy of paracetamol, diclofenac and advice for acute low back pain in general practice: design of a randomized controlled trial (PACE Plus). BMC Musculoskelet. Disord. 18, 56.

34. Moran, G.J., Krishnadasan, A., Mower, W.R., et al., 2017. Effect of cephalexin plus trimethoprim-sulfamethoxazole vs cephalexin alone on clinical cure of uncomplicated cellulitis: a randomized clinical trial. JAMA 317, 2088–2096.

35. McAlindon, T.E., LaValley, M.P., Harvey, W.F., et al., 2017. Effect of intra-articular triamcinolone vs saline on knee cartilage volume and pain in patients with knee osteoarthritis: a randomized clinical trial. JAMA 317, 1967–1975.

36. Lappe, J., Watson, P., Travers-Gustafson, D., et al., 2017. Effect of vitamin D and calcium supplementation on cancer incidence in older women: a randomized clinical trial. JAMA 317, 1234–1243.

37. Greenspan, S.L., Nelson, J.B., Trump, D.L., Resnick, N.M., 2007. Effect of once-weekly oral alendronate on bone loss in men receiving androgen deprivation therapy for prostate cancer: a randomized trial. Ann. Intern. Med. 146, 416–424.

38. WOMAN Trial Collaborators, 2017. Effect of early tranexamic acid administration on mortality, hysterectomy, and other morbidities in women with post-partum haemorrhage (WOMAN): an international, randomised, double-blind, placebo-controlled trial. Lancet 389, 2105–2116.

39. Bellomo, R., Chapman, M., Finfer, S., Hickling, K., Myburgh, J., 2000. Low-dose dopamine in patients with early renal dysfunction: a placebo-controlled randomised trial. Australian and New Zealand Intensive Care Society (ANZICS) Clinical Trials Group. Lancet 356, 2139–2143.

40. Roddy, R.E., Zekeng, L., Ryan, K.A., Tamoufe, U., Weir, S.S., Wong, E.L., 1998. A controlled trial of nonoxynol 9 film to reduce male-to-female transmission of sexually transmitted diseases. N. Engl. J. Med. 339, 504–510.

41. Sinei, S.K., Schulz, K.F., Lamptey, P.R., et al., 1990. Preventing IUCD-related pelvic infection: the efficacy of prophylactic doxycycline at insertion. Br. J. Obstet. Gynaecol. 97, 412–419.

42. Wachter, R., Groschel, K., Gelbrich, G., et al., 2017. Holter-electrocardiogram-monitoring in patients with acute ischaemic stroke (Find-AFRANDOMISED): an open-label randomised controlled trial. Lancet Neurol. 16, 282–290.

43. Baker, K.R., Drutz, H.P., Barnes, M.D., 1991. Effectiveness of antibiotic prophylaxis in preventing bacteriuria after multichannel urodynamic investigations: a blind, randomized study in 124 female patients. Am. J. Obstet. Gynecol. 165, 679–681.

44. Quitkin, F.M., Rabkin, J.G., Gerald, J., Davis, J.M., Klein, D.F., 2000. Validity of clinical trials of antidepressants. Am. J. Psychiatry 157, 327–337.

45. Sackett, D., Gent, M., Taylor, D., 1986. Tests for the blindness of randomized trials may not. Clin. Res. 34, 711A.

46. The Canadian Cooperative Study Group, 1978. A randomized trial of aspirin and sulfinpyrazone in threatened stroke. The Canadian Cooperative Study Group. N. Engl. J. Med. 299, 53–59.

47. Schulz, K.F., Altman, D.G., Moher, D., Fergusson, D., 2010. CONSORT 2010 changes and testing blindness in RCTs. Lancet 375, 1144–1146.

48. Boulind, C.E., Ewings, P., Bulley, S.H., et al., 2013. Feasibility study of analgesia via epidural versus continuous wound infusion after laparoscopic colorectal resection. Br. J. Surg. 100, 395–402.

49. Carley, S.D., Libetta, C., Flavin, B., Butler, J., Tong, N., Sammy, I., 2000. An open prospective randomised trial to reduce the pain of blood glucose testing: ear versus thumb. BMJ 321, 20.

第17章
盲法在随机试验中的应用

本章关注盲法在随机试验中的应用。研究者通常对不可能实现完全盲法的非药物治疗选用单盲,在涉及外科手术或者医疗器械的情况下,常常是受试者被盲,这个概念是在试验全程中,使各组受试者的体验标准化。有的研究仅使用眼罩隔离视线,也有使用复杂的手段如假手术,即切开皮肤再缝合。如果医务人员或者受试者不能被盲,那么研究者必须经常考虑对结局评估者设盲,这种单盲形式经常被应用。

大多数双盲涉及药物,包括疫苗和其他医学干预措施。双盲经常应用安慰剂,医院药房和医药公司通常在设盲活动中提供有价值的帮助。当某个疾病缺乏有效治疗措施、评估一项新的治疗方法的疗效时,药物和安慰剂要准备得一样,例如同样是胶囊或片剂,以及同样的包装如瓶装或罩板包装。在服药时,它们应该在外观、味道、气味上完全一样。对照组的体验应该与治疗组相仿。

当存在一个已被公认的有效治疗时,伦理审查委员会或研究者认为该治疗必须用于所有受试者。这种情况下,试验对比的是新疗法加已被公认的有效治疗和安慰剂加被公认的有效治疗。不过更常见的是对照组被给予有效的标准治疗,与新的治疗方法进行比较,此时研究者比较的是两种有效的治疗方法。这种情况下,有三种方法来实现双盲:药房可以拿到原始药物将它们包装成两种相同的药物,或者将两种标准配方的药放到同样的大胶囊里,又或者运用双模拟双盲方法。通常研究者使用简单的双模拟方法会遇到的操作问题较少。

引言

让受试者、研究者(通常是医务工作者)、评估者(疗效考核者)不清楚谁接受了何种治疗有很多潜在的好处。这通常就是我们所指的盲法(blinding)(第 16 章)。盲法可以减少对结局事件的差异性评估[确认偏倚(ascertainment bias)],其源于知道了被观察的受试者的分组情况[1-2]。另外还可以提高受试者的依从性,留住他们,减少其他支持或治疗的偏倚性差异(有时被称为共同干预)[1-2]。而且方法学研究提供了盲法确实能预防偏倚的实证[2-4]。

如果没有成功的盲法,主观性的结局事件(如疼痛分数、伤口愈合分数等)评估很容易受到影响出现偏倚[3]。一些看似客观的结局事件也可受主观因素影响,如输卵管炎。一般来说,结局事件越是不主观,盲法用于减少确认偏倚的作用就越小,因为客观结局事件(硬终点)发生偏倚的可能性很小。死亡这种硬终点的评估很少有确认偏倚。

在第 16 章中我们没有谈如何实行盲法,医学研究者通常都有如何实施盲法的合理想法,理解程度至少比如何随机化、如何随访要高。但我们编写了本书的第一版后发现进行随机临床试验的研究者们在盲法施行上有很大的差距,因此添加了本章作为补充来具体讨论如何实行盲法。

盲法的策略是指"单盲"和"双盲(double blinding)",最好避免应用这些术语,因为会产生如医学文献以及第 16 章描述的在定义上的混淆。但由于它们无所不在地被使用,因此要避免使用是不可能的。而且它们充斥于方法学的文献中。我们相信研究者们能够合理地使用这些他们明确地定义的名称。本章我们将使用"单盲"和"双盲"并作明确的定义。

我们尝试阐明实行盲法的所有问题。首先讨论受试者、研究者或评估者的单盲,介绍一些常被忽略的特别是手术、医学仪器试验的设盲方法。之后将讨论更复杂的围绕双盲的问题。双模拟双盲方法可能是盲法中最让人困惑的,而实际上常常能简化双盲过程。对安慰剂的作用也存在错误理解。我们的目标是阐明概念并提供例子,希望能够激励解决盲法实施中问题的方法。

单盲:受试者、研究者、评估者

单盲(single blinding)是指让受试者、研究者(通常是医务工作者)、评估者(疗效考核者)不清楚谁接受了何种治疗,这样他们参与研究的环节不会因为知道分组影响结果的评定,定义为三者之一被盲。

受试者

典型的单盲是试验中受试者不清楚接受了何种治疗[6]。受试者比研究者更容易被盲,关键是不让受试者知道接受了何种治疗。

如第 16 章所讨论的,受试者被盲有很多好处[2]。被盲后受试者产生生理和心理因素影响的偏倚减少,寻求额外治疗以及在没有提供结局资料前离开试验而导致失访的可能性降低,也会更遵守试验方案。例如,随机分组后受试者如果发现自己用的是安慰剂而不是新药可能会失望进而离开。

研究者

单盲通常不会对研究者设盲。事实上,如果研究者被盲,那么受试者和评估者很可能也被盲,我们称这种情况为"完全盲法"(通常所谓的"双盲"),在下一部分讨论。

评估者

另一种医学文献上相对常见的单盲是评估者被盲[7]，在这种情况下，通常研究者和受试者不会被盲。如果评估者被盲，那么对结果评估影响的偏倚发生的可能性就会减低，特别是主观性的结局事件(第16章)。这是受试者和研究者不被盲情况下，评估者被盲的主要优点[1,2,8,9]。

实施的争议问题：受试者

在药物试验中，对任何人设盲是最简单的，这是在完全盲法(通常称为双盲)可能实现的情况下。因此我们在双盲部分讨论药物相关的临床试验。在这一节，我们关注通常无法实现双盲的非药物治疗(nonpharmaceutical treatment，NPT)。NPT常常包括手术、医疗器械，或者涉及受试者和研究者/护理人员之间协作的治疗，例如康复、教育或心理治疗[7]。

在许多情况下，研究者很难对受试者设盲，但他们往往可以通过周密而又巧妙的计划取得一定程度的成功。即让试验中任何一个治疗组中所有受试者的体验标准化，受试者感受到的实际疗法和管理相同。通常研究者会操控对照组使之模仿治疗组。鉴于涉及的疗法多种多样，盲行的实行方法也要作出相应调整。尽管我们在本章提供了一些例子，读者也应查阅Boutron等[7]的文章，以获取有关非药物试验中设盲方法的极佳分类。

例如，一项研究两种不同宫内节育器避孕效果的临床试验，不可能让植入宫内节育器的医生被盲，提供方也必然知道每个妇女用哪一种宫内节育器。但是，可以通过操作流程使受试者被盲，采用遮挡视线的工具比如放在腿上的帘子就行。

另一个例子，一项随机对照试验研究腕带指压疗法用于治疗妊娠期间的恶心和呕吐[10]。随机分配到治疗组的按压珠被放置在前臂前侧P6经脉点上，安慰剂组则放在前臂背侧，该位置被认为是无效的。两组女性佩戴相同腕带相同时间，但是压力施加的位置不同。

还有一个临床试验研究妊娠头三个月堕胎使用宫颈旁麻醉采取了虚假的对照组[11]。所有受试者都口服了相同的术前用药，为放置把持钩(用于宫颈的支持器具),都在宫颈注射了 2ml 利多卡因。治疗组受试者额外在宫颈周围四点注射了 18ml 利多卡因,对照组则以相同时间在阴道壁上两点用盖好的针头轻压。这种虚假流程(sham procedure)很合理,因为用生理盐水行宫颈旁注射作为安慰剂可能通过组织膨胀起到麻醉效果[12]。

　　盲法在外科手术试验中很困难,而且外科医生不可能被盲。不过为了使受试者和评估者被盲,可以一组进行手术,对照组做假手术比如只做皮肤切开。

　　事实上,在非药物治疗方法中,使受试者被盲的方法主要需要虚假流程比如模拟手术流程、控制注意力的干预、与康复或心理治疗模式不同的安慰治疗。评估设备的临床试验报道了很多作为安慰剂的干预方法,比如使用假体,相同的仪器(比如相同但无效的机器,或者用有效的机器但是用障碍屏蔽治疗),或者模拟使用了设备[7]。

　　虽然我们在下一节关注虚假手术(sham surgery)的例子,但也会扩展到有关医疗设备的试验。一份包括 123 项非药物治疗试验的调查显示 58% 运用了虚假流程[7]。受试者成功被盲也能使评估者成功被盲。

虚假流程(sham procedure)

　　有时研究者不遗余力来保证受试者被盲。例如,一项随机临床试验中,研究者分配膝盖骨关节炎患者分别接受关节镜清创术、关节镜灌洗或安慰剂手术。安慰剂组进行了皮肤切开,在没有置入关节镜的情况下模拟清创。受试者和评估者显然不知道治疗安排。有趣的是结果显示关节镜灌洗或者关节镜清创术并没有优于安慰剂手术[13]。虚假的膝盖切开是有创的但也是可以消除偏倚的创新方法。

　　另一项临床试验涉及颅骨假钻孔。研究者分配严重帕金森病患者接受神经细胞移植到双侧硬膜或者仅行颅骨钻孔未穿透硬脑膜的假手术[14],最后得出结论:他们的干预在较年轻的患者中有一些疗效,但是在年长的患者中无效。在这个挑战性的盲法设计中,外科医生直到进手术室才知道做什么手术。主要结局由被盲的受试者作出评估。

　　实现盲法需要很多努力。上述两个代表了以前减少偏倚有用的假手术例子,但它们很难实行。特别是外科手术试验,研究者必须竭尽全力来恰当地对受试者实行盲法[15]。盲法一直挑战着研究者,由于困难,他们感到沮丧并回避适当的盲法。另外,他们会用伦理问题来推脱他们没有对适当盲法的关注。但是,如果他们从未进行过认真的尝试,这些解释就显得苍白无力。和其他试验一样,外科手术试验也需要经过伦理审查委员会(ethical review board,ERB)或者有时称为机构审查委员会(institutional review board,IRB)批准。当然,涉及假手术的试验比药物试验面临更多壁垒。ERB 在为减少偏倚而进行的不必要对照手术的必要性与受试者风险之间进行权衡。进行假手术对照的标准已经制定[16]。

- 满足临床研究的所有伦理标准。
- 确认没有合理的替代研究设计存在。
- 包含最小化风险 - 收益比的处理流程。
- 招募用于解答试验问题的最小样本量。
- 建立额外的独立应急安全监察委员会。

当研究者或 ERB 认为假手术不合适,那么创伤更小的假流程可能被批准。例如,一项比较腹腔镜和开腹阑尾切除手术的试验中,使用了与假手术类似的方法,虽然可能没那么有效:"每项手术结束时每位患者被给予三个伤口敷料和腹带,对患者、护士和医务人员实行盲法,独立的资料收集者了解手术的性质"[17]。研究者对安慰剂伤口使用外表相同的伤口敷料,然而,在这种情况下,由于切口不同,存在很大的偏倚风险。因此揭开敷料检查就会暴露手术方式。作者称之为随机双盲临床试验,但操作者不可能被盲,这不符合我们对双盲的定义。

实施的争议问题:评估者

临床试验中应该考虑评估者被盲。这个过程涉及测定受试者结局的评估者(比如研究护士)不知道受试者的治疗组别。在有些试验中,受试者被盲较为容易,而另一些试验比如之前讨论过的膝关节手术试验,评估者被盲才能使受试者被盲。通常即使受试者不被盲,评估者也能被盲。在一项非药物治疗试验中,"报告对评估者设盲的方法主要依靠受试者床旁检查、临床检查(即视频、录音、照片)或者临床结局事件裁定的中心性评估"[7]。研究者应该比目前更多地考虑对结局考核者实行盲法[1,2,9]。

举一个研究 HIV 预防的例子,开放标签的随机临床试验比较了两种高效、可逆的避孕方式,将注射长效醋酸甲羟孕酮与放置铜质宫内节育器对比来评估长效醋酸甲羟孕酮是否会增加 HIV 感染的风险。不可能使研究者和受试者被盲,但以血液样本判断血清 HIV 阳性作为结局,评估者能够对受试者的干预分组不知情,使结局的测定建立在阅读实验室结果盲法的基础上。甚至在评估这些硬的实验室结局时,评估者被盲也需要防范任何偏倚的暗示,包括欺骗性的测定。"研究者应该……只要有可能就应该使评估者被盲"[18]。

对于主观性的结局事件,评估者被盲更为重要。如果上述例子的结局是疾病状态的临床评估,让评估者对受试者分组不知情对尽可能多地消除偏倚非常关键。这些已经在做,例如"由被盲的裁决委员会或者个案报告摘要形式的盲法评估"来评估结局[7]。

双盲:受试者、研究者、评估者

完全盲法(total blinding)指让受试者、研究者(通常是医务工作者)、评估者(疗效考核者)在整个试验过程中都不清楚谁接受了何种治疗,这样不会受到他们所知的影响[2]。研究者们常用与"完全盲法"同义的术语"双盲(double blinding)"[或者比较不正确的"双面罩"(double masked)],但他们在定义这个名词时往往不尽相同。当研究者调查医生们的解读和书本上双盲的定义时,发现了 17 种独特的解读和 9 种不同的定义[5]。另一调查中研究者提供了 15 种"双盲"的不同含义[19]。涉及三方时,"双盲"会让人误解,不过在医学研究中通常研究者也负责评估,所以在那种情况下,这个名称只涉及两方。本章中我们使用"双盲"或其衍生词时,指的是采取措施让三方都不知情:受试者、研究者、评估者。我们认为"双盲"与"完全盲法"同义。

值得注意的是,我们不会将三方中任意两方被盲的试验视为双盲的。例如,如果受试者和研究者被盲但评估者没有,那么它不是一个双盲试验。同样,如果受试者和评估者被盲,而研究者不盲,那么,那也不是双盲试验。这种情况下,正确的标识是这个盲法的试验是特殊的即受试者和评估者被盲。我们强调作者报道试验时要明确地说明采取了什么措施使谁被盲,按照 CONSORT 随机试验报告声明作一个清晰的陈述[20,21]。

因为多数双盲涉及药物,我们的评论主要限于这些情况,疫苗和其他医疗干预措施与广义的药物有关也在这里讨论。双盲试验中普遍使用安慰剂,对安慰剂的进一步讨论详见第 16 章。

医院药房和医药公司在实行盲法过程中提供了支持,特别是研究药剂师提供了帮助,在试验设计方案时,应该咨询他们。在美国,临床研究用药必须由研究药房保存、准备和分发[22]。这个联合委员会要求的目的是保障患者安全,但它对临床研究和患者护理也造成了负面的影响。我们最近参与了包含不到 100 名患者的试验,研究注射利多卡因对比安慰剂生理盐水。要求药房(而不是医生)来负责向注射器内添加利多卡因或生理盐水,这导致增加了几千美金的试验经费,而且使每位受试者的护理延迟了至少 20 分钟。

实施的争议问题:如果缺乏有效治疗

在缺乏某种疾病的有效治疗措施时,评估一项新的治疗方法的疗效要实行双盲必须有一个安慰剂对照组。这种情况很常见,在报道应用盲法的试验中,安慰剂单独作为对照组占了一半以上(52%)[23]。对比之下,对照组中,单独阳性对照占23%,安慰剂加阳性对照占23%[23]。

缺乏有效治疗措施时,应用安慰剂对照对实行计划而言最为不复杂。准备药物和安慰剂需保证相同,同样是胶囊或片剂,同样包装(瓶装或罩板包装),它们应该在外观、味道、给药方法上都相同。应该有同样重量,摇起来也是同样的声音。医学文献中安慰剂与治疗对照的例子见第 16 章。

实施的争议问题:如果已有公认的有效治疗

当存在一个已被公认的有效治疗方法时,有时伦理审查委员会或研究者认为要应用于所有受试者。这种情况下,试验对比的是新疗法加公认的有效疗法和安慰剂加公认的有效疗法。在所有受试者都接受了有效治疗的前提下,分到治疗组的用新药,对照组用安慰剂。本质上来说,存在有效治疗时实施双盲的问题和之前讨论的不存在有效治疗时一样(如,治疗对比安慰剂)。

如果有公认的有效治疗方法但没有应用于所有受试者,那实施盲法就更困难了。对照组通常被给予公认有效的治疗而非安慰剂来对比新疗法的效果。最终,研究者比较的是两种有效治疗方法。这种情况下,实现双盲有三种选择方法。

第一,他们可以用预先准备的药物包装使两种治疗无法区分,比如同样是药片、胶囊、药丸,味道和气味也要尽可能相同。受试者仅会摄入一种标准形态的药片、胶囊或药丸。

然而这种方法存在制造方面的困难,合理的做法是依靠原始药物生产商来保障预先准备没有区别的包装,但他们很少生产除传统配方以外的药物。此外,即使他们或者其他生产商这么做了,生产不同的配方可能引起政府管理部门(如美国 FDA)的反对,理由是新造的配方缺少等效生物利用度,即使是已获批准的药物配方[24]。缓和上述的反对声音很可能需要更多的研究、经费和时间。不能区分的准备和包装手段经常代表了对生产障碍的挑战。

第二,传统配方药物可以被装进更大的胶囊里,这易化了生产问题但还是可能引起对同等生物利用度的关注[9,24],会造成额外的费用和延迟。另外,虽然受试者只需服用一个胶囊,但可能尺寸太大了难以吞咽[9]。而且一些封装方法允许受试者打开胶囊,解密用了何种治疗,破坏了盲法[24]。胶囊封装方法依然涉及生产的复杂性,有依从性的障碍,在一些案例中出现了不能实现盲法的问题。

虽然如此,一些研究者还是采用胶囊的方法。在下面的例子里,研究者描述了用装填物来回避外观和重量问题:

　　药物用罩板包装分发,注明了治疗日期和时间。安慰剂和阳性药物用凝胶胶囊封装并添加装填物来保证相同的重要和外观。只有以下情况盲法可以被破坏:受试者治疗失败,或者发生不良事件,并且没有一个公认的替代疗法,临床治疗者必须了解治疗分组的情况[25]。

第三,可以采用双模拟(double-dummy)(有人称之为"双安慰剂")设计,受试者接受与研究药物相匹配的有效药物和安慰剂。双模拟方法于 1964 年首次出现在医学文献中[26,27],被视为"减少观察性偏倚的重要方法学遗产"[27]。试验需要两种有效药物和两种相应的安慰剂。例如,比较两种药物,一个是蓝色药片,另一个是红色胶囊,研究者需要分别准备蓝色药片和红色胶囊制剂的安慰剂。A 治疗组的受试者将服用蓝色药片的有效药物和红色胶囊的安慰剂,而 B 治疗组的受试者将服用蓝色药片的安慰剂和红色胶囊的有效药物。这种操作使盲法实行水平类似于第一种方法、优于第二种。然而不像其他两种,双模拟法不会引起同等生物利用度的问题,而且不造成额外的生产、延迟、经费。唯一的缺点是受试者要服用更多的药物,会潜在地影响入组和依从性,不过研究发现对入组的影响很小[24]。实际上采用双模拟法研究者遇到的问题比较少。总体而言,它是在有效疗法存在时的三种方法里最优的、使用最频繁的[23]。在一项关于评估药物治疗的随机临床试验中采用盲法方法的调查中,23% 报道使用了双模拟法[23]。

实施的争议问题:双模拟法的挑战

到目前为止,我们仅讨论了双模拟方法怎样应用于不同的有效疗法,与此同时它还能应用于不同剂量的研究。下面的例子涉及两种有效疗法的比较,同时进行了不同剂量的比较:

一个混合草药制成的药丸包含 80mg 山葵根粉末和 200mg 旱金莲叶粉末,由含活性成分异硫氰酸盐的天然干燥植物碾磨生产。对比剂(复方新诺明)由 160mg 甲氧苄啶和 800mg 磺胺甲噁唑组成。安慰剂药片在外观上和待研究药物相同。两种药物都有不同的药物属性和治疗时间,运用双模拟法来实行盲法。本草疗法组服用 5 片混合草药药片、每天 4 次、1 片对比剂的安慰剂、每天 2 次,一共 7 天。抗生素组服用 5 片混合草药的安慰剂、每天 4 次、一共 7 天;1 片对比剂(复方新诺明)、每天 2 次、一共 3 天,剩余 4 天使用对比剂的安慰剂来维持盲法[28]。

为了便于展示,我们集中讨论胶囊、丸剂、片剂的配方,然而这些概念可以很容易地推及其他配方,比如注射或者静脉内输液时应用的液体和安瓿。下面的例子比较了两种输入物:

为保证盲法,每个患者同时接受两种输入物,一种是活性药物,另一种是安慰剂。安慰剂输入物的用法和相对照的活性药物相同[29]。

双模拟法甚至能延伸应用于吸入器:

患者每天 1 次接受任何一种治疗 12 周:ELLIPTA 干粉吸入器吸入 UMEC/VI 62.5/25μg(DPI;进入 55/22μg),以及 HandiHaler 吸入安慰

剂;或者通过 HandiHaler 吸入 TIO 18μg(进入 10μg),以及 ELLIPTA 干粉吸入器吸入安慰剂。UMEC/VI 和 TIO 通过不同的吸入器进入体内。对于剂量的双模拟设计通过给药器械实现,患者均接受两种吸入,一种包含活性药物,另一种是安慰剂[30]。

此外,双模拟应用于混合治疗方式。下面是一个静脉内注射和药片治疗混合的例子:

患者或者被随机分配到静脉注射维拉卡肽加口服安慰剂组,每天口服安慰剂药片,在每次血液透析疗程结束接受每周 3 次的维拉卡肽静脉注射,或者分到口服西那卡塞加静脉安慰剂组,每天口服西那卡塞药片,血透结束时接受每周 3 次的安慰剂注射。静脉用的研究药物通过每次透析循环在冲洗前或者冲洗期间向静脉通路内快速浓注,疗程 26 周[31]。

安慰剂的重要性

批评安慰剂使用的声音增多了,遗憾的是大部分都不公正。当研究者在伦理要求对照组也接受有效治疗的情况下采用了无活性的安慰剂作为对照时,安慰剂承受了不当的罪责,实际应该批评不恰当的试验设计而不是安慰剂本身[32]。事实上我们相信如果存在有效疗法,无论从伦理、实践还是科学的角度出发,都应该被给予对照组或者所有受试者,不过科学家们仍对在医学上采取安慰剂对照试验还是活性药物对照试验争论不休[33,34]。

无论对照组治疗有效还是无效,安慰剂都具有重要的科学意义,在随机试验中安慰剂使双盲能够实现。在对照组接受的不是有效治疗的临床试验中,双盲需要安慰剂,这是通常的用法。然而如前文所述,当比较两个或两个以上疗法时必须要用安慰剂。如果疗法之间有不同,比如形状、大小、重量、味道、颜色,使用两种安慰剂的双模拟方法能够满足此时方法学和生产上的要求。

结论

许多非药物治疗不可能实现双盲(完全盲法),通常在涉及外科手术、医学仪器治疗时,研究者应当考虑假手术或者其他的虚假流程等单盲方法。如果医务工作者和受试者不能被盲,研究者至少要让评估者被盲,这一做法应该做得比现在更多。

多数双盲涉及药物,当已经有标准有效的治疗方法时,伦理审查委员会或研究者可能要求将此应用于所有受试者。通常给予对照组标准治疗,与新的治疗方法对照,此时研究者比较的是两种有效的治疗方法。这种情况下,有三种方法来实现双盲:药房拿到原始状态的药物后,再包装成两种相同的药物,或者将两种标准配方的药物放到同样的大胶囊里,又或者运用双模拟方法。实际上采用比较简单的双模拟双盲法时研究者遇到的问题比较少,它通常是最好的选择。

(陈世耀 译,王吉耀 校)

参考文献

1. Schulz, K.F., Grimes, D.A., 2002. Blinding in randomised trials: hiding who got what. Lancet 359, 696–700.
2. Schulz, K.F., Chalmers, I., Altman, D.G., 2002. The landscape and lexicon of blinding in randomized trials. Ann. Intern. Med. 136, 254–259.
3. Schulz, K.F., Chalmers, I., Hayes, R.J., Altman, D.G., 1995. Empirical evidence of bias. Dimensions of methodological quality associated with estimates of treatment effects in controlled trials. JAMA 273, 408–412.
4. Savovic, J., Jones, H.E., Altman, D.G., et al., 2012. Influence of reported study design characteristics on intervention effect estimates from randomized, controlled trials. Ann. Intern. Med. 157, 429–438.
5. Devereaux, P.J., Manns, B.J., Ghali, W.A., et al., 2001. Physician interpretations and textbook definitions of blinding terminology in randomized controlled trials. JAMA 285, 2000–2003.
6. Meinert, C., 1986. Clinical Trials: Design, Conduct, and Analysis. New York: Oxford University Press.
7. Boutron, I., Guittet, L., Estellat, C., Moher, D., Hrobjartsson, A., Ravaud, P., 2007. Reporting methods of blinding in randomized trials assessing nonpharmacological treatments. PLoS Med 4, e61.
8. Boutron, I., Altman, D.G., Moher, D., Schulz, K.F., Ravaud, P., 2017. CONSORT statement for randomized trials of nonpharmacologic treatments: a 2017 update and a CONSORT extension for nonpharmacologic trial abstracts. Ann. Intern. Med. 167, 40–47.
9. Wan, M., Orlu-Gul, M., Legay, H., Tuleu, C., 2013. Blinding in pharmacological trials: the devil is in the details. Arch. Dis. Child. 98, 656.
10. Heazell, A., Thorneycroft, J., Walton, V., Etherington, I., 2006. Acupressure for the in-patient treatment of nausea and vomiting in early pregnancy: a randomized control trial. Am. J. Obstet. Gynecol. 194, 815–820.
11. Renner, R.M., Nichols, M.D., Jensen, J.T., Li, H., Edelman, A.B., 2012. Paracervical block for pain control in first-trimester surgical abortion: a randomized controlled trial. Obstet. Gynecol. 119, 1030–1037.
12. Miller, L., Jensen, M.P., Stenchever, M.A., 1996. A double-blind randomized comparison of lidocaine and saline for cervical anesthesia. Obstet. Gynecol. 87, 600–604.
13. Moseley, J.B., O'Malley, K., Petersen, N.J., et al., 2002. A controlled trial of arthroscopic surgery for osteoarthritis of the knee. N. Engl. J. Med. 347, 81–88.
14. Freed, C.R., Greene, P.E., Breeze, R.E., et al., 2001. Transplantation of embryonic dopamine neurons for severe Parkinson's disease. N. Engl. J. Med. 344, 710–719.
15. Ergina, P.L., Cook, J.A., Blazeby, J.M., et al., 2009. Challenges in evaluating surgical innovation. Lancet 374, 1097–1104.
16. Albin, R.L., 2002. Sham surgery controls: intracerebral grafting of fetal tissue for Parkinson's disease and proposed criteria for use of sham surgery controls. J. Med. Ethics 28, 322–325.

17. Katkhouda, N., Mason, R.J., Towfigh, S., Gevorgyan, A., Essani, R., 2005. Laparoscopic versus open appendectomy: a prospective randomized double-blind study. Ann. Surg. 242, 439–448; discussion 48–50.

18. Poolman, R.W., Struijs, P.A., Krips, R., et al., 2007. Reporting of outcomes in orthopaedic randomized trials: does blinding of outcome assessors matter? J. Bone Joint Surg. Am. 89, 550–558.

19. Haahr, M.T., Hrobjartsson, A., 2006. Who is blinded in randomized clinical trials? A study of 200 trials and a survey of authors. Clin. Trials 3, 360–365.

20. Schulz, K.F., Altman, D.G., Moher, D., 2010. CONSORT 2010 statement: updated guidelines for reporting parallel group randomised trials. BMJ 340, c332.

21. Moher, D., Hopewell, S., Schulz, K.F., et al., 2010. CONSORT 2010 explanation and elaboration: updated guidelines for reporting parallel group randomised trials. J. Clin. Epidemiol. 63, e1–e37.

22. Rich, D.S., 2004. New JCAHO medication management standards for 2004. Am. J. Health Syst. Pharm. 61, 1349–1358.

23. Boutron, I., Estellat, C., Guittet, L., et al., 2006. Methods of blinding in reports of randomized controlled trials assessing pharmacologic treatments: a systematic review. PLoS Med. 3, e425.

24. Martin, B.K., Meinert, C.L., Breitner, J.C., 2002. Double placebo design in a prevention trial for Alzheimer's disease. Control. Clin. Trials 23, 93–99.

25. Moran, G.J., Krishnadasan, A., Mower, W.R., et al., 2017. Effect of cephalexin plus trimethoprim-sulfamethoxazole vs cephalexin alone on clinical cure of uncomplicated cellulitis: a randomized clinical trial. JAMA 317, 2088–2096.

26. Percy, J.S., Stephenson, P., Thompson, M., 1964. Indomethacin in the treatment of rheumatic diseases. Ann. Rheum. Dis. 23, 226–231.

27. Marusic, A., Ferencic, S.F., 2013. Adoption of the double dummy trial design to reduce observer bias in testing treatments. J. R. Soc. Med. 106, 196–198.

28. Stange, R., Schneider, B., Albrecht, U., Mueller, V., Schnitker, J., Michalsen, A., 2017. Results of a randomized, prospective, double-dummy, double-blind trial to compare efficacy and safety of a herbal combination containing Tropaeoli majoris herba and Armoraciae rusticanae radix with co-trimoxazole in patients with acute and uncomplicated cystitis. Res. Rep. Urol. 9, 43–50.

29. Follath, F., Cleland, J.G., Just, H., et al., 2002. Efficacy and safety of intravenous levosimendan compared with dobutamine in severe low-output heart failure (the LIDO study): a randomised double-blind trial. Lancet 360, 196–202.

30. Kerwin, E.M., Kalberg, C.J., Galkin, D.V., et al., 2017. Umeclidinium/vilanterol as step-up therapy from tiotropium in patients with moderate COPD: a randomized, parallel-group, 12-week study. Int. J. Chron. Obstruct. Pulmon. Dis. 12, 745–755.

31. Block, G.A., Bushinsky, D.A., Cheng, S., et al., 2017. Effect of etelcalcetide vs cinacalcet on serum parathyroid hormone in patients receiving hemodialysis with secondary hyperparathyroidism: a randomized clinical trial. JAMA 317, 156–164.

32. Senn, S., 2009. Placebo misconceptions. Am. J. Bioeth. 9, 53–54.

33. Howick, J., 2009. Questioning the methodologic superiority of 'placebo' over 'active' controlled trials. Am. J. Bioeth. 9, 34–48.

34. Miller, F.G., 2009. The rationale for placebo-controlled trials: methodology and policy considerations. Am. J. Bioeth. 9, 49–50.

第**18**章

替代终点和复合终点：到达未知目的地的捷径

临床研究中应该关注重要的研究终点。由于许多原因，事实情况往往并非如此。随着人口健康水平的提高，中风等严重疾病的发病率有所下降，寿命也有所提高。虽然这对公共卫生来说是个好消息，但对于研究人员来说，发生的研究事件较少，是一个日益严峻的挑战。为了发现重要的临床差异，相比以前，开展具有足够统计学效力的前瞻性研究需要更大的样本量和更长的研究时间，或两者兼有。此外，来自监管机构的压力，例如美国食品药品管理局（US Food and Drug Administration，FDA）等审批新产品是非常严苛的，这将对制药公司带来巨大的影响。

　　针对这些问题，在临床研究中有两种解决方法：替代终点（surrogate endpoint）和复合终点（composite outcome）。在这一章中，我们将回顾这两种选择，讨论它们的优缺点，讲述一些臭名昭著的例子，并通常建议不要使用它们。

什么是替代终点（surrogate endpoint）

　　顾名思义，替代终点是重要临床结果的代替物或替代品。一些同义词包括"中间测量"和"替代标记"。这些终点通常是与疾病因果路径有关的血液或体液的生物学实验室检测结果或者影像学结果[1]。遗憾的是，这些测量与疾病因果路径往往是相互平行的，而不是因果关系。常见替代终点的例子有眼压作为青光眼[2]视力丧失的替代终点，或血压作为心肌梗死或中风的替代终点。在肾脏病学中，肾小球滤过率下降、肌酐升高或严重的蛋白尿作为肾功能衰竭的替代终点[3]。

替代终点（surrogate endpoint）的优势

　　替代终点对进行随机对照试验的研究人员有巨大的吸引力，因为它们的效率很高。研究人员不必等待数年才能积累足够的临床事件数量（如骨折、中风或死亡），而是可以通过替代的实验室测量或影像学评价结果，快速并廉价地得到答案。缩短研究时间有助于减少失访偏倚和防止偏离治疗方案。另一个使用替代终点的理由是，感兴趣的临床终点可能是非常昂贵的、有侵入性的或令患者非常痛苦的，以至于受试者认为替代终点更容易接受。临床医生也倾向于接受替代终点，比如作为常规医疗服务一部分的 HbA1c，与糖尿病的晚期并发症相比，其治疗的短期效果很容易观察到。另一个诱人的原因是，替代终点可以让临床医生感到能够掌控某种治疗是如何影响疾病进程的[4]。但如后文所述，这种掌控感往往是没有根据的。

替代终点（surrogate endpoint）的劣势

　　替代终点可能无法测量计划好的目的。一些替代终点会提供模棱两可的结果,浪费资源,并导致临床医生误入歧途[5]。更重要的是,替代终点的改变可能并不会在临床上有获益。事实上,有时在临床决策中使用替代终点还会无意伤害患者。

由于受益于替代终点而批准使用的心血管药物,其带来的危害已被详细记录(框 18.1)。在这些例子中,每一个药物都是根据替代终点而被批准上市的。后来使用真正临床终点的研究结果中发现,它们对生存的影响是相反的[4]。最臭名昭著的例子是,广泛使用抗心律失常药物来抑制急性心肌梗死后的心室应激性。这有望降低心源性猝死的风险。事实上,像恩卡因(encainide)和氟卡因(flecainide)这样的药物可以很好地抑制室性早搏,但患者的死亡风险高达 3 倍,其中的机制尚未知[5]。在美国,有超过 20 万患者在临床实践中接受了这些药物,由于缺乏科学知识,造成了成千上万的患者不必要的死亡。低质量的研究是不符合伦理的,因为它会误导临床医生,并伤害患者[6,7]。

框 18.1　根据替代终点批准上市的药物示例,但随后证据表明该药物可增加患者死亡风险[4]

药物	适应证	替代终点
抑肽酶(aprotinin)	高危心脏手术	减少输血的需求
氯贝丁酯(clofibrate)	健康男性的高胆固醇血症	血清胆固醇降低
恩卡尼(encainide),氟卡尼(flecainide)	心肌梗死后的心室应激状态	减少室性早搏
促红细胞生成素(erythropoietin)	慢性肾脏衰竭引起的贫血	血红蛋白水平增加
氟司喹南(flosequinan)	慢性充血性心力衰竭	心室功能提高
伊波帕明(ibopamine)	严重充血性心力衰竭	提高运动耐力,血管阻力降低
米力农(milrinone)	严重充血性心力衰竭	心脏收缩力增强
美托洛尔(metoprolol)	有心血管风险的患者开展非心脏手术	减少术后心肌缺血
莫索尼定(moxonidine)	充血性心力衰竭	血浆去甲肾上腺素降低

另一个臭名昭著的例子是氟化物治疗骨质疏松症。一项随机试验将氟化物与安慰剂进行比较,观察到骨密度如预期一样增加了35%。然而,矛盾的是那些给予氟化物的受试者的脊椎和非椎体骨折率都有所增加。骨骼变得更致密,但却更脆弱[5]。骨密度测量只是骨骼健康的一个特征,是骨数量,而不是骨质量(活性的生物组分)。

2004 年,FDA 在使用超过 2 年的醋酸甲羟孕酮(DMPA)避孕注射剂[depo-medroxyprogesterone acetate(DMPA) injection]的包装盒上粘贴了一个黑匣子警告(图 18.1)。"黑匣子(black box)"是 FDA 最严重的警告,通常是针对药物潜在危及生命的副作用。但据我们所知,DMPA 是唯一一种未发现与死亡风险有关联的现代避孕药。该警告是基于 DMPA 对骨密度的短暂影响,类似于母乳喂养。正如之前氟化物的例子一样,骨密度并非骨折的有效预测因子[8]。作为对 FDA 警告标签的回应,一些妇科医生开始为青少年选择骨密度测试,并开始给他们开具补充雌激素和双膦酸盐的处方[9]。与之相反的是,世界卫生组织建议对 DMPA 避孕药不做限制(图 18.2)[10]。FDA 基于无效替代终点的黑匣子警告被广泛批评为没有证据[11-13]。

根据降低 2 型糖尿病患者 HbA1c 的研究结果,罗格列酮被批准入市。并且随后的研究表明,该药物可能会导致心肌梗死和心血管疾病死亡风险的增大[14]。这一发现(以及随后 FDA 的黑匣子警告)对该药物的应用产生了较大的负面影响[15,16]。另一个关于更严格控制2 型糖尿病的研究发现,减少这一替代终点会得出通过其他机制致死的悖论[17]。

FDA 还在继续不恰当地使用替代终点[5]。多重耐药结核病是一种致命的感染,对新疗法的需求非常迫切。2012 年,FDA 批准了一种新型药物——贝达喹啉(bedaquiline),这项批准是基于对一个真实性未知的替代终点的结果:患者痰培养结核分枝杆菌从阳性转为阴性。该药物的批准是基于对 47 名和 161 名患者进行的两项中等规模的试验结果,没有通过大规模的临床疗效试验,且对痰培养的影响也并不显著。令人吃惊的是,接受新药治疗的受试者死亡率反而增加了 5倍[15]。由于一些未知的原因,这里的替代终点(痰培养)胜过了真实终点(死亡)[18]。尽管该药具有更高的致死性,但仍获批准。

医师信息

> **警告:骨密度降低**
> 阅读完整的黑匣子警告以查阅全部的处方信息。
> 女性使用醋酸甲羟孕酮避孕注射剂(Depo-Provera CI)可能会引起骨密度的显著降低。使用时间越久,骨流失越多,且不可逆。
> 如果在关键的骨质增生的青春期或青少年初期使用醋酸甲羟孕酮避孕注射剂,在以后的生活中可能会减少骨峰值量,增加骨质疏松性骨折的风险。
> 醋酸甲羟孕酮避孕注射剂不应该作为长期(如,超过 2 年)避孕的方法,除非其他避孕方法都不适合。

图 18.1 截至 2017 年 12 月,美国处方信息(USPI)中有关 Pfizer 公司上市的 Depo-Provera CI(醋酸甲羟孕酮避孕注射液,混悬液) 的 "黑匣子(black box)" 警告

> 关于骨密度和避孕激素,世界卫生组织推荐:
> • 年龄 18~45 岁的女性可以不加限制地使用 DMPA(和其他仅含激素的注射液)。

图 18.2 世界卫生组织关于甲羟孕酮和骨健康的声明

来源:Reproduced with permission of the World Health Organization.

替代终点(surrogate endpoint)的验证

正如 Fleming 和 DeMets 所警告的那样:"相关性并不代表可替代"[19]。在这一警告发出几十年后,许多临床医生、研究人员和药物监管机构仍然不知道这一区别。要验证替代终点必须满足两个条件:首先,替代终点必须与真实临床终点有关联,一般都符合这一标准;其次,替代终点必须充分获取到治疗对真实临床终点的影响,可悲的是,这一标准几乎从未得到满足。要达到这两个标准,至少需要一个前瞻性研究,同时使用替代终点和真实的终点。将使用替代终点作为第一选择的根本原因是为了避免进行如此庞大、昂贵且耗时的研究。因此,此类研究很少开展[5]。

近年来,这种两步验证方法受到了挑战[20]。现在正在考虑采用复杂的方法作为代替[21],会考虑对文献进行 meta 分析。但是,不完整信

息的汇总是无法填补空白的[4]。因此，仍然需要有效的经验证据。

少数替代终点已被确定为有效。对于感染了 HIV 的患者，通过几种不同药物的验证性试验，已表明病毒 RNA 载量可以获得治疗对疾病进展和死亡的影响。其他实例包括：HbA1c 作为糖尿病微血管并发症的替代终点，低密度脂蛋白胆固醇降低作为他汀类药物相关的心血管疾病的替代终点。

术语不统一

用于描述替代终点、风险标志物和生物标志物的术语不一致且令人困惑。为了提供更清晰的术语（terminology），美国国家卫生研究院（the National Institutes of Health，NIH）于 2001 年颁布了有关术语的建议[22,23]。随后，美国医学研究院（现为美国国家医学院）出版了一本 300 多页的学术著作对有关术语进行了阐述[24]。最近，FDA 和 NIH 对术语进行了另一次尝试，这次的重点放在监管上；该知识库的专有缩写为 BEST［生物标志物终点和其他工具（Biomarkers EndpointS, and other Tools, BEST）][25]。

在该文档的词汇表中，替代终点按其可信度进行排序（框 18.2）。

框 18.2　2016 年美国食品药品管理局（FDA）和美国国家卫生研究院（NIH）对研究终点的推荐定义[26]

研究终点（endpoint）

一个试图反映令人感兴趣结果的、并且准确定义的变量，该结果可通过统计分析来解决某个特定的研究问题。研究终点的准确定义通常是指评估的类型、评估的时间、所使用的评估工具以及其他可能的详细信息，例如如何将个体内部的多个评估组合在一起。

临床研究终点（clinical endpoint）

反映患者（或受试者）的感觉、功能或生存情况的特征和变量。例如：死亡。

中间临床研究终点（intermediate clinical endpoint）

在监管环境中，这类临床疗效终点比不可逆转的发病或死亡事件（irreversible morbidity and mortality, IMM）能够被更早地测量到，并且这类终点被认为是可以合理预测医学产品对不可逆转的发病或死亡事件的疗效，或者其他获益。如果这类中间临床研究终点被认为是有临床意义的，那么可以成为产品完全批准的基础。如果不可逆转的发病或死亡事件的效应被认为是评价药物疗效的关键要素，或者是某些能解决危及生命或不可逆转疾病或状况、紧迫需求的医疗器械快速获批的关键要素，则这些终点也可以作为加速批准的基础。

框 18.2 2016 年美国食品药品管理局(FDA)和美国国家卫生研究院(NIH)对研究终点的推荐定义[26](续)

举例:运动耐力已被用作心力衰竭装置治疗试验的中间临床终点。

举例:一项早产的治疗被批准是基于延迟分娩的证明。在加速批准下,为证明长期的产后结果得到改善,申办方被要求进行上市后的研究。

替代终点(surrogate endpoint)

在临床试验中,用患者感受、机能或生存状况的直接测量作为替代的终点。替代终点并非对所关心的主要临床获益直接进行估算,而是期望基于流行病学、治疗、病理生理学或其他科学证据能够预测临床获益或危害。

站在美国监管机构的角度,根据是否经过临床验证,可将替代终点和潜在的替代终点分为以下几个等级:

已验证的替代终点(validated surrogate endpoint)

该终点有清晰合理的机制作为支撑,并且有临床数据能够提供有力的证据证明替代终点的效应可以预测临床获益。因此,该终点可被用作支持药物或器械批准上市,不需要提供额外的有效性证据。

举例:HbA1c 下降,经验证被认为是糖尿病微血管并发症的替代终点,并被用作批准治疗糖尿病药物上市的依据。

举例:HIV-RNA 的减少是人类免疫缺陷病毒(HIV)临床疾病控制的一个有效替代终点,并已被用作治疗 HIV 药物的批准基础。

举例:低密度脂蛋白胆固醇(LDL)减少被认为是心血管事件减少的验证替代终点,并被用于批准他汀类药物。

举例:血压降低被认为是中风、心肌梗死和死亡发生率降低的有效替代终点,并被用于批准治疗高血压的药物上市。

合理的可能替代终点(reasonably likely surrogate endpoint)

该终点有清晰合理的机制和 / 或流行病学原理作为支撑,但是没有充分的临床数据能够验证该替代终点。该替代终点可以用于加速药物或医疗器械的上市审批,在用于加速药物上市审批时,还需提供额外的试验数据。这些数据主要是在药物上市后收集到的,用于评估干预措施的临床获益的终点测量,目的是核实是否合理的可能替代终点可以在特定的研究环境下预测临床获益。

举例:6 个月的治疗随访结局(如,痰培养情况及感染复发率)已被认为是预测肺结核治疗的合理的可能终点,并用于支持结核治疗药物的上市审批加速。

候选替代终点(candidate surrogate endpoint)

有临床疗效预测能力的研究终点。

除了这个毫不谦虚的首字母缩略词外,BEST 指南还会让人觉得是在谋私利。死亡风险异常增加,但在"合理的可能性"的名义下还是批准了一种基于痰培养的药物(可能是贝达喹啉)[15,18]。这一批准实在仍令人费解。

证据级别（level of evidence）

先前我们已经提出了替代终点科学可信度的三个层次[27]。第一层是科学原理，即基于观察和实验获得的周围世界的系统知识。第二层是原始科学，可以认为是新生科学。它的理论和应用都是基于科学原理，包括可测试性，但这些理论并没有受到严格的审查。例如，板块构造理论随后通过其机制研究得到证实。炼金术的原始科学发展出了化学学科，而占星术发展出了天文学。

最底层是伪科学。它不坚持科学理论和经验检验，相反，它依赖于人们强烈的信念。原始科学可以上升到科学理论，它也可以下降到伪科学。尽管炼金术催生了化学科学，但今天没有人会认为贱金属可以转化为黄金。尽管占星术很受欢迎，但没有科学家会支持星象能够影响人类事件的理论[28]。

Fleming 和 Powers[1]根据科学可信度将替代终点分为四个级别（框18.3）。1 级包括真正重要的临床终点。2~4 级均为替代终点，其有效性逐渐降低。值得注意的是，只有 2 级替代终点已被验证了。在设计验证性的临床试验时，应避免使用 4 级终点。

框 18.3　结局测量的分类（根据疗效的证据水平）

括号内的表示复合终点

1级　真正的临床有效性结局测量

（在获益的证据背景下，有关风险的证据是可接受的。）

- 死亡。
- ［死亡或再入院］用于心衰患者。
- ［死亡、肺移植或因肺动脉高压再入院］用于肺动脉高压患者。
- ［心血管死亡、卒中或有症状的心肌梗死］用于急性冠脉综合征患者。
- ［卒中或系统性栓塞事件］用于房颤疾病。
- 扩展的残疾状况量表评分（EDSS）进展到 7（例如，被轮椅束缚），用于多发硬化症。
- 最佳矫正视力下降 15 个字母，用于老年性黄斑变性。
- ［咳嗽、呼吸困难、胸痛或发热（定义为有症状的发热和寒战）］用于社区获得性肺炎。

框 18.3   结局测量的分类（根据疗效的证据水平）（续）

- 疼痛或关节功能丧失，用于骨关节炎或类风湿性关节炎。

- 有症状的骨折。

- 皮肤损伤部位的疼痛，用于急性细菌性皮肤和皮肤结构感染。

2 级   已验证的替代终点（针对特定的疾病和干预级别）

（当干预措施是安全的，有强证据表明因偏离目标而带来的风险是可以接受的。）

- 有关微血管并发症长期风险的临床效应：HbA1c，用于 2 型糖尿病。

- ［死亡或癌症复发］用于以 5- 氟尿嘧啶为基础的结直肠癌辅助化疗。

- 收缩压和舒张压，用于多种抗高血压药物。

- 6 分钟步行试验提高超过 40m，用于肺动脉高压疾病。

- HIV 感染，如果预防艾滋病毒的干预机制仅降低了易感性，而不是在发生感染时降低了疾病的进展或传染性。

3 级   一类未经验证的，但被认为是"有可能预测临床获益"的替代终点（针对特定的疾病和干预级别）

（当干预措施是安全的，有证据表明因偏离目标而带来的风险是可以接受的。）

- 对病毒载量有较大且持久的作用，用于某些治疗 HIV 感染的研究中。

- 持久的完全缓解，用于某些血液学肿瘤。

- 对无进展生存率的较大作用，用于某些实体瘤。

4 级   一类可以衡量生物活性的相关因子，但关联性不高

- CD-4，用于感染 HIV 的人群。

- 发热（如果定义为体温升高），用于社区获得性细菌性肺炎人群。

- 耐万古霉素肠球菌（VRE）水平降低，用于预防胃肠道耐万古霉素肠球菌（VRE）血症。

- 金黄色葡萄球菌水平降低，用于预防伤口或血液感染。

- 红细胞比容，用于化疗相关的贫血或肾脏疾病终末期。

- 抗体水平和细胞介导的免疫应答，用于预防 HIV 的疫苗研究。

- 尿葡糖氨基葡聚糖（GAG）和尿硫酸角质素（KS）水平，在如 I 型黏多糖代谢病（MPS- I）、II 型黏多糖代谢病（MPS-II）和 IV 型黏多糖代谢病（MPS- IV）这类罕见疾病的研究中。

- 前列腺特异性抗原（PSA）水平或前列腺癌切片结果，用于预防前列腺癌或死亡。

- 内镜检查发现无症状溃疡，用于预防症状性溃疡。

> **框 18.3　结局测量的分类（根据疗效的证据水平）（续）**
>
> - 1 秒用力呼气量（FEV-1）和用力肺活量（FVC），用于肺部疾病。
> - 无症状心肌梗死，用于心血管疾病。
> - 无症状骨折率，用于预防有症状疾病。
> - 阴性培养和聚合酶链反应测试，用于治疗各类传染病。
>
> 来源：Fleming and Powers[1]。

未来发展之路

　　替代终点在临床研究中的作用有限。基于未经证实的替代终点作出临床决策，无论是药物监管批准还是治疗选择，都是不科学的，有时甚至是致命的[5]。正如几十年前指出的那样，没有经过严格科学验证的临床直觉都被证明会是极易出错的指南针。对于进展缓慢但会致命的疾病，如肌萎缩性侧束硬化症，替代终点可能是一个合理的选择[4]。对于不能达到足够样本量的罕见疾病，可以使用替代终点，前提是在结果解释时要包含强烈警告。在更多情况下，试验应侧重于重要的结局。

　　使用未经证实的替代终点进行研究是不符合伦理的，其中还有很多其他原因。有成千上万篇文献报告了关于未知有效性的替代终点结果。在撰写本书时，PubMed 中已有 1 800 多个报告研究了"口服避孕药"和"凝血"。在付出了巨大的无谓的努力之后，人们终于达成了共识：没有任何凝血试验能预测哪些妇女会遭受罕见的严重事件，例如静脉血栓栓塞[29]。死马不用鞭，监管机构应停止开展那些不能进行任何预测的凝血研究。由于研究的资金和资源有限，所以每项产生无法解释结果的研究都会对健康产生负面影响。研究人员对社会应有责任感。

复合终点（composite outcome）

　　像替代终点一样，复合终点通常也不能很好地解决统计能力不足的问题。复合终点是由 2 个或更多单独终点事件所组成。如果受试者发生了 1 个或多个终点事件,即发生了复合终点[30]。通过将单个终点事件组合到一起,结果事件的数量与统计学效力都会增加。这种方法广泛用于心血管试验[31]、HIV 试验[32]和少数其他研究领域[33]。在心血管病研究中,许多临床试验通过检验药物对多个终点事件组成的"MACE(major adverse cardiovascular event,主要不良心血管事件)"事件的影响来判断疗效。该复合终点可能包括心肌梗死(致死性和非致死性)、中风和死亡。

将多个终点合并为 1 个复合终点是对几个通常都无法满足的假设的预测。各组成结果的严重程度应相等,频率应相似,各组成结果的作用方向应一致,各组成结果对受试者的重要性也应相同[31,34]。如果不满足这些标准,则对结果进行临床解释可能很难。由于事件数量较多,试验可能具有更高的精度,但是当目标不清晰时,更高的研究精度也是徒劳。

复合终点(composite outcome)的优势

复合终点具有几个优点。最重要的好处是提高统计效率。随着终点事件数量的增加,所需的样本量也会减少,从而节省了金钱和时间。但是,如第 11 章所述,样本量与把握度之间的关系不是线性的。假设某项试验中,严重不良事件的发生率为 5%,希望降低 25% 的发生率。在把握度为 80%,alpha 值为 0.05,将需要 8 000 多名患者(由于事件的频率不高)。如事件发生率为 20%,则需要的很少的受试者就可以获得同样的效应量[34]。这就提高了统计效率。

使用复合终点可避免因进行多次结果比较(multiple testing)所带来的统计调整(第 19 章)。完成多次统计检验后,出现 alpha 错误(假阳性)的可能性就会增加。复合终点可以反映出对受试者的净获益或损害。前提条件是所有结果组成均被视为同等重要。最后,复合终点的使用可以避免对主要结果和次要结果的选择。如果所有要素均被视为同等重要,那么所有要素在综合结果中的权重均相等[35]。

另一个潜在的优势是避免对来自竞争风险的结果进行误解。举例说明,终点 A 的发生率降低可能是由于终点 B 发生率增加造成的,从而使发生 A 变得不可能[36]。在心血管疾病的临床试验中，竞争风险是一个普遍关注的问题。假设非致死性心肌梗死是新药试验的重点。如果与新药相关的死亡率高于标准药物，接受该新药治疗的只有较少数的受试者，将继续存活并且有发生非致命性梗死的风险。因此，人们可能会错误地得出结论，由于死亡的竞争风险，新药降低了非致死性心肌梗死的风险[37]。

一项著名的产科临床试验证实了，预期早产时，静脉内给予硫酸镁后对神经的保护作用[38]。主要结果之一是复合终点：2 岁时死亡或脑瘫。由于将这些终点与不同的"经济、社会或临床价值"终点结合在一起，研究人员备受指责。作者则巧妙地指出，如果一个孩子已经死亡，则在两岁时就不会有运动功能障碍[33]。由于镁的摄入与脑瘫的减少有关，因此研究人员需要排除由于镁摄入导致了死亡从而引起脑瘫人数降低的可能性。

复合终点（composite outcome）的劣势

复合终点具有重要的局限性。如果各组成终点对受试者有不同的重要性（定性异质性），那么结果解释可能会很困难[37]。如果一种药物降低了心肌梗死的风险，同时却增加了中风的风险，受试者得出什么结论？在另一个例子中，假设心血管试验的复合终点包括"死亡或脑出血，或心电图中出现新的病理学 Q 波"。如果治疗显著降低了心电图异常的受试者人数，轻度增加了中风，对死亡的影响微乎其微，该试验如何解释[39]？这种药比传统疗法有提高吗？当终点组成包括真正的临床终点，未经验证的替代终点时，可能会带来混淆。

当不同的终点组成之间存在异质性时，这些研究就会误导读者。在 DREAM 试验中[40]，超过 5 000 名血糖不耐受但没有心血管疾病的受试者随机接受罗格列酮或安慰剂治疗（框 18.4）。

该研究报告的讨论部分第一段是这样开始的：

这项大型、前瞻性、设盲的国际临床试验表明，每天 8mg 罗格列酮，加上生活方式的改善，在糖尿病高危人群中降低了 60% 的糖尿病或死亡风险[40]。

框 18.4   血糖不耐受的受试者接受罗格列酮治疗的临床试验中的复合终点和终点组成[40]

终点事件	终点的发生频率		风险比(95%CI)
	罗格列酮组	安慰剂组	
复合终点(糖尿病或死亡)	11.6	26	0.4(0.35~0.46)
糖尿病	10.6	25	0.38(0.33~0.44)
死亡	1.1	1.3	0.9(0.55~1.5)

马虎的读者很容易解读为死亡风险降低了60%——这样一个显著的获益。然而,正如框18.4所示,这个复合终点几乎完全是新糖尿病的减少,对死亡的影响可以忽略不计。如果事件的发生频率或各终点组成的相对风险不同[质的异质性(qualitative heterogeneity)],则结果解释可能会有挑战性。相反方向的治疗效果会使复合终点对各个组成结果的估计信息不足。

复合终点必须在研究方案中预先设定[37]。有时为了追求统计学显著性,研究者会在分析过程中将各终点拼凑在一起[41]。如果事先设定的多个主要终点均未达到统计显著性,将多个终点的结果拼凑在一起确实可以将试验推到统计学显著的区域[36]。读者应该忽略那些根据事后(post hoc)复合终点生成的研究报告。这些研究人员可能是"折磨数据直到他们开口说话"。这种"采摘樱桃"既不合适又容易误导人[30]。

确定样本量仍然非常具有挑战性。当各终点组成的作用不同或治疗效果的方向不同时,什么是复合终点中重要的临床差异?一个相关的问题是,常见的、次要的终点组成(如再入院)比不太常见的、更严重的终点组成(如死亡)对复合终点的贡献更大。严重的和高度评价的终点对复合终点的贡献最小,因为它们是罕见的[36]。小事件的治疗效果可能比更严重事件的影响更大(见框18.4)。

复合终点可能会误导。与传统疗法相比,一种新的药物可以减少住院次数,但死亡人数更多,可能会被误认为优于传统疗法,这是因为与传统疗法相比，新药的复合事件发生率降低。如果可以选择的话，我们大多数人宁愿躺在病床上也不愿躺在棺材里。换句话说，复合终点的相对风险更能代表对次要、常见终点的影响[34]。为避免这一问题，任何复合终点的报告都需要提供每个组成终点的发生频率[35]。

当代科学研究中的复合终点（composite outcome）

调查评估了复合终点在当代临床研究中的应用，结果并不令人鼓舞。Lim 及其同事调查了 2000—2007 年发表在某一期刊样本上的所有使用复合终点的双臂随机对照试验[42]。在这 304 份研究报告中，复合终点的组成数量中位数为 3。试验规模越小，复合终点的组成数量就越多，以此来增加事件数量（怀疑得到了证实）。线性回归结果表明，复合终点中每增加 1 个终点，试验的受试者会减少 721 人。复合终点的 P 值分布是不对称的，分布在低于阈值 0.05 的比例超出预期。这意味着要么是发表偏倚，要么是复合终点的 P 值操纵（P hacking）。在这些临床试验中，死亡对复合终点的影响很小。更常见的事件，如血运重建，是复合终点发生的主要组成部分。

另一项调查回顾了 2008 年发表的 40 个具有二元复合终点的试验结果，其中大多数是心血管试验[30]。大多数试验（70%）没有解释选择复合终点的理由。在大多数试验中，各组成终点的临床重要性有所不同。许多研究者将住院治疗和死亡作为同等重要的终点。在已发表研究报告的各个部分中更改复合终点的定义也是非常常见的。只有 60% 的研究报告提供了复合终点和各组成终点事件的结果。最令人担忧的是，大多数发现复合终点有显著意义的研究报告都错误地暗示，复合终点的整体效应等价于其中某一最重要组成终点的效应。

结论

一般来说，在临床研究中应避免使用替代终点和复合终点。替代终点需要在使用前进行验证。基于无效的替代终点结果带来的临床实践的改变会导致不必要的死亡和痛苦。这显然是不符合伦理的[27,29]。对于复合终点，应遵循指南[37,42-44]。然而，在目前的实践中，复合终点往往在临床上是不合理的,且使用理由不充分。由于报告的不完整,读者可能会错误地推断结果对复合终点的所有组成成分都同样适用,但情况并非总是如此[40]。

　　一句医学格言指出"差别之所以称之为差别,必须确有不同",我们同意。临床研究应该关注重要的结局。对统计显著性的担忧是本末倒置的。真实性比精确性更重要。如果临床试验完成得好,且没有偏倚,那么应用临床上重要的结局,将对医学进步有重要贡献。反之,那些在统计学上有显著意义,但都是无效的替代终点或令人困惑的复合终点的临床试验不仅没有帮助,而且可能致命[5]。患者值得我们做得更好。

(吕敏之　译,王吉耀　校)

参考文献

1. Fleming, T.R., Powers, J.H., 2012. Biomarkers and surrogate endpoints in clinical trials. Stat. Med. 31, 2973–2984.
2. Medeiros, F.A., 2015. Biomarkers and surrogate endpoints in glaucoma clinical trials. Br. J. Ophthalmol. 99, 599–603.
3. Samuels, J., 2016. Use of surrogate outcomes in nephrology research. Adv. Chronic Kidney Dis. 23, 363–366.
4. Svensson, S., Menkes, D.B., Lexchin, J., 2013. Surrogate outcomes in clinical trials: a cautionary tale. JAMA Intern. Med. 173, 611–612.
5. Grimes, D.A., Schulz, K.F., 2005. Surrogate end points in clinical research: hazardous to your health. Obstet. Gynecol. 105, 1114–1118.
6. Altman, D.G., 1994. The scandal of poor medical research. BMJ 308, 283–284.
7. von Elm, E., Egger, M., 2004. The scandal of poor epidemiological research. BMJ 329, 868–869.
8. Cefalu, C.A., 2004. Is bone mineral density predictive of fracture risk reduction? Curr. Med. Res. Opin. 20, 341–349.
9. Paschall, S., Kaunitz, A.M., 2008. Depo-Provera and skeletal health: a survey of Florida obstetrics and gynecologist physicians. Contraception 78, 370–376.
10. World Health Organization. WHO Statement on Hormonal Contraception and Bone Health. http://www.who.int/reproductivehealth/publications/family_planning/hc_bone_health/en/, accessed 27 March 2006.
11. Shulman, L.P., Bateman, L.H., Creinin, M.D., et al., 2006. Surrogate markers, emboldened and boxed warnings, and an expanding culture of misinformation: evidence-based clinical science should guide FDA decision making about product labeling. Contraception 73, 440–442.
12. Kaunitz, A.M., Grimes, D.A., 2011. Removing the black box warning for depot medroxyprogesterone acetate. Contraception 84, 212–213.
13. Cromer, B.A., Scholes, D., Berenson, A., et al., 2006. Depot medroxyprogesterone acetate and bone mineral density in adolescents—the Black Box Warning: a Position Paper of the Society for Adolescent Medicine. J. Adolesc. Health 39, 296–301.
14. Nissen, S.E., Wolski, K., 2007. Effect of rosiglitazone on the risk of myocardial infarction and death from cardiovascular causes. N. Engl. J. Med. 356, 2457–2471.
15. Avorn, J., 2013. Approval of a tuberculosis drug based on a paradoxical surrogate measure. JAMA 309, 1349–1350.

16. Ahuja, V., Sohn, M.W., Birge, J.R., et al., 2015. Geographic variation in rosiglitazone use surrounding FDA warnings in the Department of Veterans Affairs. J. Manag. Care. Spec. Pharm. 21, 1214–1234.

17. Gerstein, H.C., Miller, M.E., Byington, R.P., et al., 2008. Effects of intensive glucose lowering in type 2 diabetes. N. Engl. J. Med. 358, 2545–2559.

18. Geffen, N., 2016. Anything to Stay Alive: The challenges of a campaign for an experimental drug. Dev. World Bioeth. 16, 45–54.

19. Fleming, T.R., DeMets, D.L., 1996. Surrogate end points in clinical trials: are we being misled? Ann. Intern. Med. 125, 605–613.

20. Prentice, R.L., 1989. Surrogate endpoints in clinical trials: definition and operational criteria. Stat. Med. 8, 431–440.

21. Lassere, M.N., 2008. The Biomarker-Surrogacy Evaluation Schema: a review of the biomarker-surrogate literature and a proposal for a criterion-based, quantitative, multidimensional hierarchical levels of evidence schema for evaluating the status of biomarkers as surrogate endpoints. Stat. Methods Med. Res. 17, 303–340.

22. Biomarkers and surrogate endpoints: preferred definitions and conceptual framework, 2001. Clin. Pharmacol. Ther. 69, 89–95.

23. De Gruttola, V.G., Clax, P., DeMets, D.L., et al., 2001. Considerations in the evaluation of surrogate endpoints in clinical trials. summary of a National Institutes of Health workshop. Control Clin. Trials 22, 485–502.

24. IOM (Institute of Medicine). 2010. Evaluation of Biomarkers and Surrogate Endpoints in Chronic Disease. The National Academies Press, Washington, DC.

25. Robb, M.A., McInnes, P.M., Califf, R.M., 2016. Biomarkers and surrogate endpoints: developing common terminology and definitions. JAMA 315, 1107–1108.

26. FDA-NIH Biomarker Working Group. 2016. BEST (Biomarkers, EndpointS, and other Tools) Resource. U.S. Food and Drug Administration, Silver Spring, MD.

27. Grimes, D.A., Schulz, K.F., Raymond, E.G., 2010. Surrogate end points in women's health research: science, protoscience, and pseudoscience. Fertil. Steril. 93, 1731–1734.

28. Horton, R., 2000. From star signs to trial guidelines. Lancet 355, 1033–1034.

29. Stanczyk, F.Z., Grimes, D.A., 2008. Sex hormone-binding globulin: not a surrogate marker for venous thromboembolism in women using oral contraceptives. Contraception 78, 201–203.

30. Cordoba, G., Schwartz, L., Woloshin, S., Bae, H., Gøtzsche, P.C., 2010. Definition, reporting, and interpretation of composite outcomes in clinical trials: systematic review. BMJ 341, c3920.

31. Goldberg, R., Gore, J.M., Barton, B., Gurwitz, J., 2014. Individual and composite study endpoints: separating the wheat from the chaff. Am. J. Med. 127, 379–384.

32. Wittkop, L., Smith, C., Fox, Z., et al., 2010. Methodological issues in the use of composite endpoints in clinical trials: examples from the HIV field. Clin. Trials 7, 19–35.

33. Ross, S., 2007. Composite outcomes in randomized clinical trials: arguments for and against. Am. J. Obstet. Gynecol. 196, 119.e1–119.e6.

34. Tomlinson, G., Detsky, A.S., 2010. Composite end points in randomized trials: there is no free lunch. JAMA 303, 267–268.

35. Heddle, N.M., Cook, R.J., 2011. Composite outcomes in clinical trials: what are they and when should they be used? Transfusion (Paris) 51, 11–13.

36. Myles, P.S., Devereaux, P.J., 2010. Pros and cons of composite endpoints in anesthesia trials. Anesthesiology 113, 776–778.

37. Ferreira-Gonzalez, I., Permanyer-Miralda, G., Busse, J.W., et al., 2007. Methodologic discussions for using and interpreting composite endpoints are limited, but still identify major concerns. J. Clin. Epidemiol. 60, 651–657; discussion 8–62.

38. Crowther, C.A., Hiller, J.E., Doyle, L.W., Haslam, R.R., 2003. Effect of magnesium sulfate given for neuroprotection before preterm birth: a randomized controlled trial. JAMA 290, 2669–2676.

39. Ferreira-Gonzalez, I., Alonso-Coello, P., Sola, I., et al., 2008. Composite endpoints in clinical trials. Rev. Esp. Cardiol. 61, 283–290.

40. Gerstein, H.C., Yusuf, S., Bosch, J., et al., 2006. Effect of rosiglitazone on the frequency of diabetes in patients with impaired glucose tolerance or impaired fasting glucose: a randomised controlled trial. Lancet 368, 1096–1105.

41. Bin Abd Razak, H.R., Ang, J.E., Attal, H., Howe, T.S., Allen, J.C., 2016. P-hacking in orthopaedic literature: a twist to the tail. J. Bone Joint Surg. Am. 98, e91.
42. Lim, E., Brown, A., Helmy, A., Mussa, S., Altman, D.G., 2008. Composite outcomes in cardiovascular research: a survey of randomized trials. Ann. Intern. Med. 149, 612–617.
43. Freemantle, N., Calvert, M., Wood, J., Eastaugh, J., Griffin, C., 2003. Composite outcomes in randomized trials: greater precision but with greater uncertainty? JAMA 289, 2554–2559.
44. Montori, V.M., Permanyer-Miralda, G., Ferreira-Gonzalez, I., et al., 2005. Validity of composite end points in clinical trials. BMJ 330, 594–596.

第19章
随机试验中的多重性 I：终点及治疗

多重性问题的产生是由于研究者考虑了许多额外的终点和多种治疗组的比较。一个临床试验可以产生数以千计的比较。研究者可能仅报道统计学上有显著意义的比较，如果不是故意的，那么是一种不科学的做法；如果是故意的，这就是一种欺骗性的做法。研究者应该报道所有分析过的终点和比较过的治疗。有些统计学家建议对这些多重性问题进行统计学校正。简单来说，他们的无效假设是治疗对所有主要的终点事件无疗效，反之，备择假设是对其中一个或多个终点事件有效。一般来说，对多重性的统计学校正可以提供对无关紧要问题的粗略答案。如果临床决策完全依赖于其中一个或多个主要终点事件是否具有显著性，那么研究者必须进行校正。在这种情况下，校正在一定程度上解救了漫无目标的扫射式分析。读者需要意识到那些潜在的未被报道的分析。

　　许多临床试验的分析性问题来自与多重性有关的争议。研究者有时负责地解决这个问题,但也有些人忽视这一问题,或者对带来的后果视而不见。通俗地说,有些研究者一直在拷打数据直到它们发声。他们比较额外的终点,操控组间比较,做很多亚组分析,重复进行期中分析(interim analysis)。由于研究者增加了没有设计过的分析使分析过程变得更加困难。理论上一个临床试验可以产生数以千计的比较,在这种情况下,许多统计学上的显著结果仅仅是机遇造成的。一些统计学家建议通过校正来解决这一问题,遗憾的是,校正带来的问题经常比解决的问题更多[1,2]。

　　多重性问题由几个因素造成。这里我们阐述的主要是多个终点和多项治疗(endpoints and treatments)。在下一章节里我们将阐述亚组分析和期中分析(第 20 章)[3]。对多重性的看法是充满争议和复杂的[4-7]。在如何处理多重性的方法上,各种观点相去甚远(框19.1)[1,5,8-10]。多重性问题引发了激烈的辩论[11]。

框 19.1　统计学对多重性校正(adjustment for multiplicity)的不同观点

　　一些统计学家支持对多重比较进行校正,但另一些则反对。

　　"一些近期发表的文章在热烈的争论多重比较问题。但我认为……让以下观点达成一致是比较困难的……[8]"

　　"多重比较不需要进行校正[5]。"

　　"Bonferroni 校正(Bonferroni adjustment)说好听点儿是多余的,说难听点儿是对统计推断有害的[1]。"

　　"每进行一次假设检验 I 类错误就会累积,研究者应该对此进行控制[9]。"

　　"流行病学及公共健康研究领域的研究者应报道 I 类错误是如何定义和校正的,包括多次的统计学检验[10]。"

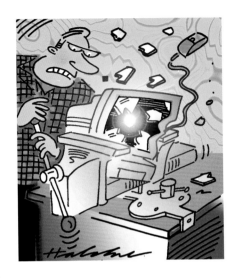

争议问题

　　多重性引发的问题对于研究者和读者是相同的，有两个主要的理由。首先，研究者应该报告所有已经实施的分析比较。遗憾的是他们有时会隐藏完整的分析，破坏读者对结果的理解。其次，如果研究者恰当地报告了所有的比较，统计学家会因多重比较而提出进行统计学校正。研究者想知道是否需要进行校正，以及读者是否期望看到它们。

　　多重性会增加统计检验的总体错误。 I 类错误（type I error）（α）提示了在两个因素无关的假设下，因为机遇观察到两者相关的可能性。它告诉读者发生假阳性（false positive）结果的可能性（第 11 章）[12]。当进行多次独立的相关性检验时就会产生问题。如果用 d 来表示比较的次数，那么至少得到 1 个阳性结果的可能性是 $1-(1-\alpha)^d$。通常情况下，我们设定 $\alpha=0.05$。因此，如果进行 10 次独立的相关性检验，在无效假设下，那么至少 1 次检验结果为阳性的概率[$1-(1-0.05)^{10}$]为 0.4。换句话说，进行 10 次独立的相关性检验至少发生 1 次假阳性的概率是 40%。然而，无论是进行了 1 次检验还是百万次检验，对于每一次单一的比较而言，发生假阳性的概率仍是 0.05（5%）[5]。

推荐使用的统计学方法

多数统计学家建议通过减少比较的次数来解决多重性问题。如果进行了多次检验，一些统计学家建议校正那些在研究中进行了 d 次比较后的假阳性发现的总体可能性，即 α。作者经常使用 Bonferroni 校正（Bonferroni adjustment），简而言之，如果一个试验在 α 水平检验比较，那么所有的多次比较应该在 α/d 的显著性水平，而不是 α 水平[6,13]。因此，当 α 为 0.05，进行 10 次比较，那么每次检验的显著性水平应该是 0.005。同样，研究者可以使用原来的 α，但把每个得到的 P 值（P value）乘以 d[11,14]。一个试验进行了 10 次比较，观察到的 P 值 =0.02，此时校正的 P 值即为 0.2。值得注意的是，Bonferroni 方法会使 Ⅱ 类错误（type Ⅱ error）（β）增大，因此此会减弱统计把握度[1]。

然而，Bonferroni 校正常常强调错误的假设（无效假设）[1,7]。它假设存在一个通用的无效假设，可以简单定义为对所有研究终点（endpoint）而言，检验两组是相同的（不存在差异）。备择假设是在一个或多个终点中，两组存在差异。在医学研究中，这种假设提出的常常是个无关紧要的问题。临床上，一个相似的情形可能是："……医生为同一个患者申请了 20 种不同的实验室检查，结果除了被告知其中几项是异常的以外，没有进一步的有价值信息"[1]。"控制至少其中有一个假设被拒绝的概率常常太过严苛，且对研究者而言没有任何意义"[15]。Rothman 是这样写的："怀抱这种通用的无效假设是对现实世界信仰的搁置，进而质疑经验论（empiricism）的前提"[5]。

药物的监管需要明确的是或否的答案，推动着多重性校正的发展。校正符合假设检验的范式——支持或不支持——是药物监管所需要的。然而在大多数发表的医学研究中，我们推荐用区间对效果进行估计（如相对危险度和可信区间）而不是假设检验[仅用 P 值（P value）][16]。我们建议在多数临床决策研究中避免多重性校正。

多个终点（multiple endpoints）

虽然随机对照试验的理想设计和分析依赖于主要终点，但研究者常常会分析一个以上的终点[17]。最糟的对多重性的滥用是那些背后的、未报道的数据挖掘(data-dredging)。研究者对多个终点进行了分析,但却只报道有利的有统计学显著意义的比较。不报道所有的比较,如果不是故意的,那么是一种不科学的做法;如果是故意的,就是一种欺骗性的做法。"事后选择具有显著性治疗差异的终点事件是一种欺骗性的做法,一定会过高估计治疗效果"[14]。研究者必须停止这种欺骗性的做法。

　　研究者应该限制对主要终点检验的次数。在研究方案中预先设定主要研究终点或研究终点。关注研究提高试验实施的简单可行性和结果的可信性。在数据分析阶段也要遵循试验方案。方案以外的数据挖掘应标明和完全报道。令人失望的是,试验报道往往包含研究方案中未提及的终点检验而忽视了方案原先设定的主要分析[18]。保证研究者遵循方案的安全措施可提供帮助(例如《柳叶刀》杂志要求所有随机对照临床试验提供试验方案,并进行追踪),不过更广泛的注册和发表试验方案是有意义的。最后一点,研究者必须报道所有已做过的比较[19-22]。

　　部分研究者提倡对多重性进行统计学的校正[17],在他们对多重性进行分析时,声称多达 75% 的试验有多个主要终点应行校正,但他们没有证据说明做多重结局性分析的研究者采用了需要校正的决策标准(例如检验通用的无效假设)。

　　对多个终点进行统计学校正可能会影响结果解释。例如,假设研究者开展了一项随机对照临床试验,比较一种新型抗生素和传统抗生素对预防子宫切除术后发热发生率的差异。设计发热作为主要终点,结果显示新药组发热有 50% 的下降[相对危险度 0.50(95%CI 0.25~0.99),$P=0.048$]。注意到统计学上有显著意义的结果。现在假设他们设计了两个主要终点:伤口感染和发热。和许多临床试验的典型情况一样,终点事件是高度相关的。除了发现新药组发热减少 50% 以外,研究者还发现伤口感染也下降了 52% [0.48(0.24~0.97),$P=0.041$]。一些统计学家的观点是研究者应该对多重比较进行校正,如上所述,用 Bonferonni 对多重比较的校正方法,估计每一个主要终点在校正的统计学显著意义水平的 α,需要除以已经比较过的次数。在这个例子中,有两个比较(伤口感染和发热),α 应该除以 2,对于 α=0.05 显著性水平的 α 即为 0.05/2=0.025。因此在两个终点的校正后,在常规的 0.05 水平就没有显著性了,因此结果是不确定的(阴性)。

　　然而,经验丰富的临床试验专家却不这么看结果。伤口感染是加强而不是减弱了发热这一终点结果。临床医师因为其生物学知识了解这两个终点事件高度相关。增加伤口感染这第二个终点事件后观察到了相似结果,让人们觉得观察到的发热发生率确实降低,但进行校正会破坏这些基本的发现且不符合逻辑[1]。这好比一个医生发现患者的血红蛋白含量下降,但是不判断它是否值得治疗,因为他同时发现该患者的红细胞比容异常。

　　事实上,一些统计学家也赞成在前面提到的例子中无须进行正规的多重性校正(adjustment for multiplicity)。一些之前倾向于多重性校正的统计学家在某些临床决策情况下也认为不应该进行校正[4]。例如,如果研究者宣布一项治疗有效,所有的终点事件结果都有显著性,或大多数(在方案中已确定的)都有显著性,那么对多重性的校正不是必需的[4]。

　　即使在最好的情况下,最被提倡用于多重性的 Bonferroni 校正(Bonferroni adjustment)也是一种过度校正。当终点事件互相相关时,它会是一种严重的过度校正[4,14],而这种情况非常常见。对 P 值过度校正后影响了对试验结果的解释。对多重比较校正"机械化,因此简化了解释的问题,否定了在大量数据中许多信息的价值"[5]。临床见解还是相当重要的。研究者需要关注那些终点事件的发生数量少但有临床意义的终点,同时报告所有终点的检验结果。如果有多个主要研究终点,研究者必须在讨论中阐述附加的终点是加强还是减弱了该研究的核心发现。常规的多重性校正常常是减弱而不是增强解释。

复合终点(composite endpoints)

　　复合终点(结局)缓解多重性问题[23]。如果任何一项前瞻性定义的复合终点的任一组分事件发生时,复合终点就发生了(第18章)。例如,当心梗、卒中或心血管死亡发生时,一个心血管事件复合终点就发生了。如果事先设计将复合终点作为主要终点,可以避免对各组分单独检验所致的多重比较问题。而且,复合终点常常有较高的事件发生率,从而增加了检验把握度,或者减少了需要的样本量。因此,研究者们常采用复合终点不足为奇[23]。

　　然而,复合终点有时会造成结果解释上的困难。例如,某一临床试验显示服用阿司匹林降低以往定义的心血管复合终点事件(心肌梗死、卒中、心血管死亡)达 18%[相对危险度 0.82(95%CI:0.70~0.96)]看上去是一个有价值的结果[24]。然而,进一步观察各个组分发现,它降低 44% 的心梗,增加 22% 的卒中,对心血管死亡没有影响。18% 的下降对于更重要的终点事件死亡和卒中来讲是没有意义的[24]。复合终点往往缺乏临床相关性(第 18 章)[25]。因此,复合终点解决了多重性问题,提高了统计检验的效率,但却会带来结果解释上的困难。

多种治疗(multiple treatments)[多臂试验(multi-arm trials)]

与多个终点相比,多种治疗时的多重性是比较容易追溯的问题。首先,研究者可以对所有治疗比较组进行一个总体的显著性检验(如:在一个三臂的临床试验中比较 A 和 B 和 C)[14],或者通过剂量反应关系模型,来避免多次检验[26]。其次,也是更重要的方面,研究者较少有机会对多种治疗进行数据挖掘(data-dredging)并报告不充分。在数据分析时,容易增加更多的终点事件,但是要在试验中增加治疗组就很困难。理论上,他们可以进行一个多组比较的临床试验,然后只报道有利结果组的比较,但实际中这种情况较少发生。读者通常可以看到临床试验的所有治疗组。事实上,多臂临床试验在医学研究中扮演着非常重要的角色(框 19.2)。

框 19.2 多臂临床试验(multi-arm trial)在医学研究中的角色

多臂临床试验在医学文献中是十分常见的。一项 Pubmed 收录的随机对照临床试验的调查发现 78% 的试验使用平行设计[33],超过 22% 有两个以上的臂:其中,15% 有三个臂,4% 有四个臂,3% 超过四个臂[33]。可见多臂试验比预想中的要多得多,在所有平行设计的随机对照临床试验中超过 1/5 是多臂。

多数临床试验教材中阐述的是双臂试验。而且,一些著名的学者强烈反对多臂试验。"如果只对两组比较,结果比较明确,阳性即是阳性,阴性即是阴性"[34]。反对多臂试验的争论主要是出于对把握度的考虑。已发表的临床试验的把握度均较低[35]。在受试者数目有限的情况下,增加比较的组别会减弱把握度。虽然我们从某种程度上同意这种观点,但多臂临床试验不仅在某些情况下是很有吸引力的,而且可能更有效率。

框 19.2   多臂临床试验(multi-arm trial)在医学研究中的角色(续)

　　例如,有一种标准治疗方法和两种新的可能有效的治疗方法。一个二臂临床试验的设计是比较其中一种新的治疗方法与标准方法,然后再设计另一个临床试验比较另一种新治疗方法与标准方法。总体上来说,这种序贯设计的二臂临床试验的总样本及费用高于一个多臂临床试验。因此,多臂临床试验是有益处的。

　　另外,多臂临床试验不一定会增加方法上的难度,它们可以像双臂试验一样去除选择偏倚。虽然执行和分析起来可能更加复杂,但这种复杂可以为我们带来更多的信息。

　　然而状况也不是完全乐观的。在杂志文章中,读者可能没有看到所有治疗组间的不同比较。例如,一个三臂的临床试验,至少可以产生 7 个比较分析(图 19.1)。如果超过三个臂,那些潜在的比较会显著增加。很明显,研究者应该在比较前专门设定准备比较的组别。

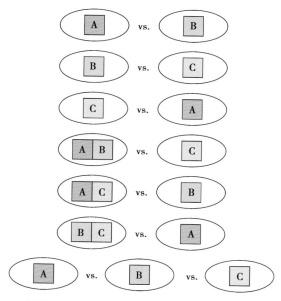

图 19.1   一个三臂临床试验至少有 7 种比较组合

就如前面所提到的，对于多臂临床试验经常推荐的一种方法是对所有治疗进行一个总体检验。然而，一些方法学家认为这样的检验应用受限，因为发现真正差异的把握度有限，所以它无法分辨究竟哪些治疗是有差异的[14,27]。许多多臂临床试验设计成直接与对照组比较[14]。因此，研究者应该事先计划所要进行的比较，限制比较的次数，在试验方案中事先写明。

多臂试验中多重性校正的争议问题

多臂随机临床试验中对于多组比较的多重性校正争议颇多，它的复杂性在于影响校正需要的因素很多。"有很多单一或综合因素会对多重性校正形成一系列的问题，比如研究问题的相关性、比较的次数、差异程度、受益方、研究/待定假设的性质等"[28]。接下来我们将阐述在多臂临床试验中如何恰当运用多重性校正的看法。

很多研究者进行多臂试验是由于它的效率。他们评估不同的治疗组与一个对照组比较，简单的做法是在多个分开的试验中做，而不是做一个多臂试验。而实际上，在多臂随机临床试验中，多个治疗组共享一个对照组，试验目的是针对研究问题分别评估每一种治疗，各组之间结果分析互不影响。许多试验者和方法学家们认为在这种情况下，不同治疗组是在分开的试验中进行比较，所以不需要进行多重性校正[29-31]。

有些多臂随机临床试验将同一种治疗（通常是药物）的不同剂量与一个对照组比较，其特点是各组相关。这时方法学家们就推荐使用多重性校正[28-30]。一个典型的例子是用专业的决策标准向审批机构递交报告，如果申办方比较了多个治疗组，在一种或者一种以上的剂量有统计学上显著意义（检验通用的无效假设）时，倾向于宣布一种治疗作用。此时大多数方法学家都强烈要求对多重性进行校正[28-32]。

上面涉及多臂试验中有关联的比较组进行多重性校正的案例说明了争议问题的复杂性。首先，由于比较组之间的关联性比较高，通常采用的校正方法（Bonferroni）增加了错误（太保守）[4]。因此，推荐使用多重性校正的情况下，实现校正的方法很差。

再者，很多研究没有按照监管框架的决策标准进行工作，医学研究者们经常做多个独立试验来评估不同剂量的药物。他们发现采用多臂能够获得有争议的信息,但用多重性校正又有些得不偿失。实际上,如果一类药物有多种剂量是有效的,那校正确实会掩盖这些发现。例如,一项比较一个新型抗生素和标准的抗生素治疗对子宫切除术后发热的预防作用,研究者设定了 2g 和 1g 两个新药治疗组与标准药物组,结果显示 1g 剂量治疗组发热减少了 40%[相对危险度 0.60(95%CI:0.37~0.98),P=0.044],有统计学上的显著意义。2g 治疗组的结果与之类似,发热减少了 45%[相对危险度 0.55(95%CI:0.31~0.98),P=0.041]。像前文所述,应用于多重比较的 Bonferroni 校正评估每个剂量水平在校正的统计学显著意义水平是 α/d。本例中有二次比较(2g 与 1g),对于 α=0.05 显著性水平的 α 即为 0.05/2=0.025。因此,校正以后,治疗效果在常规的 0.05 水平,差异没有显著性意义,因此效果是不确定的(即阴性)。

临床试验者对此结果的解释是十分不同的。对发热这一终点,2g 治疗组的结果是增强而不是减弱 1g 治疗组的结果。临床医师从生物学角度期待看到的是这样相似的结果,而不会信任校正而放弃这些有意义的结果。在本案例中校正的 P 值,不能帮助试验结果的解释。因此多重性校正往往不适用与治疗有相互关联的多臂试验。不分情况地推行或禁止对多次检验的校正都不可取,其需要依赖于设计和分析。通常在那些临床决策手段是分析两个独立试验的医学研究中,与监管框架相反,不适宜作校正。一般情况下,多组试验不用考虑多重比较校正。

为统一报告就主要问题达成了共识:作者需要透明且完整地报告多个治疗组中所有的比较组,也许不需要用多重性校正,不过一旦进行了就该说明。

在多个治疗组情况下,研究者会采用一个事先设定的比较次序[36]。例如,研究者可以决定将 2g 新型抗生素与标准组的比较作为首项试验,只有当该项比较有显著意义时,才能进入到 1g 治疗组的比较中。这样的步骤主张不校正多重性[36]。常规的多重性校正会使情况复杂化。

多重性校正的作用

某些情况下,对多重性的正规校正是不可避免的。一个显而易见的例子是用决策标准向审批机构申报批准药物上市。如果申办者定义了一个以上主要终点事件,计划当一个或多个终点有显著意义时,宣布治疗是有效的,此时研究者应该校正多重性[4,31]。相同的原则扩展到所有研究者,如果研究者准备公布的有效性是基于多个终点中的任意一个终点的阳性结果。

如果研究者决定漫无目的地扫射式分析多臂临床试验,这时也需进行校正。例如,在一个四臂临床试验(治疗 A,治疗 B,治疗 C,治疗 D),当下面任何两组的比较都有显著意义的结果时：A vs. B,A vs. C,A vs. D,A vs. B+C,A vs. B+D,A vs. C+D,或 A vs. B+C+D,如要声称 A 有治疗作用,必须进行多重性校正。另一个例子是用决策标准向审批机构申报批准药物上市,如果申办者在一个多臂临床试验中,当一个或者一个以上的药物剂量有统计学上的显著意义,就计划宣布药物有效作用,这时,研究者必须校正多重性。

总之,如果谨慎分析后指出需要进行多重性校正(adjustment for multiplicity),这表明试验设计较差且目标含糊。多重性校正仅能部分挽回试验结果的可信度。而且,有时校正是恰当的,却很难进行。Bonferroni 校正被广泛推荐,有很大一部分原因是其操作简便。然而,有时其他一些校正方式更加适用[4,15,32,37]。根据终点事件之间相关程度的不同,模拟试验展示了不同的多重性校正策略,在Ⅰ类错误和把握度上有较大的可变性[4]。这些对不同的校正方法的对比评估结果给大家提供了一些帮助,但是仍然无法给出一个明确的选择。

读者应注意的问题

读者应当期望研究者报道所有分析过的终点事件和比较过的治疗组的结果。但是通常很难评价他们是否报道了全部结果。如果能获得研究方案将有所帮助,但这常常是不可能的。我们鼓励读者去获得研究方案。差的、不完整的报道,使读者无从得知研究者进行过的完整分析。遵行 CONSORT 声明(CONsolidated Standards Of Reporting Trials Statement)的报告标准可以避免这些困难[19-22]。

同时,读者应该期望研究者说明主要终点及特殊的终点事件,其他分析应标明为探索性分析。没有直接说明的时候,去寻找间接的说明。如主要终点事件仍不清楚,希望作者提供提示主要终点的统计学上的把握度分析。

如果作者进行了多项比较,读者应期待其进行说明。如果作者进行了过多的比较,如 15 个终点事件中 1 个是阳性的,需要谨慎地报道这些结果。如果多次比较产生了多种效果,作者应说明结果的内在一致性。更重要的是,透明地报道所有的比较及其结果允许读者自己得出结论。

如果某一试验报道的是一个复合终点,那么复合终点的组成成分应该具有已知的病理生理学基础。研究者应该将复合终点作为一个整体报道,而不是显示个别组分的有效性。然而各组成成分应作为二级终点事件,在主要分析外进行报道[23]。

总体上来说,读者并不需要期盼修正多重性。对多数临床试验而言,多重性校正没有依据,也没有帮助。一种具有争议的医学研究的例外情况是,当其完全依赖于一项或几项主要终点事件的统计学显著意义时,本质上是对通用的无效假设检验。对多重性校正有时解救了这种扫射式分析。

结论

如果研究者寻找许多额外的终点事件或者进行多组比较就会涉及多重性校正的问题,读者需注意在文献中可能没有报告此类分析,实际上,研究者必须报告所有分析过的终点和比较过的治疗。

一些统计学家建议通过统计学校正来解决多重性。一般说来,对多重性的统计学校正只是对不相关的问题提供了粗略的答案。当临床决策完全依赖于一项或几项主要终点事件的统计学显著意义时,研究者应当进行校正。

(陈世耀、顾迁　译,王吉耀　校)

参考文献

1. Perneger, T.V., 1998. What's wrong with Bonferroni adjustments. BMJ 316, 1236–1238.
2. Perneger, T.V., 1999. Adjusting for multiple testing in studies is less important than other concerns. BMJ 318, 1288.
3. Schulz, K.F., Grimes, D.A., 2005. Multiplicity in randomised trials II: subgroup and interim analyses. Lancet 365, 1657–1661.

4. Sankoh, A.J., D'Agostino, R.B.S., Huque, M.F., 2003. Efficacy endpoint selection and multiplicity adjustment methods in clinical trials with inherent multiple endpoint issues. Stat. Med. 22, 3133–3150.
5. Rothman, K.J., 1990. No adjustments are needed for multiple comparisons. Epidemiology 1, 43–46.
6. Westfall, P., Bretz, F., 2003. Multiplicity in clinical trials. In: Encyclopedia of Biopharmaceutical Statistics, second ed. Marcel Dekker, Inc, New York, pp. 666–673.
7. Savitz, D.A., Olshan, A.F., 1995. Multiple comparisons and related issues in the interpretation of epidemiologic data. Am. J. Epidemiol. 142, 904–908.
8. Altman, D.G., 2000. Statistics in medical journals: some recent trends. Stat. Med. 19, 3275–3289.
9. Moye, L.A., 1998. P-value interpretation and alpha allocation in clinical trials. Ann. Epidemiol. 8, 351–357.
10. Ottenbacher, K.J., 1998. Quantitative evaluation of multiplicity in epidemiology and public health research. Am. J. Epidemiol. 147, 615–619.
11. Altman, D., 1991. Practical Statistics for Medical Research. Chapman and Hall, London.
12. Schulz, K.F., Grimes, D.A., 2005. Sample size calculations in randomised trials: mandatory and mystical. Lancet 365, 1348–1353.
13. Friedman, L., Furberg, C., DeMets, D., 1996. Fundamentals of Clinical Trials. Mosby, St. Louis.
14. Pocock, S., 1983. Clinical Trials: A Practical Approach. Wiley, Chichester, UK.
15. Glickman, M.E., Rao, S.R., Schultz, M.R., 2014. False discovery rate control is a recommended alternative to Bonferroni-type adjustments in health studies. J. Clin. Epidemiol. 67, 850–857.
16. Sterne, J.A., Davey Smith, G., 2001. Sifting the evidence-what's wrong with significance tests? BMJ 322, 226–231.
17. Vickerstaff, V., Ambler, G., King, M., Nazareth, I., Omar, R.Z., 2015. Are multiple primary outcomes analysed appropriately in randomised controlled trials? A review. Contemp. Clin. Trials 45, 8–12.
18. Chan, A.W., Hrobjartsson, A., Haahr, M.T., Gøtzsche, P.C., Altman, D.G., 2004. Empirical evidence for selective reporting of outcomes in randomized trials: comparison of protocols to published articles. JAMA 291, 2457–2465.
19. Schulz, K.F., Altman, D.G., Moher, D., 2010. CONSORT 2010 statement: updated guidelines for reporting parallel group randomised trials. BMJ 340, c332.
20. Schulz, K.F., Altman, D.G., Moher, D., 2010. CONSORT 2010 statement: updated guidelines for reporting parallel group randomized trials. Ann. Intern. Med. 152, 726–732.
21. Moher, D., Hopewell, S., Schulz, K.F., et al., 2010. CONSORT 2010 explanation and elaboration: updated guidelines for reporting parallel group randomised trials. J. Clin. Epidemiol. 63, e1–37.
22. Moher, D., Hopewell, S., Schulz, K.F., et al., 2010. CONSORT 2010 explanation and elaboration: updated guidelines for reporting parallel group randomised trials. BMJ 340, c869.
23. Freemantle, N., Calvert, M., Wood, J., Eastaugh, J., Griffin, C., 2003. Composite outcomes in randomized trials: greater precision but with greater uncertainty? JAMA 289, 2554–2559.
24. Pocock, S.J., 1997. Clinical trials with multiple outcomes: a statistical perspective on their design, analysis, and interpretation. Control. Clin. Trials 18, 530–545; discussion 46–49.
25. Meinert, C., 1986. Clinical Trials: Design, Conduct, and Analysis. Oxford University Press, New York.
26. Senn, S., 1997. Statistical Issues in Drug Development. John Wiley & Sons Ltd, Chichester.
27. Pocock, S.J., Shaper, A.G., Walker, M., et al., 1983. Effects of tap water lead, water hardness, alcohol, and cigarettes on blood lead concentrations. J. Epidemiol. Community Health 37, 1–7.
28. Proschan, M.A., Waclawiw, M.A., 2000. Practical guidelines for multiplicity adjustment in clinical trials. Control. Clin. Trials 21, 527–539.
29. Wason, J.M., Stecher, L., Mander, A.P., 2014. Correcting for multiple-testing in multi-arm trials: is it necessary and is it done? Trials 15, 364.
30. Freidlin, B., Korn, E.L., Gray, R., Martin, A., 2008. Multi-arm clinical trials of new agents: some design considerations. Clin. Cancer Res. 14, 4368–4371.
31. Schulz, K.F., Grimes, D.A., 2005. Multiplicity in randomised trials I: endpoints and treatments. Lancet 365, 1591–1595.
32. Howard, D.R., Brown, J.M., Todd, S., Gregory, W.M., 2018. Recommendations on multiple testing adjustment in multi-arm trials with a shared control group. Stat. Methods Med. Res. 27, 1513–1530.
33. Hopewell, S., Dutton, S., Yu, L.M., Chan, A.W., Altman, D.G., 2010. The quality of reports of randomised trials in 2000 and 2006: comparative study of articles indexed in PubMed. BMJ 340, c723.
34. Peto, R., Pike, M.C., Armitage, P., et al., 1976. Design and analysis of randomized clinical trials requiring

prolonged observation of each patient. I. Introduction and design. Br. J. Cancer 34, 585–612.

35. Moher, D., Dulberg, C.S., Wells, G.A., 1994. Statistical power, sample size, and their reporting in randomized controlled trials. JAMA 272, 122–124.

36. Bauer, P., Chi, G., Geller, N., et al., 2003. Industry, government, and academic panel discussion on multiple comparisons in a "real" phase three clinical trial. J. Biopharm. Stat. 13, 691–701.

37. Hsu, J., 1996. Multiple Comparisons—Theory and Methods. Chapman & Hall, New York.

第 20 章
随机试验中的多重性 II：亚组分析和期中分析

亚组分析可以产生严重的多重性问题。对多个亚组进行检验，就可能出现单纯由于机遇而获得的假阳性结果。研究者可能进行了多次分析，但最终只报告了有显著意义的结果，使医学文献结果失真。通常我们不推荐亚组分析。如果亚组分析是必需的，研究者应该进行交互作用的统计检验，而不是仅仅对每一个亚组分开来分析。当数据监查显示有必要时，研究者不可能避免进行期中分析。然而，在每一个期中分析进行重复的检验就有多重性问题。如果不考虑多重性就会逐步增加假阳性错误。必须应用统计学的终止方法。O'Brien-Fleming 和 Peto 成组序贯终止方法容易操作，同时又保留了预设的 α 水平和把握度。在期中分析时，两者都采用了严格标准（低水平的 P 值）。运用这种终止原则的临床试验与传统试验类似，仅当一种治疗表现出明显优越性的时候才可提早终止试验。研究者和读者需注意到，提早终止试验可能会（随机地）高估治疗效果。

亚组分析具有特殊的吸引力。对于研究者和读者而言,它们看上去符合逻辑和直觉,甚至是有趣的。然而这种危险的吸引力可以产生重要的问题。多重性及天真性使试验执行及报告过程中易发生解释性错误。在许多报告中,亚组的治疗效果可能是错误的。

相比之下,当数据监查显示有必要时,研究者无法避免期中分析。但在期中分析时也不能使用一般的统计学方法。必须将统计学终止方法用于数据监查中,这些是本质上有警示作用的统计校正方法,并非用于终止研究。然而,这些方法常使研究者和读者困惑。统计学方法即便没有将二阶函数引入,终止方法的复杂性也常常把人搞糊涂。

亚组分析和期中分析所导致的多重性问题与多个终点事件和多个治疗分组所致的多重性问题类似[1](第 19 章)。研究者常进行多个亚组分析和多次期中分析对数据进行挖掘。同时,研究者还进行无事先计划的亚组和期中分析。当然,处理亚组和期中分析多重性问题的一些方法有别于那些用于多个终点事件和治疗组的方法。

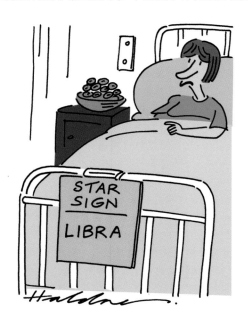

亚组分析(subgroup analysis)

不加选择的亚组分析会引起多重性问题。医学文献中充斥着这一问题。在众多的警告之后,一些研究者还在固执地进行过多的亚组分析[2]。

研究者在基线时根据受试者的特点将他们分成各亚组,然后他们通过分析来评价这些亚组之间的治疗效果是否有差别。研究者的主要问题是在每一个亚组内部进行统计学检验。对多个亚组及多个终点事件的联合分析会使统计检验的次数显著增加。

在没有总体结果的情况下,研究者会为了获得阳性结果进行亚组分析[数据挖掘(data-dredging)]。如果进行一定数目的亚组分析,就可能因为机遇而获得假阳性(false positive)结果。

如果一个随机对照临床研究的结果没有证实一个人的想法,解决的方法不是进行多次的亚组分析,直到看到想要的结果,而是应该重新仔细检视这个研究假设[3]。

同样的,在一个有清晰总体结果的临床试验中,进行亚组分析时可能会由于机遇和把握度较低等因素而产生假阴性(false negative)结果。

《柳叶刀》杂志曾发表过一个很有启示性的例子[4]。阿司匹林对预防心肌梗死后死亡率有很强的益处(P<0.000 01,可信区间很窄)。编辑让研究者进行将近 40 次亚组分析[2]。研究者勉强同意进行了亚组分析,因为他们被要求使用其研究数据显示亚组分析的不可信。亚组分析显示出生星座为双子座或天秤座的受试者服用阿司匹林后死亡等不良事件发生率增高(增高 9%,标准差 13,没有显著性差异),而其他星座的受试者有显著的治疗益处(相关死亡率下降 28%,标准差 5,P<0.000 01)[4]。

除了占星学家们,医学界对这一有关十二星座的发现没有什么兴趣。对于亚组分析结果,研究者们是这样总结的:

这些亚组分析不仅不能作为谁治疗有效或无效的证据,而且还有可能造成误解。

他们及其他经过深思的研究者强调,对某一个亚组而言,最可信的对疗效的估计是总体作用(本质上合并所有的亚组),而不是在某一亚组中观察到的作用[4,5]。我们同意这一观点。

正确的分析可以解决许多亚组分析带来的多重性问题。研究者常不恰当地检验每一个亚组,这将导致机遇性差异的发生。例如,在基线时按年龄将受试者分成 4 组,仅此一项就可以产生 4 次统计检验(框 20.1)。正确的分析方法是进行交互作用分析,以此评价治疗效果是否依赖于受试者属于某一特定的亚组[6]。这样的分析不仅回答了研究的问题,而且只进行了 1 次统计检验而不是 4 次,从而解决了多重性问题。有研究者因缺少把握度而质疑交互作用检验。但事实上,交互作用检验这种方法比较谨慎。它既可以发现亚组中存在的有限的信息,还是一种最有效的限制不恰当亚组发现的方法。与此同时,交互作用确实存在的话,又能发现它[7-8]。

框 20.1　新型抗生素与传统抗生素对各年龄分组人群发热治疗效果的比较				
	发热人数			率比(95% 置信区间)
	是	否	总	
20~24 岁				
新型抗生素	11	84	95	1.4(0.6~3.2)
标准抗生素	8	86	94	
25~29 岁				
新型抗生素	8	69	77	1.2(0.4~3.1)
标准抗生素	7	72	79	
30~34 岁				
新型抗生素	3	48	51	0.3(0.1~0.9)
标准抗生素	11	38	49	
35~39 岁				
新型抗生素	10	32	42	1.1(0.5~2.5)
标准抗生素	9	33	42	
总体				
新型抗生素	32	233	265	0.9(0.6~1.4)
标准抗生素	35	229	264	

　　对交互作用的统计检验(Breslow-Day 检验法)未达显著性差异($P=0.103$),这表明在 30~34 岁组发现的统计学上的显著意义由机遇所致。如果过分强调这一亚组分析结果,那么这就是亚组分析结果影响整体阴性结果的一个例子。

亚组分析的另一问题是研究者进行很多次检验，但最终只报告有显著意义的结果，这是一种误导他人的做法，如果是故意的，更是一种不道德的做法。这种情况与分析多个终点事件相似。

亚组分析仍然是已发表文章中的一大问题。一项对 50 个发表在主流医学杂志上（《新英格兰医学杂志》、《柳叶刀》、*JAMA* 和 *BMJ*）研究的综述显示：70% 的研究报道了亚组分析[9]。在那些写明亚组分析次数的研究中，将近 40% 的研究至少进行了 6 个亚组分析，其中一个研究报告进行了 24 个。只有少于一半的研究报告进行了交互作用分析。而且，这些研究并没有报告这些亚组分析是事先计划的，还是事后进行的。这篇综述的作者怀疑道："……有些研究者选择性地报告有兴趣的亚组分析，使读者无从了解他们还进行了多少个没有看到的和没有提到的不让人兴奋的亚组分析"[9]。不幸的是，大多数研究在报告亚组分析时常在结论中强调有差异的亚组分析[9]——需要谨慎解释的太多了！

总之，我们不推荐亚组分析。但如果进行得恰当，亚组分析也并不一定是错误的。有时亚组分析有其生物学意义，有时亚组分析是申办方、公众或公司要求进行的。已经提出了四个可以进行亚组分析的临床指证：当比较组之间在治疗引起的危害上有较大的差异时；当由于病理生理引起患者对治疗的反应不同时；当存在与治疗实践应用有关的临床重要问题时；当存在干预措施在特殊亚组（例如老年患者）不能得到充分的获益时。如果进行亚组分析，应该只限定于主要终点，并限制亚组的数目。在研究方案中应事先列出计划。研究者应该报告所有做过的亚组分析，而不是只报道有显著意义的。更重要的是，研究者应该进行交互作用分析来评价不同的亚组中治疗效果是否不同，而不是在每个亚组中进行单独的检验[6,10-12]。这种方法可以解决多重比较的主要问题。罕见有亚组分析影响研究的结论。

在许多临床试验中，亚组分析的结果被过度解释。有人建议不要进行亚组分析（或至少不要相信它），但这一建议似乎与人们的天性相悖[9,13]。

方法学家对于不恰当地进行亚组分析的批评过于克制。应该进行更强烈的谴责。

对于亚组分析，读者应注意的问题

当某一临床试验报告了很多亚组分析时，读者应引起注意，除非研究者提供了正确的理由。同时，对那些只报告了一小部分亚组分析的研究也应注意，因为他们可能进行了很多亚组分析，却如采摘樱桃般的只报告了有兴趣的或者有显著意义的部分。因此，错误的报告可能意味着亚组分析少的试验甚至比亚组分析较多的试验更糟糕。如果研究者报告了所有已经做过的分析，这样的结果更可信。而且，研究者应该将非预设的亚组分析标记为是产生假设，而不是确认假设。这样的发现不能出现在结论中。

读者应该关注用交互作用分析检验亚组的作用。仅在亚组内部检验基础上进行的分析是不可全信的，即便交互作用检验结果是有显著意义的，读者也应该根据生物学机制、事先制订的分析、统计相关性强度来判断与解释结果。一般来说，如果研究者进行的是交互作用检验，无需进行多重性校正。然而，鉴于经常发生的无聊的数据挖掘的参与，支持其进行统计校正的争论强于对多个终点事件进行校正。如果研究者没有使用交互作用检验而是报告对每个亚组进行检验，那么进行多重性校正是正确的[14]。多数亚组分析的结果夸大了效果。当研究者在一个总体没有疗效的试验中过度强调单一亚组分析结果时，要持有怀疑的态度[15]。他们常常将不必要的亚组作为挽救效果不确定（阴性）临床试验的一种措施（见框 20.1）[9]。"当随机对照试验对疗效的总体估计呈阴性时，人们会不由自主地进行亚组分析来寻找是否存在特定的亚组治疗是有效的。因此，在杂志发表时，解读报告的亚组分析要慎之又慎"[6]。

读者应当尤其注意具有以下特征的试验：主要的比较结果阴性，交互作用检验在统计学上有显著意义以及各亚组的治疗作用是反方向时[6]。在一个总体结果为阴性的药物和安慰剂比较的 RCT 中描述了这种情况："15 603 名服用低剂量阿司匹林预防动脉粥样硬化血栓形成高危患者随机分配至氯吡格雷治疗组和安慰剂对照组，至中位数 28 个月时，主要终点事件（心肌梗死、中风、因心血管事件死亡）发生率为 6.8%：7.3%（$P=0.22$）。但在有症状患者（占总患者 78%）中，看上去氯吡格雷疗效较好：6.9%：7.9%（P=0.046），而无症状患者中结果似乎正好相反（原文如此）：6.6%：5.5%（P=0.02）。交互作用检验P=0.045，作者据此分析，服用氯吡格雷有利于有症状患者。"这样的在亚组间疗效相反的定性交互作用通常在生物学上是难以置信的，在临床上也很少发生[6]。有评论指出"要限制提取有利的亚组分析结果的倾向"[16]，《新英格兰医学杂志》制定了严格的报道亚组分析的规定[17]。

期中分析（interim analysis）

大多数随机试验需要对累积的治疗组的结局数据进行期中分析，由一个独立的统计学家来完成且由独立数据监察委员会（data monitoring committee，DMC）评估[18]，委员会通常由数名临床医生和一名统计学家组成[18]。

实际上，一个伦理审查委员会可能要求研究者组建独立的DMC。DMC的应用日益增长，幸运的是在一项对DMC推荐意见的审查中有一个令人放心的发现：其中大部分建议都是保障受试者的安全的[19]。但形势也不全然乐观：有些DMC的建议可能造成潜在的偏倚[19]。

对于临床试验，合理的监管远不止统计学上警示研究终止。事实上，所研究的治疗是优于或是非劣于现有的治疗方式起主要作用。然而，入组缓慢、数据质量差、依从性差、资源匮乏、无法接受的副作用、作假、新出现的信息表明试验没有意义或不符合伦理等都可以导致研究的终止。这一决定的过程很显然是非常复杂的。最好由一个独立的DMC来决定[20,21]，这个委员会的任务是处理预先制定的终止试验的统计学方法。然而，对这类统计学问题，研究者和读者常常是不了解的。

在实践中，早期终止随机临床试验的主要原因并不基于预先计划的期中分析或终止指导方针。一份随机临床试验综述显示894项随机对照试验中有249项（27.9%）早期终止[22]：其中46项（18%）是因为效力（早期有效或无效），80%没有正式的期中分析或终止指导方针[22]。几乎2/3的终止是因为招募不到受试者、管理不当或意想不到的危害[22]。另一综述包括102项早期终止的临床试验，56%是因为招募不到受试者、经济和各种管理问题，32%因为早期的有益或者无效。还有另一个包含32项试验的综述，22项（69%）没有报告预先设计的终止指导方针,15 例(47%)没有提供统计学监管的方法[23]。

　　试验数据的积累会诱惑研究者对主要终点事件进行分析。如果试验结束时设定 P<0.05 为具有统计学意义,那么进行所有的期中分析时采用 α 水平为 0.05 是错误的。

　　下面用一个图来说明这种情况(图 20.1)。5 年中,每 6 个月 DMC 进行一次期中分析。在第 18 个月时分析的斜率 P<0.05,然而在这之后再也未达到这个有显著意义的水平。如果委员会根据该结果而提早终止试验可能得出治疗方法有效的错误结论。

　　直观地,如果在 P<0.05 水平进行多次期中分析会增加假阳性(false positive)的概率(α)。事实上,如果每一次期中分析时研究者都采用 α=0.05 的水平,那么最后的总体 α 水平随着检验次数而升高(例如,进行 2 次检验后 α=0.08,3 次后 α=0.11,10 次后 α=0.19)[13,21]。这一多重性问题表明了进行统计学校正的必要性:科学的可靠性有赖于之。

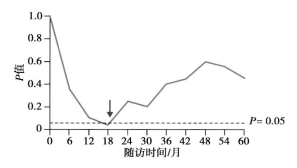

图 20.1　5 年期间每 6 个月进行一次期中分析的 P 值。
P 值为治疗组与对照组比较的结果

　　统计学家发展了许多统计学终止(实际上是警告)(statistical warning for stopping)(statistical stopping procedure)的方法,有时被称为数据依赖终止规则(data-dependent stopping rule)或指南[21]。如果研究者想进行期中分析,他们必须使用其中一种方法。其中成组序贯设计也许获得了最多的关注。这一方法比较容易理解、构建及应用[24]。该方法根据计划期中分析的次数决定终止试验的 P 值(P value),使总体的 I 类错误保持在一定范围内（α，框 20.2）。

固定名义检验水准的方法[Pocock 方法（Pocock approach）]被证实是简单并可以较早地终止研究的方法。但由于最终检验结果的 P 值比常规固定样本的 P 值小，使研究不容易得到显著性的结果。例如，如果总体 α 水平在 0.05，进行 3 次期中分析，研究者在每次检验时设定的 P 值在 0.022，包括最终检验（见框 20.2）。如果最终检验得到的 P=0.03，那么用这种成组序贯设计，该试验结果将被判断为没有显著意义的。但如果没有使用成组序贯设计，试验结果是有显著意义的。这一方法具有历史意义，其他方法均是吸收了这一方法的优点但避免了它的缺点而发展起来的[24]。

我们推荐两种方法：O'Brien-Fleming 和 Peto 方法[20,21,24,25]。这两种方法在期中分析过程中均采用严格的标准（很低的名义 P 值）（见框 20.2）。如果研究继续进行达到计划的样本量，那么最终的分析如同没有期中分析一样。这样的方法不仅保证了 α 水平，也保存了把握度[26]。数据的收集方法与固定样本的研究一样。这两个终止方法的优点在于其简单性。用这两种方法来进行试验和传统试验很相似，只是当治疗方法被证明有很强的优势时可以提早终止试验。一条普遍的原则是：一个研究中进行多于 4 次或 5 次期中分析时，研究者很少有更多的收益[13,27]。通常 2~3 次期中分析就已经足够了[18]。因此，只要付出一点额外的努力，研究者便可以满足伦理学的要求，在研究过程中监测实质性的治疗效果，无论是阳性的还是阴性的。

Peto 方法（又称为 Haybittle-Peto 法）（Haybittle-Peto approach）易于理解、执行与描述。它采用一个固定且严格的终止研究的检验水准，直至最终分析（见框 20.2）。但对于某些临床试验，研究者们认为用 Peto 法早期终止研究比较困难。

O'Brien-Fleming 法（O'Brien-Fleming approach）从直觉上更吸引研究者。在试验开始阶段，大家对不稳定的结果都不确定时，它采用保守的终止标准。随着试验的进行，结果变得可靠与稳定时，它的标准也随之放宽。与 Peto 法不同的是，O'Brien-Fleming 法的每次期中分析阶段的终止标准都不同。

如果研究者计划进行期中分析，应事先制订所采用的统计学终止方法(statistical warnings for stopping)[28]。此外,应由一位独立的试验统计学家而不是研究者自己来为 DMC 进行分析[21]。期中分析的计划应写入研究方案,作为一个独立的统计计划,或在 DMC 章程内描述。分析计划和章程如果恰当的话,可以作为研究方案的附录。这样做可以让研究的执行者更好地根据研究方案来进行试验[21]。

许多临床试验并不需要进行期中分析和独立的数据监控[29]。对 2000 年期间进行的 662 个合格的临床试验的回顾显示,24% 的研究提到了 DMC、期中分析或两者兼有[30]。648 项儿科临床试验中,17% 提到了 DMC、期中分析或早期终止[23]。

框 20.2　成组序贯设计采用不同次数期中分析时的终止水平(level for Pocock, Peto, and O'Brien-Fleming methods) [P 值(P value)] [14,15]

计划的期中分析次数	期中分析	Pocock	Peto	O'Brien-Fleming
2	1	0.029	0.001	0.005
	2(最终分析)	0.029	0.05	0.048
3	1	0.022	0.001	0.000 5
	2	0.022	0.001	0.014
	3(最终分析)	0.022	0.05	0.045
4	1	0.018	0.001	0.000 1
	2	0.018	0.001	0.004
	3	0.018	0.001	0.019
	4(最终分析)	0.018	0.05	0.043
5	1	0.016	0.001	0.000 01
	2	0.016	0.001	0.001 3
	3	0.016	0.001	0.008
	4	0.016	0.001	0.023
	5(最终分析)	0.016	0.05	0.041

α 总体水平 =0.05

早期终止与治疗效果偏倚（early termination of trial and bias）的评估

如果 DMC 根据成组序贯设计的步骤提早终止一项研究，这时对治疗效果的估计是有偏倚的（bias estimate of treatment effect），这仍旧是这些方法的缺点。此外，可能发生有利结果时，更易早期终止试验[31]。如前面所解释的，如果研究者多次重复这个相同的研究，朝向较强疗效的随机波动将比朝向较差疗效的随机波动更可能引起早期终止研究。因此当一个研究被早期终止的时候，读者应该领会这种情况下，估计的治疗效果可能是被放大的（如一个随机的更强的效果）[20,24]。事实上，一个大型系统综述和 meta 分析显示，早期终止的随机临床试验与未早期终止的相比，疗效估计更好[32]。作者得出结论：基于这个包括了 91 项缩短了的 RCT 和 424 项匹配的未缩短的 RCT 的经验性研究中提出并回答的 63 个问题，我们发现缩短了的 RCT 会由于仓促的早期终止造成对结局作用估计的偏倚[32]。如果无偏倚估计是研究的首要任务，那么研究者应该关注于设计一个固定样本的试验。

因为有害或无效终止试验

因为有害或无效终止试验比因为早期疗效获益（优越性已被证明）而终止更常见。一个随机试验的综述显示 249 项研究被过早地终止[22]，其中 15% 是因为被证明无效，4% 因为早期有效，10% 因为有害[22]。另一随机试验的综述中，574 项中 102 项提前终止[33]，其中 30% 因为无效，只有 2% 因为优势（早期有效），14% 因为有害（综述中称为"安全性信号"）[33]。

到目前为止，我们在讨论终止的指南时，对于试验的早期终止，无论治疗是有效还是有害，均采用了同一水平的证据。方法学家将这种策略称为"成组序贯检验方法的对称性终止界限"，相当于双侧假设检验。

然而一些研究者或 DMC 可能更倾向于采用非对称的终止界限[28]。允许在终止有害情况时比终止有效情况时所采用的证据水平要低。例如，O'Brien-Fleming 界值可以用于监测试验的有效性，而

Pocock 界值可以用于对有害性的监测[21]。

研究者或者 DMC 有时不想证明有害性。相反的,他们选择证明其肯定无效,就算结束整个试验,也不可能产生显著性的有利的效果。这有助于无效(或缺乏获益)终止,即研究肯定不可能有效时终止试验。一些研究者认为某些临床情况要积极地监控无效性,而另一些临床情况需要用保守的方法监控[34]。最终决定取决于疾病的严重程度、治疗的毒性以及有无治疗有效的可靠证据。讨论这些问题的具体细节不在本章的范畴内,我们会提供有用的参考文献[34]。

无效终止试验与两种常见类型的统计学方法有关。第一种方法评估主要终点效果估计的可信区间(通常 95%)是否不包括预设的(和有记录的)最小获益,如果确实不包括,那就可以因为无效提前终止试验[18]。

第二种方法衍生出一些时髦的术语:条件把握度(conditional power)或随机缩减。有了条件把握度,研究者在设计试验时事先会计算一个把握度(第 11 章)[35]。然而,一旦开始试验,数据的积累会产生新的认识(当然,研究者是被屏蔽的)。随着数据的积累,可以重新计算把握度。例如治疗有效的趋势增加把握度,而治疗无效的趋势会减弱把握度。条件把握度即指这种变化着的对把握度的估计。

DMC 经常用这种条件把握度来判断治疗无效趋势。如果条件把握度计算显示试验对所估计的各种治疗效果的把握度很低,包括研究方案中所估计的治疗效果,那么监控组就会认为继续试验无效并建议终止。对条件把握度的应用过程早期终止了试验,有些研究者称它为随机缩减。这些方法在试验监控中非常有效[18,21,24]。

其他统计学终止方法

还有一些其他统计学终止方法。Lan-Demets(α 消耗函数)[Lan-Demets(α spending function)]发展了一种更加灵活的成组序贯调整方法[36,37]。它将每次期中分析时所用的假阳性(false positive)率作为所观察到的总体信息比例的函数来控制,这样就可以在试验开始后改变期中分析的次数和确切时间[21,24]。DMC 在开始时有一个时间表,可以随着数据的收集而变化。因此 α 消耗函数允许未列入计划的观察。

在临床决策领域中,贝叶斯理论(Bayesian approaches)非常有用[38]

（见第 9 章），但在期中分析中的运用仍遭怀疑。贝叶斯理论代表了统计学的一个分支，如果正确应用的话，可以用于数据监查[39-42]。然而因为贝叶斯理论在此运用得较少，所以读者并不需要具体去了解，而且这种方法的使用也有顾虑。例如，虽然每次期中分析采用 0.05 的水平，但总体假阳性率（false-positive rate，FPR）（α）会急剧升高[21]。然而一些研究资助者很热衷于这种更可能发现显著性效果的方法。

在阅读期中分析时，读者应注意的问题

读者需警惕那些没有被报告的期中分析。如果研究者在报道中注明没有进行期中分析，那么多重性多半不是问题。但是罕见这种透明式的报道。拙劣的报告可能让读者以为研究者进行了期中分析。不可否认，对读者而言发现是否进行了期中分析比较困难。其中一条线索是观察计算的 P 值略 <0.05，可能是由于研究者重复检验，在 P 值略 <0.05 时就结束研究。另一条线索是完成后的研究样本 < 计划样本。在方法学部分中报告样本量的计算可以用于判断是否早期终止了研究。读者应当警觉是否存在试验被早期终止却没有报告统计学终止原则的情况。

随机临床试验注册能提供关于终止的有用信息，然而，已发表的临床研究中，只有不到一半提前终止（过早的停止）的试验在注册记录中正确地进行标注[43]，而且仅 1/3 的注册记录说明了提前终止的原因。正如所写的，很遗憾，读者不能从注册中获取多少帮助[43]。

如果研究者描述了统计学上的终止原则，读者应对其适宜性进行评价。Peto 和 O'Brien-Fleming 方法既可达成期中分析的目标又无损总体试验分析。其他期中分析方法如 α 消耗函数和条件把握度一般情况下是恰当的方法，但贝叶斯方法的应用尚有顾虑。

结论

读者要谨慎解读随机临床试验的亚组分析结果。如果研究者检验了足够多的亚组，可能单纯由于机遇就获得了假阳性结果，而且他们可能做了许多次分析，只报告了统计学上有显著意义的结果，使医学文献结果失真。总之，我们不推荐亚组分析。然而如果研究者必须进行亚

组分析,读者应该期望看到进行交互作用的统计检测,而不是对每一个亚组分别进行分析。

随机临床试验中数据监查的作用经常指向期中分析。然而,在每一个期中分析进行重复的检验就有多重性问题,如果不考虑多重性问题就会出现逐步升高的假阳性错误。必须应用统计学的终止方法(本质上是警示规则)。我们推荐成组序贯终止方法,容易操作又保存了计划的 α 水平和把握度,运用这种终止原则的临床试验与传统试验类似,仅当一种治疗表现出明显优越性的时候可以提早终止试验。

(陈世耀、顾迁 译,王吉耀 校)

参考文献

1. Schulz, K.F., Grimes, D.A., 2005. Multiplicity in randomised trials I: endpoints and treatments. Lancet 365, 1591–1595.
2. Horton, R., 2000. From star signs to trial guidelines. Lancet 355, 1033–1034.
3. Oei, S.G., Helmerhorst, F.M., Keirse, M.N.C., 1999. In: Cohen, B.J., te Velde, E.R., Habbema, J.D. Postcoital test should be performed as routine infertility test. BMJ 318, 1008–1009.
4. ISIS-2 (Second International Study of Infarct Survival) Collaborative Group, 1988. Randomised trial of intravenous streptokinase, oral aspirin, both, or neither among 17,187 cases of suspected acute myocardial infarction: ISIS-2. Lancet 2, 349–360.
5. Yusuf, S., Wittes, J., Probstfield, J., Tyroler, H.A., 1991. Analysis and interpretation of treatment effects in subgroups of patients in randomized clinical trials. JAMA 266, 93–98.
6. Pocock, S.J., McMurray, J.J.V., Collier, T.J., 2015. Statistical controversies in reporting of clinical trials: part 2 of a 4-part series on statistics for clinical trials. J. Am. Coll. Cardiol. 66, 2648–2662.
7. Pocock, S.J., Assmann, S.E., Enos, L.E., Kasten, L.E., 2002. Subgroup analysis, covariate adjustment and baseline comparisons in clinical trial reporting: current practice and problems. Stat. Med. 21, 2917–2930.
8. Altman, D.G., Bland, J.M., 2003. Interaction revisited: the difference between two estimates. BMJ 326, 219.
9. Assmann, S.F., Pocock, S.J., Enos, L.E., Kasten, L.E., 2000. Subgroup analysis and other (mis)uses of baseline data in clinical trials. Lancet 355, 1064–1069.
10. Guillemin, F., 2007. Primer: the fallacy of subgroup analysis. Nat. Clin. Pract. Rheumatol. 3, 407–413.
11. Sun, X., Briel, M., Busse, J.W., et al., 2012. Credibility of claims of subgroup effects in randomised controlled trials: systematic review. BMJ 344, e1553.
12. Schulz, K.F., Grimes, D.A., 2005. Multiplicity in randomised trials II: subgroup and interim analyses. Lancet 365, 1657–1661.
13. Pocock, S., 1983. Clinical Trials: A Practical Approach. Wiley, Chichester, UK.
14. Perneger, T.V., 1998. What's wrong with Bonferroni adjustments. BMJ 316, 1236–1238.
15. Dyson, D.C., Crites, Y.M., Ray, D.A., Armstrong, M.A., 1991. Prevention of preterm birth in high-risk patients: the role of education and provider contact versus home uterine monitoring. Am. J. Obstet. Gynecol. 164, 756–762.
16. Pfeffer, M.A., Jarcho, J.A., 2006. The charisma of subgroups and the subgroups of CHARISMA. N. Engl. J. Med. 354, 1744–1746.
17. Wang, R., Lagakos, S.W., Ware, J.H., Hunter, D.J., Drazen, J.M., 2007. Statistics in medicine—reporting of subgroup analyses in clinical trials. N. Engl. J. Med. 357, 2189–2194.
18. Pocock, S.J., Clayton, T.C., Stone, G.W., 2015. Challenging issues in clinical trial design: part 4 of a 4-part series on statistics for clinical trials. J. Am. Coll. Cardiol. 66, 2886–2898.
19. Tharmanathan, P., Calvert, M., Hampton, J., Freemantle, N., 2008. The use of interim data and Data

Monitoring Committee recommendations in randomized controlled trial reports: frequency, implications and potential sources of bias. BMC Med. Res. Methodol. 8, 12.

20. Pocock, S.J., 1992. When to stop a clinical trial. BMJ 305, 235–240.

21. Ellenberg, S.S., Fleming, T.R., DeMets, D.L., 2002. Data Monitoring Committees in Clinical Trials. John Wiley & Sons Ltd, Chichester.

22. Stegert, M., Kasenda, B., von Elm, E., et al., 2016. An analysis of protocols and publications suggested that most discontinuations of clinical trials were not based on preplanned interim analyses or stopping rules. J. Clin. Epidemiol. 69, 152–160.

23. Fernandes, R.M., van der Lee, J.H., Offringa, M., 2009. A systematic review of the reporting of Data Monitoring Committees' roles, interim analysis and early termination in pediatric clinical trials. BMC Pediatr. 9, 77.

24. Piantadosi, S., 1997. Clinical Trials: A Methodologic Perspective. John Wiley & Sons, New York.

25. Geller, N.L., Pocock, S.J., 1987. Interim analyses in randomized clinical trials: ramifications and guidelines for practitioners. Biometrics 43, 213–223.

26. O'Brien, P.C., Fleming, T.R., 1979. A multiple testing procedure for clinical trials. Biometrics 35, 549–556.

27. McPherson, K., 1990. Sequential stopping rules in clinical trials. Stat. Med. 9, 595–600.

28. Tyson, J.E., Pedroza, C., Wallace, D., D'Angio, C., Bell, E.F., Das, A., 2016. Stopping guidelines for an effectiveness trial: what should the protocol specify? Trials 17, 240.

29. Sydes, M.R., Spiegelhalter, D.J., Altman, D.G., Babiker, A.B., Parmar, M.K.B., DAMOCLES Group, 2004. Systematic qualitative review of the literature on Data Monitoring Committees for randomized controlled trials. Clin. Trials 1, 60–79.

30. Sydes, M.R., Altman, D.G., Babiker, A.B., Parmar, M.K.B., Spiegelhalter, D., DAMOCLES Group, 2004. Reported use of data monitoring committees in the main published reports of randomized trials: a cross-sectional study. Clin. Trials 1, 48–59.

31. Montori, V.M., Devereaux, P.J., Adhikari, N.K., et al., 2005. Randomized trials stopped early for benefit: a systematic review. JAMA 294, 2203–2209.

32. Bassler, D., Briel, M., Montori, V.M., et al., 2010. Stopping randomized trials early for benefit and estimation of treatment effects: systematic review and meta-regression analysis. JAMA 303, 1180–1187.

33. van den Bogert, C.A., Souverein, P.C., Brekelmans, C.T.M., et al., 2017. Recruitment failure and futility were the most common reasons for discontinuation of clinical drug trials. Results of a nationwide inception cohort study in the Netherlands. J. Clin. Epidemiol. 88, 140–147.

34. Freidlin, B., Korn, E.L., 2009. Monitoring for lack of benefit: a critical component of a randomized clinical trial. J. Clin. Oncol. 27, 629–633.

35. Schulz, K.F., Grimes, D.A., 2005. Sample size calculations in randomised trials: mandatory and mystical. Lancet 365, 1348–1353.

36. Lan, K.K.G., DeMets, D.L., 1983. Discrete sequential boundaries for clinical trials. Biometrika 70, 659–663.

37. DeMets, D.L., Lan, K.K., 1994. Interim analysis: the alpha spending function approach. Stat. Med. 13, 1341–1352 discussion 1353–1356.

38. Grimes, D.A., Schulz, K.F., 2005. Refining clinical diagnosis with likelihood ratios. Lancet 365, 1500–1505.

39. Spiegelhalter, D.J., Freedman, L.S., Parmar, M.K., 1993. Applying Bayesian ideas in drug development and clinical trials. Stat. Med. 12, 1501–1511; discussion 1513–1517.

40. Freedman, L.S., Spiegelhalter, D.J., Parmar, M.K., 1994. The what, why and how of Bayesian clinical trials monitoring. Stat. Med. 13, 1371–1383; discussion 1385–1389.

41. Parmar, M.K., Spiegelhalter, D.J., Freedman, L.S., 1994. The CHART trials: Bayesian design and monitoring in practice. CHART Steering Committee. Stat. Med. 13, 1297–1312.

42. Parmar, M.K., Griffiths, G.O., Spiegelhalter, D.J., Souhami, R.L., Altman, D.G., van der Scheuren, E., 2001. Monitoring of large randomised clinical trials: a new approach with Bayesian methods. Lancet 358, 375–381.

43. Alturki, R., Schandelmaier, S., Olu, K.K., et al., 2017. Premature trial discontinuation often not accurately reflected in registries: comparison of registry records with publications. J. Clin. Epidemiol. 81, 56–63.

第21章
正在进行的随机临床试验作为前瞻性meta分析的一部分

前瞻性 meta 分析（prospective meta-analysis，PMA）是指单中心随机试验与主动的同期开展的 meta 分析相结合的一种方法。这有别于传统的方法，即研究者设计、实施并发表一项临床试验，但没有更远期的研究计划，他们常常会被动地等待其他研究者将该研究与类似的随机试验进行结果合并，即完成一项系统综述研究中的传统回顾性 meta 分析。或者，他们也可能会计划开展一项包含该研究的传统 meta 分析。但在前瞻性 meta 分析中，研究者会在计划、实施一项临床试验的同时设计一项包含该试验结果的 meta 分析。

前瞻性 meta 分析（prospective meta-analysis，PMA）避开了传统回顾性 meta 分析中存在的一些问题和挑战。PMA 是一种 meta 分析，该分析是针对在研究结果产生之前就识别并确定将随机试验纳入 meta 分析。在单个研究结果产生之前，研究者就事先明确假设并建立前瞻性研究的选择标准。而且，在任何研究结果产生之前，PMA 允许预先确定分析计划,包括亚组分析。因此,PMA 避免了传统 meta 分析中依赖事后数据分析结果的潜在问题。

此外,一项 PMA 中的所有中心必须有统一的干预和结局。这样就可以避免回顾性 meta 分析中不同干预之间的差异和不同结局测量的差异。如果没有 PMA 研究者的共同规定,某些单个中心可能会产生冲突的数据,这些数据在一项科学的 meta 分析中是无法进行合并的。

PMA 往往由某一协作组织开展实施,他们可以采集并分析个体患者数据。不像传统的多中心试验,当事先设计的 meta 分析发挥最大化效能时,他们允许纳入研究的方案有差异。对于培养研究人员而言,一项 PMA 常常比一项多中心随机试验需要更少的资源。因此,PMA 项目可以通过合作增加研究的能力。

而且,PMA 增加了同行评议后文章发表时作者署名的机会。在一项 PMA 中,各研究机构可以发表他们自己的试验结果。此外,PMA 方法学确保了每个中心的研究者都有资格获得该中心报告的作者资格。

PMA 会带来高效和机会。临床研究者需要熟悉 PMA 背后的方法学概念,在适当的时候利用并发挥该方法的优势。我们鼓励有兴趣的读者使用这种方法。

引言

在设计一项随机试验时,研究者常常发现他们预期的样本量会带来很低的统计学效力。常常在他们的研究机构内难以获得充足的、达标的研究对象。这种情况下,一些方法学家和伦理学家会建议研究者放弃开展这样一个显而易见“低统计学效力”的临床试验[1]。一些伦理委员会认为低统计学效力的研究是不符合伦理的。然而,如第 11 章所描述的,我们对此有不同看法。我们相信,在三个条件的前提下,这些所谓的统计学效力不足的研究是可以接受的,因为他们最终将被纳入一项传统的回顾性 meta 分析中。当然,传统的 meta 分析并不是处理低统计学效力的唯一选择。

多中心随机对照试验

另一个解决低统计学效力的方法是开展一项多中心随机对照试验

（multicentre randomised controlled trial, MCRCT）。本质上，这就是复制了单中心随机对照试验，更多的中心增加了受试者的数量，提高了统计学效力。这类研究中会有一个总体研究方案、统一的入选标准、统一的干预方案、共同的随机化过程、共同的数据收集格式、共同的数据管理、标准化的操作过程、总体数据分析和集中化监管。我们在本书中有意避免讨论多中心随机对照研究的设计方法，有以下几个原因：第一，在很多地方都可找到参考资料[2,3]；第二，年轻的研究者可能没有资源开展这样一个多中心随机对照试验，但他们可能有机会回复基金资助者的征集，由资助者提供可能用于完成研究的设计和实施方案；第三，对于某些单中心的研究者而言，一些潜在的局限性使得多中心随机对照试验并没有太大的吸引力，他们更倾向于参加一些协作研究。

前瞻性 meta 分析

一项前瞻性 meta 分析是一项有计划的、主动的 meta 分析方法。该方法将单中心随机试验与同期开展的 meta 分析相结合。这与常规方法有所不同，常规方法中研究者设计、实施、发表并没有更进一步计划。他们常常会被动地等待其他研究者将该研究与类似的随机试验进行结果合并，即完成一项系统综述研究中的传统回顾性 meta 分析。但是，在 PMA 中，研究者在计划和开展一项临床试验的同时，还会设计一项 meta 分析。

本章节内容是 PMA 的一些启蒙知识，希望读者熟悉这些概念。我们讨论了多中心随机对照临床试验的一些局限性，PMA 就是最科学的替代设计方法。接下来，我们将报告前瞻性 meta 分析与多中心随机对照临床试验、回顾性 meta 分析、单中心随机对照临床试验比较的优势和局限性。最后，我们介绍了开展一项 PMA 的基本步骤，并推荐读者使用这种方法。我们不会提供设计和实施一项 PMA 的方法学细节。

多中心随机对照试验的一些局限性

严格实施的多中心随机试验是循证医学的"金标准"。对于个人研究者而言，这类研究可能非常昂贵、复杂且无回报。在多中心随机对照试验的设计、实施和报告过程中可能出现许多不足。

统一的数据采集表(uniform data-collection form)或病例报告表(case report form,CRF)对多中心随机对照试验的组织管理是一个巨大的挑战。在多中心临床试验中,如果某一中心同意收集其他某一中心期望采集的变量信息,则其他中心也可以收集该中心期望采集的变量信息。当研究中有很多中心时,经过多轮多方协商谈判的让步条件(quid pro quo negotiation)就是一个庞大且臃肿的病例报告表。这些协商的结果可能会使方案的实施延后、增加试验的费用,或者可能降低数据采集的质量。其至,复杂的病例报告表会给受试者带来不必要的负担,有可能会降低受试者的参与意愿。

多中心随机对照试验中,各参与机构的伦理审查委员会(ethical review board,ERB)都需要进行审批,这也给研究带来很大的障碍。通常,只有当多中心研究中所有分中心的伦理委员会都审批通过后,各分中心的伦理委员会才会同意在该中心开始实施。因此,可能会出现某一分中心已完成全部的伦理审批工作并准备好入组受试者,但受阻于其他中心的伦理审批而无法开始。这可能引起研究时间延迟,并导致由于"原地踏步"或者研究经费闲置而造成多中心随机对照试验总费用增加。此外,这样的拖延会让研究人员很沮丧。往往最慢的伦理委员会会成为临床试验开始的"限速酶"。

一个非常勤劳、高效的研究者可能会在一个多中心随机对照试验中遭遇更多的麻烦。某一个分中心的研究者非常迅速且熟练地完成了受试者的入组和随访工作,但是最终的结果回馈将会延迟。由于其他中心的滞后,整个研究的分析和文章撰写必须等到所有中心都完成数据采集才可以开始。因此研究费用会增加,而文章要等到最慢的那个研究中心完成,故发表也会延迟。

相较于单中心研究而言,在多中心随机对照试验中,研究者们可能不愿意投入很多的精力。首先,他们在研究分析、文章撰写过程中可能不会像单中心临床试验中那样密切相关;第二,在多中心临床试验中,文章作者署名(authorship)常常仅限于每个中心的主要研究者。在最终的文稿中,很多研究者常常只能出现在团体研究者中(通常是用很小的字体将每个参与作者的名字列在文章最后,并用星号标记)。团体作者名单和文章署名的分量是完全不同的。尽管罗列在团体作者名单中同样意味着是对研究有贡献的作者,但是在完成了漫长且艰难的入组、数据收集和随访任务之后,仅仅获得这样的回报显得有些虎头蛇尾。因此,多中心随机对照临床试验中,很多认真努力的研究者常常因为缺少认可而感到非常失望。

当有充足的研究资源,且研究者能够接受这些挑战时,我们当然鼓励开展这样大规模的多中心随机试验。但是,在更多时候,PMA 可能是一种花费更少、更高效、更快速以及能够带来更多满足感的方法(框 21.1)[4-8]。

框 21.1　前瞻性 meta 分析与多中心随机对照试验的优势比较

- 在一项 PMA 研究中,单个中心会设计出更为简洁且聚焦的数据采集表。
- 在研究开始实施前,只需要该中心的伦理委员会批准。
- 在一项 PMA 研究中,单个中心可以发表自己的研究结果,增加了同行评议后文章发表时作者署名的机会。
- 对单个中心而言,PMA 研究加快了同行评议后文章发表的速度。
- 成为某一研究的独立署名作者的附加效应就是可能会大大提高试验的实施和完成度。
- 通过资深研究者的悉心指导,PMA 研究可以增加研究者参与其他研究的机会。
- PMA 研究往往比多中心随机对照试验需要更少的资源。

在一项 PMA 研究中,单个参与中心(individual contributing site)会设计出更为简洁、聚焦的数据采集表。PMA 研究要求所有中心必须在干预措施,主要、次要研究终点的测量,以及某些可能的基线测量上达成一致。除了这些数据需要统一之外,各中心可以自由收集感兴趣的信息。因此,研究的数据收集会变得更有针对性,研究的开展通常来说也会更加高效,会让研究者花费更少的研究费用,获得更快的研究进度以及更优的数据质量。对于受试者来说,更短的数据采集表更方便,负责任地处理采集较少的数据将可能提高受试者的随访率和留住参加者。

PMA 研究简化了机构伦理审查委员会(ethical review board,ERB)的影响。与多中心试验中需要等待所有分中心的伦理委员会批准不同,PMA 研究中单个中心只需要本机构的伦理委员会批准即可。这有助于破除额外的障碍,降低费用,并加快完成。

对单个研究中心而言,PMA 研究设计可加快文章的发表。在多中心试验中,必须等最慢的分中心完成数据收集过程后才能开始结果分析,撰写报告。但 PMA 研究则更迅速。当单个研究中心完成数据收集后,研究者可以发表他们的研究数据,撰写文章,并投稿发表。相较于多中心研究中的一个分中心而言,这样的单个研究数据发表的速度更快。

PMA 研究增加了同行评议后文章发表(peer-viewed publication)时署名的机会[6]。在一项 PMA 研究中,单个中心可以发表自己的研究结果。事实上,各研究中心都有多位研究者参与了这个试验,他们都将有资格在该中心最终发表的论文里署名。通常在一项 PMA 研究中,除了单个研究中心会在某个期刊上发表研究结果并署名有关研究人员,还会在最终发表的 PMA 文章团体作者栏目中列出这些研究人员。因此,各研究中心有贡献的研究者都将获得作者署名的机会,作者署名将出现在文章首页的标题下方的署名行,这是对研究者的极大奖励。

作为 PMA 中某一单个研究(individual trial)独立署名作者的附加效应可能会推动试验的实施。一些研究者推测,作者的这种责任感可能会促进研究的开展实施,因为它"可能优化单个中心对研究方案的执行程度(恰当地用药、最大化留住受试者以及完整的采集数据),并激励单个中心及时完成项目"[6]。

PMA 可以增加获得研究指导(research mentoring)的机会。通过合作 PMA 可以培养团队的研究能力。在此类研究中会有资深的研究者和年轻的研究者。来自规模较小研究中心的新手研究者可以通过参加 PMA 研究获得设计良好的研究方案,以及获得招募小样本受试者的机会。PMA 还会为资深专家的指导提供载体,让多地的研究人员有机会获得随机试验实施过程中的专业知识和经验。事实上,PMA 的主要目的是为新手研究者创造获得指导的机会,并促进"研究社区的快速、高效成长"[6]。

PMA 往往比多中心随机对照试验需要更少的资源。当各中心开展自己的试验时,他们会根据本中心的研究兴趣、受试者的可获得性和机构的资源情况来设计研究方案。权力下放避免了对各中心的集中监管,从而降低了研究费用。而且,各研究中心的研究者可以从各处申请各类基金资助,而不是试图从"一项大规模、费用高昂且难以操作的多中心临床试验"中获取"一笔难以获得的经费"[6]。

框 21.2　前瞻性 meta 分析与传统的回顾性 meta 分析（retrospective meta-analysis）的优势比较

- PMA 研究允许研究者预先设定研究假设，预先设定研究入选标准。
- 在任何研究结果产生之前，PMA 研究允许预先规定统计分析方案，包括任何的亚组分析。这避免了在回顾性 meta 分析中依赖数据的分析方法。
- PMA 研究有统一的干预组和结局指标，因此避免了在传统 meta 分析中不同干预措施和不同结局指标的情况。
- PMA 研究增加了研究问题进行最终 meta 分析的可能性，解决了有关统计学效力的问题。
- PMA 研究的过程可能会招募一些从没考虑过就自己提出的话题开展试验的研究人员。
- PMA 研究有利于开展个体患者数据分析。

PMA 避免了传统回顾性 meta 分析（retrospective meta-analysis）中常见的挑战（框 21.2）[9,10]。由于 PMA 具有前瞻性的特点，所以允许研究者在不知道研究结果之前预先设定研究假设，并设定研究的入选标准。在任何研究结果产生之前，PMA 允许预先确定分析计划，包括任何的亚组分析。这避免了在回顾性 meta 分析中由于依赖事后数据分析方法而带来的结果解释问题[11]。

另外，PMA 所有的研究中心必须同意采用统一的干预措施和结局指标。这避免了在传统的 meta 分析中常常看到的干预措施和结局指标不一致的情况。这些差异有时候会妨碍数据的合并，就像我们在进行随机试验的 Cochrane 系统综述时看到的一样。

PMA 增加了研究问题进行最终 meta 分析的可能性。如果一个研究者开展并报告了一项单中心研究结果，那么未来能否做 meta 分析是未知的。这可能是个问题，特别是当这个研究的效力很低的时候。PMA 计划单中心试验的一致性可以缓解但不能消除在这方面的问题。

PMA 会给予各研究中心额外的激励，鼓励他们积极参与。这类研究会接触一些潜在的研究人员参与。研究开展过程中还可能会招募到一些从没考虑过就其自己提出的话题开展试验的研究人员。

最后，PMA 有利于开展个体患者数据（individual patient data，IPD）分析。许多 meta 分析会合并多个试验的主要结果数据，因为从各个已完成的试验研究者处获得个体患者数据是非常困难的,或者说几乎不可能。但在一项 PMA 中,个体患者数据是很容易获得的。

前瞻性 meta 分析的潜在缺点

尽管 PMA 有很多优点,但也有确实存在一些缺点。与单中心的随机对照试验相比,PMA 需要投入更多的时间和精力[5]。当然,在这两种情况下研究者均为开展一项单独的试验。然而,当某个研究中心是 PMA 的一部分时,会给研究者额外增加很多其他组织和合作事务。增加的繁重工作量常常会集中在研究的前期,即开始阶段,并贯穿于 PMA 的全过程。尤其是,增加的工作量可能非常大,特别是协调各中心间的事务。

与多中心随机对照试验相比,PMA 很难完成并发表。如果由某一多中心临床试验项目出资,各分中心承诺参与试验,那往往能保证结果的合并和发表。我们认为多中心临床试验比 PMA 有更高的发表可能性。我们假设各研究中心开始发表其结果数据,我们进一步假设结果不如预期的好,那么当很多中心都完成并发表研究结果后,数据合并后的不利结果就已成定局。PMA 的合作者想要完成并发表合并的研究结果的动力就会大大下降。

前瞻性 meta 分析的基本步骤

我们总结了 PMA 的基本步骤。如果您对这个主题感兴趣,可供参考的文献到处可见[6,7,12]。特别是 Cochrane 协作组织提供了非常全面的指南和支持[11]。这里是 PMA 的主要要素:

- ■ 检索数据库,确保 PMA 要讨论的研究问题目前尚未有文献发表。
- ■ 撰写初步的 PMA 方案。
- ■ 可以通过多种方式寻找合适的合作研究中心,例如:联系一些学术界的同僚,检索 clinicaltrials.gov 网站寻找正在进行的类似研究,或是在地区或全国性的学术报告会上介绍研究方案。
- ■ 明确 PMA 共同研究者,建立研究协调中心。
- ■ 与共同研究者就研究方案达成一致意见,分配各研究中心责任。
    - ■ 确定统一的试验组和对照组实施方案。

- ■ 确定统一的主要终点和次要终点。
- ■ 确定统一的基线变量测量。
- ■ 考虑是否使用统一的入选标准,如果是的话,就同意这点。
- ■ 撰写 PMA 的研究方案并投稿进行同行评议,或是投稿给 Cochrane 协作网的 Cochrane PMA 方法小组(The Cochrane Prospective Meta-Analysis Methods Group of the Cochrane Collaboration),他们提供了研究方案里应该包含的主要要素(框 21.3)。
- ■ 从各研究中心独立获得伦理委员会的批准。
- ■ 伦理委员会批准后,各研究中心独立启动研究项目。
- ■ 当各研究中心完成本中心的入组、随访和数据收集过程后,各中心可独立分析数据。
- ■ 各研究中心分别撰写、投稿并发表文稿。
- ■ 向 PMA 的协调中心提供个体患者数据,汇总全部数据并分析合并后的结果。
- ■ 与协调中心和其他研究中心合作,共同完成 PMA 的数据分析和文章撰写工作。
- ■ 投稿 PMA 的最终文稿供发表。

框 21.3 Cochrane 前瞻性 meta 分析方法团队推荐的 PMA 方案设计

每个研究方案都应该包含:

1. 明确的研究假设 / 目的。
2. 研究设计的入选标准(如,需要随机化、最小的随访时间)。
3. 受试人群的入选标准。
4. 治疗比较的入选标准。
5. 结局指标的定义。
6. 亚组的详情。
7. 统计分析计划。需要包含(针对 PMA)样本量计算、期中分析、亚组分析等。
8. 确定纳入试验的细节。包括:①确定是正在进行中的试验。②明确在提交注册时,(试验的数据监控委员会以外的任何人)都不知道研究结果;试验纳入 PMA 时,研究结果应该是未知的。③每个研究组都同意合作。

> **框 21.3　Cochrane 前瞻性 meta 分析方法团队推荐的 PMA 方案设计(续)**
>
> 9. 项目管理和协调。包括:①项目管理委员会的详细情况。②数据管理[数据采集、格式要求、质量控制过程(如果需要)等]。③统计分析(谁做统计工作,对统计人员是否设盲等)。
>
> 10. 发表原则。包括:①署名原则(如,文章发表是否以"协作组"署名)。②写作委员会(成员、责任等)。③文稿要求(如,文稿是否需要所有研究者审阅)。
>
> 来源:https://methods.cochrane.org/pma/how-plan-and-execute-pma

结论

PMA 比多中心随机对照试验和传统回顾性 meta 分析有更多的优势。多个试验数据合并后,PMA 鼓励如果结果合并可以回答那些需要大样本的研究假设。广泛使用 PMA 将有助于开展更多良好设计的随机对照试验,同时提高研究能力。

PMA 提供了灵活性。例如,即使某研究中心没有达到预期的入组速度也不会拖延其他中心。当然,入组速度慢的中心会拖延 PMA 研究的数据合并分析和文章发表。研究的入组速度慢,可以通过增加研究中心,或是增加其他中心的入组人数等方法来解决。

将 PMA 的研究方案投稿给 Cochrane 协作网是很重要的步骤。尽管不是强制性的,但我们还是推荐这么做,原因如下:首先,如果研究者严格按照 PMA 的方案执行,那可以保障研究的最终文稿有机会发表在 Cochrane 图书馆;第二,更重要的是,PMA 的研究方案在研究早期就可以接受 meta 分析专家的评议,这些评论是极其宝贵的,特别对于研究新手而言。

(吕敏之　译,王吉耀　校)

参考文献

1. Halpern, S.D., Karlawish, J.H., Berlin, J.A., 2002. The continuing unethical conduct of underpowered clinical trials. JAMA 288, 358–362.
2. Pocock, S., 1983. Clinical Trials: A Practical Approach. Wiley, Chichester, UK.
3. Meinert, C., 1986. Clinical Trials: Design, Conduct, and Analysis. Oxford University Press, New York.
4. Tavernier, E., Trinquart, L., Giraudeau, B., 2016. Finding alternatives to the dogma of power based sample size calculation: is a fixed sample size prospective meta-experiment a potential alternative? PLoS One

11, e0158604.

5. Walker, D.M., 2010. Prospective meta-analysis within complementary medicine research. J. Altern. Complement. Med. 16, 1249.

6. Turok, D.K., Espey, E., Edelman, A.B., et al., 2011. The methodology for developing a prospective meta-analysis in the family planning community. Trials 12, 104.

7. Askie, L.M., Baur, L.A., Campbell, K., et al., 2010. The Early Prevention of Obesity in CHildren (EPOCH) Collaboration—an individual patient data prospective meta-analysis. BMC Public Health 10, 728.

8. Valsecchi, M.G., Masera, G., 1996. A new challenge in clinical research in childhood ALL: the prospective meta-analysis strategy for intergroup collaboration. Ann. Oncol. 7, 1005–1008.

9. Simes, R.J., Prospective meta-analysis of cholesterol-lowering studies: the Prospective Pravastatin Pooling (PPP) Project and the Cholesterol Treatment Trialists (CTT) Collaboration, 1995. Am. J. Cardiol. 76, 122c–126c.

10. Reade, M.C., Delaney, A., Bailey, M.J., et al., 2010. Prospective meta-analysis using individual patient data in intensive care medicine. Intensive Care Med. 36, 11–21.

11. Ghersi, D., Berlin, J., Askie, L., 2011. Chapter 19: Prospective meta-analysis. In: Higgins, J.P.T., Green, S. (Eds.), Cochrane Handbook for Systematic Reviews of Interventions Version 5.1.0 (updated March 2011). Available from www.handbook.cochrane.org: The Cochrane Collaboration.

12. Baigent, C., Keech, A., Kearney, P.M., et al., 2005. Efficacy and safety of cholesterol-lowering treatment: prospective meta-analysis of data from 90,056 participants in 14 randomised trials of statins. Lancet 366, 1267–1278.

第 22 章
在医学期刊上发表研究成果：CONSORT 声明和其他报告指南

　　医学研究的目的是提升对科学的认知和指导临床实践。然而，由于研究报告的不规范，例如报告缺失，将阻碍我们的认知，进而妨碍临床医师、研究者和患者的潜在获益。

　　报告不充分是普遍存在的。这是指研究的关键方法或结果未报告、报告不完整或模糊报告。还有就是发表偏倚导致的选择性报告结果，或发表文献中的报告偏倚。不幸的是，很多研究的研究者，从未发表过他们的结果，其中包括很多随机对照试验（randomised controlled trial，RCT）。事实上，如果研究没发表，学术界就无法看到这个研究的结果。发表偏倚是指优先发表统计显著的研究结果。发表文献中的报告偏倚是指研究者更愿意报告结果中有统计学意义的结果,而不是按照原始研究方案中设计的那样["优选樱桃(cherry picking)"]。

我们很关注随机试验的报告,是因为这类研究对医学研究十分重要,也由于早期做的改进报告质量的大多数工作都与随机试验相关。早在 20 世纪 90 年代,一批研究者和编者发起并最终制定了临床试验报告指南——CONSORT 声明(CONsolidated Standards Of Reporting Trials Statement)。CONSORT 声明包括一个清单和一个流程图。CONSORT 声明保证了结果报告的准确性、完整性和透明性,方便对试验结果的严格评价和结果解释。

CONSORT 2010 声明为报告所有设计类型的 RCT 提供了指南。这项声明从根本上说与所有随机试验都有关。然而,它主要针对的是一些常见设计类型,如个体随机、双臂、平行试验。

研究者在设计、报告所有设计类型的研究时都应遵循报告指南(reporting guidelines),而不仅限于随机试验。通常,根据经验,包含有解释和阐述(explanation and elaboration,E & E)文件以作为支持的报告指南会更有用。我们推荐诊断试验使用 STARD 声明,观察性研究使用 STROBE 声明,针对随机试验的系统综述使用 PRISMA 指南(框 22.1)。

有经验的研究者证实 CONSORT 声明确实提高了医学期刊的结果报告水平。但这些改进似乎是有限的,仍有很大的进步空间。除了随机试验外,CONSORT 还发展出了其他很多有用的指南,作者应该选择恰当的报告指南,在研究设计和文稿撰写时借助这些指南可以有效地提高成功发表的可能性。

引言

医学研究的目的是扩大我们对科学的认知和指导临床实践。然而,由于研究报告的不规范或不报告阻碍了我们的认知,更是妨碍了临床医师、研究者和患者的潜在获益。

医学期刊传递了很多研究结果。在医学期刊上发表试验结果通常是研究结果的唯一记录。事实上，如果一项研究没有被发表，对于研究领域是无法看到的。不幸的是，很多研究者从未发表过他们的发现[1,2]。

研究结果的发表为多方带来了潜在的获益。例如，其他研究者可以使用这些研究的方法来指导他们自己未来的研究；临床医师可以根据这些文献选择病人的治疗方法；系统综述者可以检索并选择合适的文献进行综述，他们还需要有关方法学和结果的翔实信息来判断是否能够进行 meta 分析；众多患者可以通过查阅文献来决策他们的治疗。

研究发表很有必要但还不够充分。一篇医学文献必须涵盖所使用的方法和发现的结果的全部描述。读者需要清晰、准确、完整、透明的报告。只有这样，他们才能正确解读这些研究的发现[3,4]。

这些报告的一般原则基本上是针对所有的医学研究类型。然而，本章节主要针对 RCT 的报告，主要原因有三：第一，本书作者之一（K.F.S.）参与了报告标准的制定[5-12]；第二，本书主要围绕临床试验；第三，所有发表的研究中，随机试验的报告最有可能会对患者的诊疗带来直接影响[13]。的确，正如某位知名编辑所说，"医学的进步取决于临床试验报告的透明性"[14]。尽管如此，在后续章节，我们还会推荐 RCT 之外的其他研究类型报告指南。

随机对照试验的报告

如果经过合理的设计、实施和报告，那么 RCT 将会是评价医学干预措施的"金标准"。尽管 RCT 在所有临床研究类型中占有重要地位，但是这并不意味着读者要不加鉴别的接受所有 RCT 的结果。事实上，如果缺少严谨的方法学，随机试验可能产生偏倚的结果[15,16]。虽然文献读者需要了解有关方法和结果的所有完整、清晰和透明的信息，但许多作者没能报告这些重要信息。

报告不充分

报告不充分是指方法学或结果中的重要部分报告模糊、不完整或是遗漏。当然，在一些研究中上述情况也有可能都存在。例如，某篇临床试验文章中对"随机"的关键过程描述模糊、不完整或漏报。很显然，有关随机化方法部分细节的评估信息是完全缺失的。

　　报告不充分是很常见的。例如,某研究小组审查了1987—2007年发表的177篇RCT文章,评估了这些文献的质量或者报告情况[17],结果发现这些RCT的主要结果报告都是不充分的。

　　最近发表的两篇研究提供了最佳示例来解释和说明了当前研究报告的质量非常差[18,19]。这两个研究审查了PubMed上检索到的试验报告,他们提供了PubMed上索引的所有期刊的信息,其中包括很多顶尖的期刊和不太被认可的低影响因子专业期刊。总体而言,报告水平让人失望,随着时间的变迁仅有些许进步。

　　显而易见的缺点是很多作者会遗漏一些关键信息。例如,2/3的文献未描述随机序列的产生,3/4的文献未报告分配隐藏过程,这些都被认为是随机试验中的最关键要素[16]。

　　不幸的是,有关试验实施的真实情况更可怕。我们有理由相信那1/4报告了分配隐藏过程的文献研究结果,这是合理的预期,但事实并非如此。在另一项研究中,研究者收集了具有同样良好水平的研究报告,然后进一步检查了文章描述的方法学质量[20]。其中超过一半的作者描述分配隐藏的方法是不恰当的[20]。换句话说,即使报告是好的,但真正所使用的方法常常是很糟糕的。这一令人沮丧的事实说明,对报告进行规范是有必要的,原因如下:第一,通过规范的报告,读者至少可以分辨出某些试验使用了不恰当的方法,因而正确解读结果;第二,报告规范但实际操作糟糕的试验提示,在其他未报告分配隐藏的研究中很可能也用了同样糟糕的方法。

　　报告不规范的范畴不局限于在试验设计和统计方法中。医学论文的出版指导着临床实践。临床试验所发表论文应该提供相关治疗的全部细节,以便临床医师可以借鉴。这几乎是最低限度的预期。然而,有研究者评估了80篇发表文献中有关治疗的描述,结果发现其中有41篇文献没有描述治疗的关键信息[21]。因此,读者就无法复制这些治疗方案。

选择性报告

　　选择性报告中最常见的是"发表偏倚(publication bias)"。这类偏倚的主要来源是在已完成的试验中，作者倾向于不发表没有统计学意义的研究结果。多数研究者都认为存在这样的发表偏倚[22]。审阅大量发表文献后发现，统计学有意义的试验结果更容易发表，这是存在发表偏倚的有力证据[1]。某些学者提出"发表偏倚"容易引起误解，所以更推荐"未发表偏倚（nonpublication bias）"这种说法[3]。

　　还有另一种形式的发表偏倚，是指在已发表文献中存在的报告偏倚。这可能是一种隐匿性最大的选择性报告形式。可能引起的问题是，有统计学意义的结局指标更有可能被报告，但不是按照原始研究方案（original trial protocol）中设计的那样["优选樱桃（cherry picking）"][3]。而且，有些研究者证实，方案中描述的主要研究终点常常不是发表文章中报告的主要终点[23,24]。而且，40%~62% 的研究至少变更、新加入或减少过一个主要终点[23,24]。

CONSORT 声明：随机试验的报告指南

　　正如快速增长的证据指出，RCT 的结果报告质量很差，因此有学者试图寻找解决方法。不良的报告可能会导致遗漏 RCT 中的重要信息。相较于恶意而言，天真无知可能是更重要的原因[25]。报告指南可以提供对于重要信息的洞察力，并且从理论层面提高报告水平。

　　然而，并非所有的报告指南都有同样的作用[3]。早期的 RCT 报告指南似乎收效甚微[26,27]。在 20 世纪 90 年代初，由一批研究者和编辑者启动了报告指南的起草，形成了 CONSORT 声明[28]。CONSORT 声明包含一份清单和一个流程图。CONSORT 声明保证了研究报告的准确性、完整性和透明性。该声明是为帮助作者、同行审议以及编辑而设计的，方便对试验结果的严格评价和结果解释[3]。

　　根据评估试验所需的所有信息设置了清单中的条目[7]。基于既往的相关经验证据，清单中尽可能地纳入了所有的条目。流程图（图22.1）描绘了研究对象从入组到最终分析的所有变化。条目清单（表22.1）和流程图组成了 CONSORT 声明[7]。

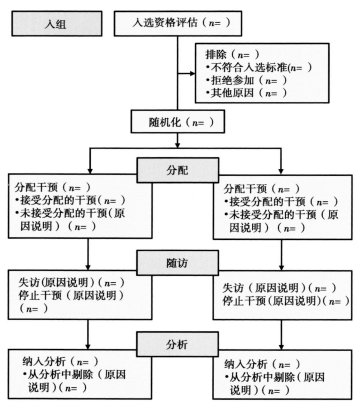

图 22.1 两臂的平行随机对照试验的研究流程图
(包括入组、分配干预、随访和数据分析)

表 22.1　报告随机试验时的 CONSORT 2010 条目清单

段落/标题	序号	清单条目描述	报告页码
文题和摘要			
	1a	文章题目提示为随机试验	＿＿＿
	1b	用结构式摘要概括试验设计、方法、结果和结论(CONSORT 为写摘要做的具体指导)[51,52]	＿＿＿
引言			
背景和目的	2a	科学背景和立论依据	＿＿＿
	2b	明确的目的或假设	＿＿＿
方法			
试验设计	3a	描述试验设计(如平行试验、析因设计),包括分配比率	＿＿＿
	3b	说明试验开始后试验方法的重大改变(如纳入标准的改变)及其理由	＿＿＿
受试者	4a	受试者的入选标准	＿＿＿
	4b	资料收集的场所和地点	＿＿＿
干预	5	详述各组的干预细节,以便重复试验,包括实施这些干预的时间和方法	＿＿＿
结局	6a	完整地定义预先设定的主要和次要结局指标,包括如何以及何时评估这些指标	＿＿＿
	6b	说明在试验开始后试验结局指标的任何改变及其原因	＿＿＿
样本量	7a	样本量是如何确定的	＿＿＿
	7b	适当时,解释期中分析和终止试验的原则	＿＿＿

续表

段落 / 标题	序号	清单条目描述	报告页码
随机化			
序列的产生	8a	描述产生随机分配序列的方法	＿＿＿
	8b	描述随机化的类型,有无任何限定(如分区组及区组的大小)	＿＿＿
分配隐藏机制	9	描述实施随机分配序列的方法(如连续编号的容器),在实施干预前隐蔽分配序列的任何步骤	＿＿＿
实施	10	谁产生的分配序列,谁登记的参加者,谁将受试者分配到各组中	＿＿＿
盲法	11a	如果做到了,描述分配干预后对谁设盲(如:受试者、医务工作者、评估结局的人)以及如何做的	＿＿＿
	11b	如果有关,描述干预措施的相似之处	＿＿＿
统计学方法	12a	描述比较各组主要和次要结局的统计学方法	＿＿＿
	12b	描述额外分析,如亚组分析和调整分析的方法	＿＿＿
结果			
受试者流程(极力推荐使用流程图)	13a	描述被随机分配、接受意向治疗和分析主要结局的各组人数	＿＿＿
	13b	描述各组随机化后退出研究和排除的人数及其原因	＿＿＿
招募	14a	明确招募和随访日期	＿＿＿
	14b	结束或终止试验的原因	＿＿＿
基线资料	15	用表格呈现各组的基线人口统计学资料和临床特征	＿＿＿
分析的人数	16	描述各组进入分析的参加者人数(分母),以及分析是否在原先设计的组之间进行	＿＿＿

续表

段落/标题	序号	清单条目描述	报告页码
结局和评估	17a	总结各组的主要和次要结局结果,评估的效应大小及其精度(如:95%*CI*)	_____
	17b	对于二分类结局指标,建议陈述绝对和相对效应大小	_____
附加分析	18	报告进行的任何其他的分析,如亚组分析和调整分析的结果,指出哪些是事先指定的分析,哪些是探索性的分析	_____
伤害	19	每组的任何重要的伤害或非预期反应(见CONSORT对伤害的特殊指导)[50]	_____
讨论			
局限性	20	指出试验的局限性,潜在偏倚和不精确的来源,如果存在,进行多元性分析	_____
普遍意义	21	指出试验结果的普遍意义(外部有效性、适用性)	_____
解释	22	解释结果与其他研究的一致性,权衡利害并考虑其他相关证据	_____
其他信息			
注册登记(registration)	23	试验的注册号和登记名称	_____
试验方案(protocol)	24	可能的话,告知从哪里可以读取完整的试验方案	_____
资助情况	25	资助或其他支持(如提供药物)的来源,资助者的作用	_____

* 我们强烈建议将该声明与CONSORT 2010解释和阐述文件(E&E)结合起来阅读[37],用于理解所有条目。如果相关的话,我们也推荐阅读关于整群随机试验[38]、非劣效和等效性试验[39]、非药物治疗[45]、草药干预[49],以及实效性试验[40]的CONSORT扩展内容。更多扩展内容即将推出:有关这些扩展内容以及与此清单相关的最新参考资料,请参见 www.consort-statement.org 网站。

CONSORT 声明总是力图保持活力,它将根据需求定期更新。CONSORT 小组(CONSORT Group)是一个国际性的,由临床研究者、统计师、流行病学专家和生物医学编辑组成的多样化组织。他们已经有过两次更新。2001 年,第 2 版声明同时在 3 个顶尖医学期刊发表(之前从未有过这样的先例)[29-31]。2010 年,第 3 版声明同时在 8 个重要期刊发表[5-11,32]。之后很多其他期刊也进行了刊登发表[12,33,34]。

1996 年发表的第 1 版 CONSORT 声明中忽视了对清单中大多数条目的解释和说明[28]。CONSORT 小组决定撰写一份有关清单中各个条目的科学解释、重要性以及内涵的说明文件。随后的解释和阐述(E & E)文件与第 2 版 CONSORT 声明同时发表[35]。对于清单中的每个条目,都进行了必要的方法学内容和经验证据概要说明,而且每个条目至少提供了一个报告示例。

使用 CONSORT 声明来报告结果

由 CONSORT 小组提供,我们复制了 CONSORT 网站(www.consortstatement.org)的 CONSORT 2010 声明中的 25 项条目清单(见表 22.1)和流程图(见图 22.1)。我们推荐将清单、流程图与作为关键性支持的解释和阐述文件(E & E)结合来阅读[36,37]。原始 CONSORT 声明文件与解释和阐述文件可以在上述 CONSORT 网站中找到。

CONSORT 小组的清单仅提供了最低限度的试验信息。对于某些试验,也可能有其他有关的信息。很显然,任何有关试验的重要信息都需要提供,不论是否在清单中列出。

双臂、平行、随机对照试验以外的其他研究类型

CONSORT 声明为所有 RCT 类型提供了报告指南,不论设计类型。从根本上说,该声明适用于所有随机试验。然而,这项声明主要是针对最常见的设计类型,即随机、双臂、平行试验。其他试验设计类型,如整群随机试验、非劣效试验、实效性试验和单人交叉临床试验(N-of-1 trial),或有特殊干预的临床试验,如非药物治疗干预或是草药作为干预的临床试验可能需要提供额外的信息[38-49]。这些拓展内容可以在 CONSORT 网站(www.consortstatement.org)上获取。而且,

更多的扩展内容,例如多组、平行、随机试验等目前正在开发中。

另外,还有两项涉及所有临床试验的 CONSORT 扩展内容。其中主要涉及临床试验的伤害[50]和结果报告摘要目录[51,52]。各位作者可以浏览 CONSORT 网站查阅最新的 CONSORT 发表内容。

随机对照试验外的其他研究类型

研究者在设计、报告所有设计类型的研究时都应遵循报告指南,而不仅仅是随机试验。然而,并非所有的报告指南都是恰当并能够被杂志所接受的。

CONSORT 方式是报告指南的真正突破。许多组织都愿意使用 CONSORT 模型开发新的报告指南。事实上,CONSORT 的创始人开发并发表了有关制定报告指南的建议[53,54]。目前,数百份报告指南被认可并在 EQUATOR 网站[Enhancing the Quality and Transparency Of Research Network website(www.equator-network.org)]上公开。还有一些报告指南的开发者根据 CONSORT 方法撰写了更多的解释和阐释文件[55-57]。通常来说,根据经验,有解释和阐述文件作为支持,报告指南将会更完善且更实用。

根据经验,我们还推荐了一些特殊的报告指南以供使用。幸运的是,我们下面列出的少量报告指南与 CONSORT 一起,应该满足大部分研究者的报告需求。当然,读者也可以通过浏览报告指南网站(www.equator-network.org)寻找更多最新的指南。

框 22.1 除随机试验之外,其他研究类型的推荐报告指南		
研究类型	发表年份	报告指南
诊断试验	2015	STARD[1][57,58]
观察性流行病学研究	2007	STROBE[2][55,59]
随机试验的系统综述 /meta 分析	2009	PRISMA[3][56,60]

[1] 诊断准确性研究报告标准(Standards for Reporting Diagnostic Accuracy Studies, STARD)声明
[2] 加强流行病学观察性研究报告(Strengthening the Reporting of Observational Studies in Epidemiology, STROBE)声明
[3] 系统综述和 meta 分析优先报告的条目(Preferred Reporting Items for Systematic Reviews and Meta-Analyses, PRISMA)声明

结论

　　生物医学研究的报告质量常常很差。主要的缺陷包括未报告完整的研究、研究方法学和试验结果缺少对部分重要信息的描述、选择性报告或变更终点指标等方面。这些报告的缺陷都可能给临床实践、科研、临床治疗指南甚至患者治疗带来严重后果[61]。报告指南试图引导研究者恰当地描述他们的研究。某些研究者确实这么做了。

　　首个被广泛接收的报告指南是 CONSORT 声明,该声明为随机试验的报告提供了建议。该声明于 1996 年首次发表,最新的版本于 2010 年发表[7]。作者严格按照清单条目报告能够提高结果报告的清晰性、完整性和透明性。使用清晰的描述才能最大程度地满足读者,而不是用晦涩难懂的描述或是省略试验细节。

　　值得注意的是,CONSORT 2010 声明并不是对试验设计、实施和分析进行推荐而是主要针对怎样报告试验结果。目前已有随机试验研究方案开发的指南[62-64]。CONSORT 2010 声明最终能够间接地影响试验设计和实施。如果确实存在问题,透明的报告会暴露医学研究中的缺陷。因此,当研究者完成一项有缺陷的研究且必须透明地报告时,在发表过程中是无法掩盖研究的缺陷的。"正在兴起的现实状况为改进临床试验设计和实施的质量提供了动力,这将是我们工作的第二个间接目标"[7]。一位《内科学年鉴》(Annals of Internal Medicine)的编辑概括说:

　　准确、透明地报告结果的本身并不意味着做好了研究。要知道,所有的编辑都期望已完成的临床试验能够准确且透明报告结果,但是,我们鼓励研究者在开始研究时就做好计划并认真完成。准确、透明地进行报告就像你开始打扫房间前打开了灯——它并没有帮你打扫,只是告诉你问题在哪里[65]。

框 22.2　随机试验的良好实践(摘自 Altman 等[66])

研究方案
- 必须有研究方案。
- 应该参照 SPIRIT 指南制订研究方案[62-64]。
- 应该公开方案内容(如,在医学期刊或是试验网站上公开发表)。
- 如有必要应该更新研究方案,并记录更新日期和理由。
- 应当说明 CONSORT 2010 声明中规定必须在发表文献中报告的条目。

框22.2　随机试验的良好实践（摘自Altman等[66]）（续）

注册

- 应当在入组患者之前注册[*]。
- 注册的入组信息应该与方案中一致。
- 如有必要应该更新注册信息，并记录更新日期和理由。

发表

- 试验结果的主要报告应该遵循CONSORT 2010声明。
- 应提供试验方案的地点（或应该在网页附录里公开）。
- 如有任何与研究方案或注册表信息不同的地方都应加以说明和解释。

---

[*] 入组后再注册是糟糕的实践，但比不注册要好。

CONSORT 2010声明是RCT良好实践的关键部分（框22.2）。一个合理的问题是：报告指南是否真正有用？第一个也是最老的CONSORT已经引用了最大量的证据。事实上，几年前的一篇系统综述发现，50个研究评估了CONSORT声明对RCT报告质量的影响[67]，结果显示CONSORT声明确实提高了报告水平，确实有用。然而，这个提高只是适度的，还有很大的提升空间。而且，CONSORT声明作为一项报告指南对发表偏倚（称为"未发表偏倚"更合适）的影响微乎其微，因为很多研究从未发表过。

CONSORT声明得到了众多的医学期刊的支持，有超过600个期刊明确支持该声明。而且，数千个期刊通过支持国际医学期刊编辑委员会（International Committee of Medical Journal Editors）（www.icmje.org）间接地支持该声明。其他一些重要的编辑小组，如科学编辑委员会（the Council of Science Editors）和医学编辑全球联盟（the World Association of Medical Editors）都官方表示支持CONSORT声明。

尽管医学期刊界对CONSORT声明极其关注，但常常只是支持却并未执行该声明。在165个高影响因子的期刊中，2007年只有38%的期刊在"作者须知"中提到了CONSORT声明，在提及CONSORT声明的期刊中，只有37%是要求强制执行[68]。目前，CONSORT小组的工作主要集中于对声明的认可和遵守。目前，他们较少关注清单内容，而是更多地试图通过知识翻译策略去分析辨别各期刊实施CONSORT声明的不利和有利因素。

CONSORT 2010 声明是一个报告指南,而不是用来构造一个"质量评分"[7]。尽管如此,我们建议研究者在试验设计的时候还是该牢记主要结果的报告内容。"糟糕的结果报告使作者有意无意地忽略了对其试验设计中薄弱内容的审查。然而,随着 CONSORT 声明被众多期刊和编辑组织所接受,多数作者应该会透明地报告其研究中的重要内容。接下来的审查会让良好的试验得到回报,使得糟糕的试验得到惩罚。因此研究者在实验开始前就应当理解 CONSORT 2010 报告指南,并根据这一严格的标准认真设计并实施他们的研究[7]。"

总而言之,作者应当使用恰当的报告指南。CONSORT 声明发展出许多除了随机试验外的其他研究类型的有用的报告指南。恰当的报告指南帮助研究者进行试验设计和文章撰写,最终提高成果成功发表的可能性。

（吕敏之　译,王吉耀　校）

参考文献

1. Dwan, K., Altman, D.G., Arnaiz, J.A., et al., 2008. Systematic review of the empirical evidence of study publication bias and outcome reporting bias. PLoS One 3, e3081.
2. Dwan, K., Altman, D.G., Cresswell, L., Blundell, M., Gamble, C.L., Williamson, P.R., 2011. Comparison of protocols and registry entries to published reports for randomised controlled trials. Cochrane Database Syst. Rev., MR000031.
3. Altman, D.G., Moher, D., Schulz, K.F., 2012. Improving the reporting of randomised trials: the CONSORT Statement and beyond. Stat. Med. 31, 2985–2997.
4. Chalmers, I., Glasziou, P., 2009. Avoidable waste in the production and reporting of research evidence. Obstet. Gynecol. 114, 1341–1345.
5. Schulz, K.F., Altman, D.G., Moher, D., 2010. CONSORT 2010 statement: updated guidelines for reporting parallel group randomised trials. PLoS Med 7, e1000251.
6. Schulz, K.F., Altman, D.G., Moher, D., 2010. CONSORT 2010 statement: updated guidelines for reporting parallel group randomised trials. J. Clin. Epidemiol. 63, 834–840.
7. Schulz, K.F., Altman, D.G., Moher, D., 2010. CONSORT 2010 statement: updated guidelines for reporting parallel group randomised trials. BMJ 340, c332.
8. Schulz, K.F., Altman, D.G., Moher, D., 2010. CONSORT 2010 statement: updated guidelines for reporting parallel group randomized trials. Obstet. Gynecol. 115, 1063–1070.
9. Schulz, K.F., Altman, D.G., Moher, D., 2010. CONSORT 2010 statement: updated guidelines for reporting parallel group randomized trials. Ann. Intern. Med. 152, 726–732.
10. Schulz, K.F., Altman, D.G., Moher, D., 2010. CONSORT 2010 statement: updated guidelines for reporting parallel group randomised trials. BMC Med. 8, 18.
11. Schulz, K.F., Altman, D.G., Moher, D., 2010. CONSORT 2010 statement: updated guidelines for reporting parallel group randomised trials. Trials 11, 32.
12. Schulz, K.F., Altman, D.G., Moher, D., 2011. CONSORT 2010 statement: updated guidelines for reporting parallel group randomised trials. Int. J. Surg. 9, 672–677.
13. Dancey, J.E., 2010. From quality of publication to quality of care: translating trials to practice. J. Natl. Cancer Inst. 102, 670–671.
14. Rennie, D., 2001. CONSORT revised—improving the reporting of randomized trials. JAMA 285, 2006–2007.

15. Jüni, P., Altman, D.G., Egger, M., 2001. Systematic reviews in health care: assessing the quality of controlled clinical trials. BMJ 323, 42–46.

16. Schulz, K.F., Chalmers, I., Hayes, R.J., Altman, D.G., 1995. Empirical evidence of bias. Dimensions of methodological quality associated with estimates of treatment effects in controlled trials. JAMA 273, 408–412.

17. Dechartres, A., Charles, P., Hopewell, S., Ravaud, P., Altman, D.G., 2011. Reviews assessing the quality or the reporting of randomized controlled trials are increasing over time but raised questions about how quality is assessed. J. Clin. Epidemiol. 64, 136–144.

18. Chan, A.W., Altman, D.G., 2005. Epidemiology and reporting of randomised trials published in PubMed journals. Lancet 365, 1159–1162.

19. Hopewell, S., Dutton, S., Yu, L.M., Chan, A.W., Altman, D.G., 2010. The quality of reports of randomised trials in 2000 and 2006: comparative study of articles indexed in PubMed. BMJ 340, c723.

20. Dickinson, K., Bunn, F., Wentz, R., Edwards, P., Roberts, I., 2000. Size and quality of randomised controlled trials in head injury: review of published studies. BMJ 320, 1308–1311.

21. Glasziou, P., Meats, E., Heneghan, C., Shepperd, S., 2008. What is missing from descriptions of treatment in trials and reviews? BMJ 336, 1472–1474.

22. Song, F., Parekh, S., Hooper, L., et al., 2010. Dissemination and publication of research findings: an updated review of related biases. Health Technol. Assess. 14, 1–193, iii, ix-xi.

23. Chan, A.W., Hrobjartsson, A., Haahr, M.T., Gøtzsche, P.C., Altman, D.G., 2004. Empirical evidence for selective reporting of outcomes in randomized trials: comparison of protocols to published articles. JAMA 291, 2457–2465.

24. Chan, A.W., Krleza-Jeric, K., Schmid, I., Altman, D.G., 2004. Outcome reporting bias in randomized trials funded by the Canadian Institutes of Health Research. CMAJ 171, 735–740.

25. Grimes, D.A., Schulz, K.F., 1996. Methodology citations and the quality of randomized controlled trials in obstetrics and gynecology. Am. J. Obstet. Gynecol. 174, 1312–1315.

26. Grant, A., 1989. Reporting controlled trials. Br. J. Obstet. Gynaecol. 96, 397–400.

27. Squires, B.P., Elmslie, T.J., 1990. Reports of randomized controlled trials: what editors want from authors and peer reviewers. CMAJ 143, 381–382.

28. Begg, C., Cho, M., Eastwood, S., et al., 1996. Improving the quality of reporting of randomized controlled trials. The CONSORT statement. JAMA 276, 637–639.

29. Moher, D., Schulz, K.F., Altman, D.G., 2001. The CONSORT statement: revised recommendations for improving the quality of reports of parallel-group randomised trials. Lancet 357, 1191–1194.

30. Moher, D., Schulz, K.F., Altman, D.G., 2001. The CONSORT statement: revised recommendations for improving the quality of reports of parallel-group randomized trials. JAMA 285, 1987–1991.

31. Moher, D., Schulz, K.F., Altman, D.G., 2001. The CONSORT statement: revised recommendations for improving the quality of reports of parallel-group randomized trials. Ann. Intern. Med. 134, 657–662.

32. Schulz, K.F., Altman, D.G., Moher, D., 2010. CONSORT 2010 statement: updated guidelines for reporting parallel group randomized trials. Open Med. 4, e60–e68.

33. Schulz, K.F., Altman, D.G., Moher, D., 2010. CONSORT 2010 statement: updated guidelines for reporting parallel group randomised trials. J. Pharmacol. Pharmacother. 1, 100–107.

34. Schulz, K.F., Altman, D.G., Moher, D., 2010. CONSORT 2010 statement: updated guidelines for reporting parallel group randomised trials (Chinese version). Zhong Xi Yi Jie He Xue Bao 8, 604–612.

35. Altman, D.G., Schulz, K.F., Moher, D., et al., 2001. The revised CONSORT statement for reporting randomized trials: explanation and elaboration. Ann. Intern. Med. 134, 663–694.

36. Moher, D., Hopewell, S., Schulz, K.F., et al., 2010. CONSORT 2010 explanation and elaboration: updated guidelines for reporting parallel group randomised trials. J. Clin. Epidemiol. 63, e1–e37.

37. Moher, D., Hopewell, S., Schulz, K.F., et al., 2010. CONSORT 2010 explanation and elaboration: updated guidelines for reporting parallel group randomised trials. BMJ 340, c869.

38. Campbell, M.K., Piaggio, G., Elbourne, D.R., Altman, D.G., 2012. CONSORT 2010 statement: extension to cluster randomised trials. BMJ 345, e5661.

39. Piaggio, G., Elbourne, D.R., Pocock, S.J., Evans, S.J., Altman, D.G., 2012. Reporting of noninferiority and equivalence randomized trials: extension of the CONSORT 2010 statement. JAMA 308, 2594–2604.

40. Zwarenstein, M., Treweek, S., Gagnier, J.J., et al., 2008. Improving the reporting of pragmatic trials: an extension of the CONSORT statement. BMJ 337, a2390.

41. Shamseer, L., Sampson, M., Bukutu, C., et al., 2016. CONSORT extension for reporting N-of-1 trials (CENT) 2015: explanation and elaboration. J. Clin. Epidemiol. 76, 18–46.

42. Shamseer, L., Sampson, M., Bukutu, C., et al., 2015. CONSORT extension for reporting N-of-1 trials (CENT) 2015: explanation and elaboration. BMJ 350, h1793.

43. Vohra, S., Shamseer, L., Sampson, M., et al., 2016. CONSORT extension for reporting N-of-1 trials (CENT) 2015 statement. J. Clin. Epidemiol. 76, 9–17.

44. Vohra, S., Shamseer, L., Sampson, M., et al., 2015. CONSORT extension for reporting N-of-1 trials (CENT) 2015 statement. BMJ 350, h1738.

45. Boutron, I., Altman, D.G., Moher, D., Schulz, K.F., Ravaud, P., 2017. CONSORT statement for randomized trials of nonpharmacologic treatments: a 2017 update and a CONSORT extension for nonpharmacologic trial abstracts. Ann. Intern. Med. 167, 40–47.

46. Boutron, I., Moher, D., Altman, D.G., Schulz, K.F., Ravaud, P., 2008. Extending the CONSORT statement to randomized trials of nonpharmacologic treatment: explanation and elaboration. Ann. Intern. Med. 148, 295–309.

47. Boutron, I., Moher, D., Altman, D.G., Schulz, K.F., Ravaud, P., 2008. Methods and processes of the CONSORT group: example of an extension for trials assessing nonpharmacologic treatments. Ann. Intern. Med. 148, W60–W66.

48. Gagnier, J.J., Boon, H., Rochon, P., Moher, D., Barnes, J., Bombardier, C., 2006. Recommendations for reporting randomized controlled trials of herbal interventions: explanation and elaboration. J. Clin. Epidemiol. 59, 1134–1149.

49. Gagnier, J.J., Boon, H., Rochon, P., Moher, D., Barnes, J., Bombardier, C., 2006. Reporting randomized, controlled trials of herbal interventions: an elaborated CONSORT statement. Ann. Intern. Med. 144, 364–367.

50. Ioannidis, J.P., Evans, S.J., Gøtzsche, P.C., et al., 2004. Better reporting of harms in randomized trials: an extension of the CONSORT statement. Ann. Intern. Med. 141, 781–788.

51. Hopewell, S., Clarke, M., Moher, D., et al., 2008. CONSORT for reporting randomised trials in journal and conference abstracts. Lancet 371, 281–283.

52. Hopewell, S., Clarke, M., Moher, D., et al., 2008. CONSORT for reporting randomized controlled trials in journal and conference abstracts: explanation and elaboration. PLoS Med 5, e20.

53. Moher, D., Schulz, K.F., Simera, I., Altman, D.G., 2010. Guidance for developers of health research reporting guidelines. PLoS Med 7, e1000217.

54. Moher, D., Weeks, L., Ocampo, M., et al., 2011. Describing reporting guidelines for health research: a systematic review. J. Clin. Epidemiol. 64, 718–742.

55. Vandenbroucke, J.P., von Elm, E., Altman, D.G., et al., 2007. Strengthening the Reporting of Observational Studies in Epidemiology (STROBE): explanation and elaboration. Ann. Intern. Med. 147, W163–W194.

56. Liberati, A., Altman, D.G., Tetzlaff, J., et al., 2009. The PRISMA statement for reporting systematic reviews and meta-analyses of studies that evaluate health care interventions: explanation and elaboration. J. Clin. Epidemiol. 62, e1–e34.

57. Bossuyt, P.M., Reitsma, J.B., Bruns, D.E., et al., 2015. STARD 2015: an updated list of essential items for reporting diagnostic accuracy studies. BMJ 351, h5527.

58. Bossuyt, P.M., Reitsma, J.B., Bruns, D.E., et al., 2015. STARD 2015: an updated list of essential items for reporting diagnostic accuracy studies. Radiology 277, 826–832.

59. von Elm, E., Altman, D.G., Egger, M., Pocock, S.J., Gøtzsche, P.C., Vandenbroucke, J.P., 2007. The Strengthening the Reporting of Observational Studies in Epidemiology (STROBE) statement: guidelines for reporting observational studies. Lancet 370, 1453–1457.

60. Moher, D., Liberati, A., Tetzlaff, J., Altman, D.G., 2009. Preferred reporting items for systematic reviews and meta-analyses: the PRISMA statement. BMJ 339, b2535.

61. Simera, I., Altman, D.G., 2009. Writing a research article that is "fit for purpose": EQUATOR network and reporting guidelines. Evid. Based Med. 14, 132–134.

62. Chan, A.W., Tetzlaff, J.M., Altman, D.G., Dickersin, K., Moher, D., 2013. SPIRIT 2013: new guidance for content of clinical trial protocols. Lancet 381, 91–92.

63. Chan, A.W., Tetzlaff, J.M., Altman, D.G., et al., 2013. SPIRIT 2013 statement: defining standard protocol items for clinical trials. Ann. Intern. Med. 158, 200–207.

64. Chan, A.W., Tetzlaff, J.M., Gøtzsche, P.C., et al., 2013. SPIRIT 2013 explanation and elaboration: guidance for protocols of clinical trials. BMJ 346, e7586.

65. Davidoff, F., 2000. News from the International Committee of Medical Journal Editors. Ann. Intern. Med. 133, 229–231.

66. Altman, D.G., Moher, D., Schulz, K.F., 2017. Harms of outcome switching in reports of randomised trials: CONSORT perspective. BMJ 356, j396.

67. Turner, L., Shamseer, L., Altman, D.G., et al., 2012. Consolidated standards of reporting trials (CONSORT) and the completeness of reporting of randomised controlled trials (RCTs) published in medical journals. Cochrane Database Syst. Rev. 11, MR000030.

68. Hopewell, S., Altman, D.G., Moher, D., Schulz, K.F., 2008. Endorsement of the CONSORT statement by high impact factor medical journals: a survey of journal editors and journal 'Instructions to Authors'. Trials 9, 20.

索引

译者注："randomise"（随机化）是英式拼写，相关的单词有：randomises，randomised，randomising 和 randomisation。在我国相关教材中，这些单词通常采用了美国或北美英语中使用"z"的拼写，即：randomizes，randomized，randomizing 和 randomization。

T